# よく出合う「困った」
# 薬の疑問Q&A

エビデンスと経験に基づいた
薬の使い方のコツとポイント

編集／名郷直樹，南郷栄秀

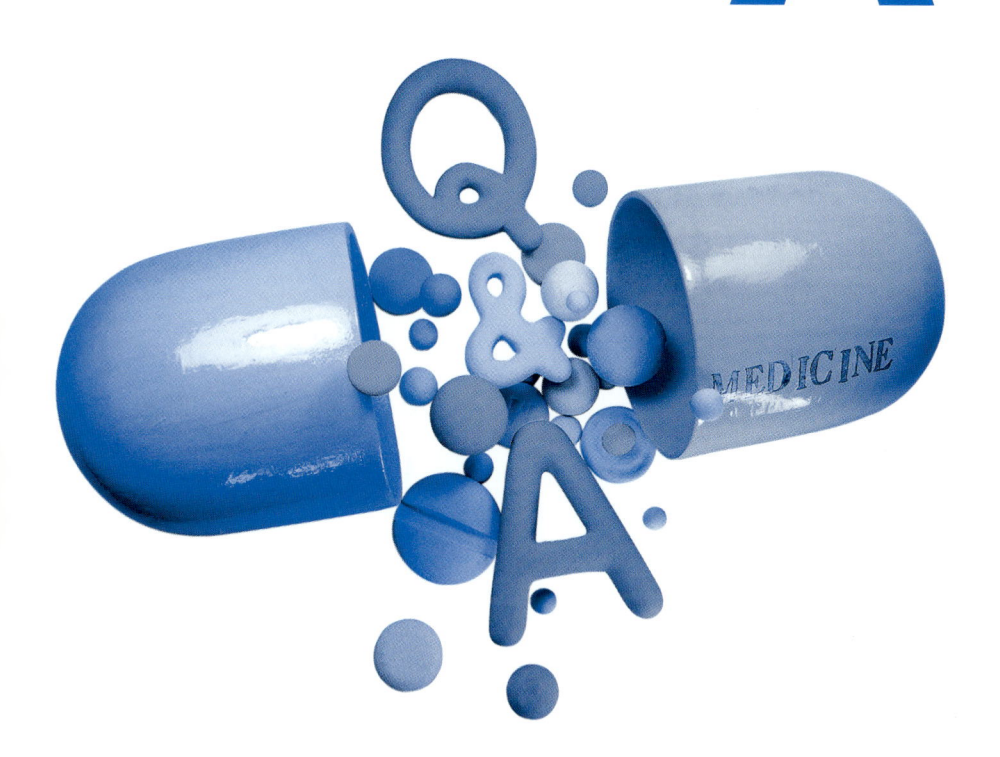

羊土社
YODOSHA

**謹告**

　本書に記載されている診断法・治療法に関しては，発行時点における最新の情報に基づき，正確を期するよう，著者ならびに出版社はそれぞれ最善の努力を払っております．しかし，医学，医療の進歩により，記載された内容が正確かつ完全ではなくなる場合もございます．

　したがって，実際の診断法・治療法で，熟知していない，あるいは汎用されていない新薬をはじめとする医薬品の使用，検査の実施および判読にあたっては，まず医薬品添付文書や機器および試薬の説明書で確認され，また診療技術に関しては十分考慮されたうえで，常に細心の注意を払われるようお願いいたします．

　本書記載の診断法・治療法・医薬品・検査法・疾患への適応などが，その後の医学研究ならびに医療の進歩により本書発行後に変更された場合，その診断法・治療法・医薬品・検査法・疾患への適応などによる不測の事故に対して，著者ならびに出版社はその責を負いかねますのでご了承ください．

# 序

　本書を手に取っていただいてありがとうございます．薬についての類書が数多くあるなか，本書の役割はどこにあるのか，そんなことを考えながら本書の編集に当たりました．

　読者のニーズが，単にエビデンスがあるとかないとかいったところにあるのではないというのは，長年臨床現場でのEBMの実践に関わってきた自分自身の経験に照らし合わせても明らかでした．臨床の現場で求められているのは，「エビデンスがあったとしても臨床の現場でどう利用したらいいのかわからない」，さらに「エビデンスがない場合にどうすればいいのかますますわからない」，そういう疑問を解決するような実践的な書である，というのが本書のスタートでした．

　そこで，本書はエビデンスがあるなしを問わず，日常診療において，薬に関して臨床家が困っていることをトピックとして選び，エビデンスがないからといってトピックから除くのではなくて，ない場合にどう対処するのかも含めて回答する，という形のQ&A形式でお届けしています．

　また，本書に掲載したQはすべて羊土社編集部が現場の医師から聞き集めた数多くの実際の疑問の中から，編者が重要度の高いと思われるものをピックアップして構成しました．いわば現場の医師の「生の声」から生まれたというのが本書の特徴のひとつです．

　自分自身としては，なかなか面白い書に仕上がったと感じていますが，読者の皆さんにも，同様に面白いと思ってもらえるような書になっていれば幸いです．序文を読んで，面白そうだと思ったら，ぜひ本文まで少し読んでみてください．そこに広がる世界は，単に経験に基づくという世界でもなく，単にエビデンスに基づくという世界でもない，新しい世界が広がっているかもしれません．

2010年10月

編者を代表して
名郷直樹

# よく出合う「困った」を解決！
# 薬の疑問 Q&A

エビデンスと経験に基づいた
薬の使い方のコツとポイント

| | | |
|---|---|---:|
| | 序 …………………………………………………………………… | 3 |

## 1 薬剤別薬の使い方 Q & A

### 1．抗菌薬

- **Q1** どのようなかぜに抗菌薬が必要でしょうか？ …………………… 12
- **Q2** 投与中の抗菌薬は静注薬から内服薬への変更を含めて，いつまで継続したらよいでしょうか？ ………………… 15
- **Q3** 創部の細菌感染予防に抗菌薬は有効でしょうか？ ……………… 19
- **Q4** 海外で日本より高用量の投与が勧められている場合，抗菌薬の投与量はどのように決定したらよいでしょうか？ …… 21
- **Q5** 似たような抗菌スペクトラムをもつ抗菌薬は，どのように使い分けたらよいでしょうか？ ……………………… 25
- **Q6** 抗菌薬投与中に細菌培養のための検体採取を行う場合，どのタイミングで行えばよいでしょうか？ ……………………… 29
- **Q7** 抗菌薬の投与量を決定する際に基準とする GFR は，どの測定法を用いたものを選んだらよいでしょうか？ ………… 33
- **Q8** 術後で抗菌薬を投与している際に発熱をきたした場合，その原因をどのように考えればよいでしょうか？ ……………… 39
- **Q9** どのような状況であれば，抗菌薬が無効と判断してよいでしょうか？ ……………………………………………………………… 44
- **Q10** 臨床症状は軽快しているにもかかわらず，WBC や CRP などの検査値が高値だった場合に，抗菌薬はやめてもよいでしょうか？ ……… 46

### 2．ステロイド

- **Q11** ステロイド外用剤は，どれくらい使用すると副作用を生じるのでしょうか？ ……………………………………………………… 49

# Contents

    ***Q12*** 急性呼吸促迫症候群では，ステロイド治療は有効でしょうか？ … 51

    ***Q13*** コントロール不良の糖尿病患者の喘息発作に，
          ステロイドの全身投与はしてもよいでしょうか？ ……………… 53

## 3．解熱鎮痛薬

    ***Q14*** NSAIDsの増量を希望する慢性頭痛の患者には，
          どのように対応したらよいでしょうか？ ……………………… 55

    ***Q15*** 整形外科疾患で使用中の鎮痛薬（NSAIDs）は，どうやって減量，
          中止したらよいでしょうか？ …………………………………… 57

    ***Q16*** 鎮痛薬はどのように使えばよいのでしょうか？ …………… 59

    ***Q17*** Cox2選択的阻害薬は通常のNSAIDsより安全といえるのでしょう
          か？ ………………………………………………………………… 62

## 4．抗血小板薬，抗血栓薬

    ***Q18*** すでに抗血小板薬を内服している人が脳梗塞を再発した場合，
          薬剤の変更や追加をした方がよいでしょうか？ ……………… 65

    ***Q19*** 投与中の抗血小板薬を一時中断する必要があるとき，
          どのタイミングで中止したらよいでしょうか？ ……………… 68

    ***Q20*** 心房細動をもつ高齢患者では，ワルファリン内服は
          いつまで続ければよいでしょうか？ …………………………… 73

    ***Q21*** ワルファリンを拒否する心房細動の患者に対して，何もしないよりは
          アスピリンを投与した方がよいでしょうか？ ………………… 76

## 5．ビタミン・栄養

    ***Q22*** 味覚異常の患者に亜鉛投与は有効でしょうか？ ……………… 78

    ***Q23*** しびれを訴える患者に，ビタミンB製剤は有効でしょうか？ … 81

## 6．麻酔薬

    ***Q24*** トリガーポイントブロックの効き方は個人差が
          大きいものでしょうか？ ………………………………………… 83

    ***Q25*** 仙骨裂孔ブロックに血圧低下や頭痛が合併した場合，
          どのように対処すればよいでしょうか？ ……………………… 87

## 7．麻薬

    ***Q26*** モルヒネを使うと，寿命が短くなるのでしょうか？ ………… 90

    ***Q27*** モルヒネは痛みだけでなく呼吸困難にも有効でしょうか？ … 93

## 8．抗ウイルス薬

    ***Q28*** タミフル®による異常行動の出現はどう考えればよいのでしょうか？
          ………………………………………………………………………… 96

9. 漢方薬
   **Q29** 投与中の漢方薬はどのようにして中止したらよいでしょうか？ … 98

10. ジェネリック医薬品
    **Q30** ジェネリック医薬品を使用した方がよいでしょうか？ ………… 101

# 2 薬の投与法 Q & A

1. 投与速度
   **Q31** 抗菌薬の投与時間はどのように決めたらよいでしょうか？ …… 106

   **Q32** 心機能が低い患者や心不全の既往のある患者がショックや脱水になった場合，輸液の速度はどれくらいに設定したらよいでしょうか？ …… 109

2. 投与量
   **Q33** 体重，体格の違いで薬剤の投与量は変更した方がよいのでしょうか？
   ……………………………………………………………………………… 113

3. 投与順
   **Q34** 2種以上の点耳薬を使用するときの順序や投与間隔はどのように決めればよいでしょうか？ ……………………… 117

   **Q35** 急性虫垂炎患者を救急病院に搬送するときに，抗菌薬や鎮痛薬を先に投与してしまってもよいでしょうか？ … 119

4. 投与経路
   **Q36** どのような薬剤が気管内投与可能でしょうか？ ……………… 121

   **Q37** どのような薬剤が胃管から投与可能でしょうか？ …………… 125

5. 処方の工夫
   **Q38** 1日に何度も服薬できない患者には，どのように処方を工夫すればよいでしょうか？ ……………………………………… 127

# 3 患者に応じた薬の使い方 Q & A

1. 肝・腎機能障害
   **Q39** 腎機能障害があるときに，どのように抗菌薬の種類と量を決めればよいでしょうか？ ……………………………… 130

   **Q40** 肝細胞障害があるときの薬剤投与量は，どのように決めればよいでしょうか？ ……………………………… 133

   **Q41** 腎障害がある患者で投与が必要な薬剤には，どのようなものがあるでしょうか？ ……………………………… 136

# Contents

**Q42** 糖尿病性腎症で浮腫がある患者にラシックス®を使用して腎障害が悪化した場合には，どのように対応したらよいでしょうか？ …… 140

## 2．小児
**Q43** 小児の感染症では，薬剤選択や投与量をどのように考えたらよいでしょうか？ ……………………………………………… 143

**Q44** 高熱を呈する患児には，熱源が不明でも抗菌薬を投与すべきでしょうか？ ……………………………………………… 147

## 3．妊婦
**Q45** 解熱鎮痛薬を処方した後，妊娠とわかった患者さんにはどう対応したらよいでしょうか？ ……………………………… 150

# 4 疾患別薬の使い方 Q & A

## 1．糖尿病
**Q46** さまざまな種類のインスリンが発売されていますが，どのように使い分けたらよいでしょうか？ ………………… 156

**Q47** 2型糖尿病患者でHbA$_{1c}$はどれくらいにコントロールすべきでしょうか？ ……………………………………………… 160

**Q48** SU剤は作用機序から考えて，冠動脈に対しどのような影響があるでしょうか？ ……………………………………… 163

## 2．脂質異常症
**Q49** LDLコレステロールと中性脂肪の両方が高値を示す脂質異常症患者に，スタチンとフィブラート系薬を併用してもよいでしょうか？ … 167

**Q50** 薬物療法を開始してすぐにコレステロール値が改善したため，食事療法を積極的に行わない脂質異常症患者には，どのように対応したらよいでしょうか？ ……………… 169

**Q51** コレステロール値の高い女性はどのように治療したらよいでしょうか？ ……………………………………………… 172

**Q52** スタチンで十分LDLが下がらない場合にエゼチミブの追加投与は妥当でしょうか？ ……………………………… 176

## 3．痛風・抗尿酸血症
**Q53** 尿酸降下薬はどのような基準で減量，中止したらよいでしょうか？ …… 178

**Q54** 無症候性の高尿酸血症患者は，どのように治療したらよいでしょうか？ ……………………………………………… 180

## 4．循環器
**Q55** ACE阻害薬とARBの有効性や副作用には差があるのでしょうか？ … 184

- **Q56** 無症候性の心房細動には，どのような治療をしたらよいのでしょうか？ ……………………………………………………………………… 187
- **Q57** 心不全に対してβ遮断薬はどのように使用すればよいでしょうか？ ……………………………………………………………………… 191
- **Q58** 低血糖を起こしやすい降圧薬はどれでしょうか？ ……………… 194
- **Q59** 血圧の低い心不全患者であっても，β遮断薬やACE阻害薬は投与した方がよいでしょうか？ ……………………………… 196
- **Q60** 降圧薬は何を第1選択にすべきでしょうか？ …………………… 200

## 5．消化器
- **Q61** 胃薬はどのように使えばよいでしょうか？ ……………………… 204
- **Q62** 出血性胃潰瘍の患者に対して，胃薬はどのように使用したらよいでしょうか？ …………………………………………………… 206
- **Q63** 慢性的な便秘に対して，どのように下剤を使い分ければよいでしょうか？ …………………………………………………… 209
- **Q64** 慢性的な下痢に対して，どのように止痢薬を使い分ければよいでしょうか？ …………………………………………………… 215

## 6．呼吸器
- **Q65** 長時間作用型のβ刺激薬の長期投与は安全なのでしょうか？ … 218
- **Q66** 気管支喘息のコントロールに多剤併用している場合，症状が改善したらどのように減薬すればよいでしょうか？ …… 221
- **Q67** 脳梗塞後の誤嚥性肺炎を予防するためには，どのように対応したらよいでしょうか？ …………………………………………… 223
- **Q68** 禁煙を勧めるために，どのような場合に禁煙補助薬を使用したらよいでしょうか？ …………………………………………… 226

## 7．精神科
- **Q69** 投与中の抗うつ薬はどのように減量，中止したらよいでしょうか？ … 230
- **Q70** 投与中のベンゾジアゼピン系抗不安薬はどのようにして減量，中止したらよいでしょうか？ ……………………………………… 232
- **Q71** 精神疾患で内服中の患者が身体疾患を発症して内服ができなくなった場合，どのようにして必要最低限の薬を選択すればよいでしょうか？ …………………………………………………………… 235
- **Q72** 入院をきっかけに発症した夜間せん妄に対しては，どのように対処すればよいでしょうか？ ……………………………… 238

# Contents

**Q73** 高齢者に超短時間作用型の睡眠薬を使用しても朝残ってしまいますが，どのようにしたらよいでしょうか？ ………………………… 241

**Q74** 不眠を訴える患者には，どのように対応したらよいでしょうか？ … 246

**Q75** すでに睡眠薬を使用しているにもかかわらず，なお不眠を訴える患者には，どのように対応したらよいでしょうか？ …………… 250

## 8．皮膚科

**Q76** 蕁麻疹の患者に抗ヒスタミン薬を投与する際に，内服薬に加えて静注薬も使用した方がよいでしょうか？ …………………… 254

**Q77** 主婦湿疹にはどのような対応をしたらよいでしょうか？ ……… 256

**Q78** 皮膚瘙痒感に対して，どのように対処したらよいでしょうか？ …… 258

**Q79** 日常的にみる皮疹に対して，ステロイド外用薬，抗菌薬，抗真菌薬のどれをどのように選択したらよいのでしょうか？ …………… 261

## 9．片頭痛

**Q80** 片頭痛患者では，トリプタンとエルゴタミンのどちらを使えばよいでしょうか？ …………………… 264

## 10．骨粗鬆症

**Q81** 骨粗鬆症患者はビス剤の服用が難しくても，投与を継続した方がよいでしょうか？ …………………… 267

# 5 その他

## 1．副作用

**Q82** 薬の副作用の頻度はどれくらいでしょうか？ …………………… 272

**Q83** 複数の薬剤を服用している患者に薬剤による副作用が考えられる場合，どの薬剤から中止，変更したらよいでしょうか？ ……………… 277

## 2．患者対応

**Q84** 当直中に主治医でない患者の対応を求められたときに，電話連絡のみで内服や点滴の指示を行うことは法的に問題ないでしょうか？ ………………………………………………………………… 280

**Q85** クセになるからと必要な薬の服用を渋る患者には，どのように対応すればよいでしょうか？ …………………… 282

## 3．エビデンス

**Q86** エビデンスのない薬は処方すべきではないでしょうか？ ……… 286

索　引 ………………………………………………………………… 290

■ 編　集

名郷直樹　東京北社会保険病院臨床研修センター
南郷栄秀　東京北社会保険病院総合診療科

■ 執筆者（掲載順）

**桐ケ谷大淳**　[Q1,14,18,22,23,49,50,53,55,56]
米原市国民健康保険近江診療所

**野澤つばさ**　[Q2]
湯沢町保健医療センター地域家庭診療部

**福士元春**　[Q3,20,67,83,85,86]
医療法人社団実幸会 石橋クリニック

**米田博輝**　[Q4,9,15,21,34,40,52,57,60,75]
十和田市立十和田湖診療所

**佐藤優子**　[Q5]
湯沢町保健医療センター地域家庭診療部

**佐藤　誠**　[Q6,8]
湯沢町保健医療センター地域家庭診療部

**名郷直樹**　[Q6,8,13,16,28,30,37,38,42,71,82]
東京北社会保険病院臨床研修センター

**室林　治**　[Q7,17,19,36,41,48,54,59,63,73]
南砺家庭・地域医療センター

**野澤広子**　[Q10,25,79,84]
湯沢町保健医療センター地域家庭診療部

**岡田　悟**　[Q11,12,58,76,77,78]
東京北社会保険病院総合診療科

**原田高根**　[Q16,42]
公益社団法人地域医療振興協会 市立伊東市民病院内科

**鈴木良典**　[Q24]
東京北社会保険病院臨床研修センター

**橋本　淳**　[Q26,27]
愛知県がんセンター愛知病院緩和ケア科

**船越　樹**　[Q28,71]
公益社団法人地域医療振興協会 市立伊東市民病院臨床研修センター

**宮崎　勝**　[Q29]
東京北社会保険病院総合診療科

**小林　只**　[Q30,82]
六ヶ所村国民健康保険尾駮診療所

**渡邉力也**　[Q31,61]
市立恵那病院内科

**福井　謙**　[Q32,33,74,80]
東京北社会保険病院総合診療科

**山本　健**　[Q35,62,72]
済生会松山病院内科

**賀来佳男**　[Q39,46,64]
東京北社会保険病院臨床研修センター

**金井慎一**　[Q43,44]
東京北社会保険病院小児科

**中津みどり**　[Q45,51]
愛知県がんセンター愛知病院

**南郷栄秀**　[Q47,81]
東京北社会保険病院総合診療科

**高橋麻衣子**　[Q65,66]
台東区立台東病院総合診療科

**北川貢嗣**　[Q68]
甲賀市立信楽中央病院総合診療科

**三浦太郎**　[Q69]
南砺市民病院総合診療科

**三浦真紀子**　[Q70]
湯沢町保健医療センター地域家庭診療部

# 1. 薬剤別 薬の使い方

Q&A

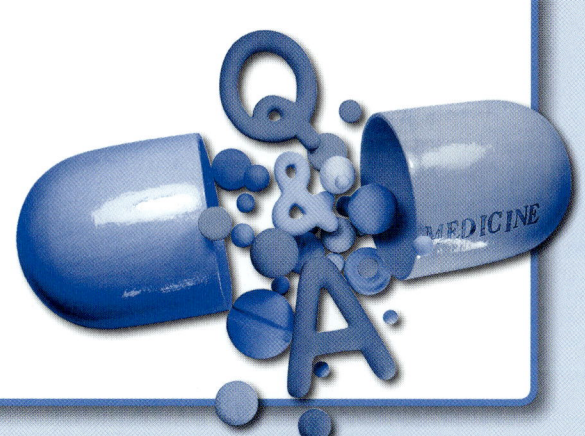

## 1. 薬剤別薬の使い方 Q&A

**1. 抗菌薬**

## 1 どのようなかぜに抗菌薬が必要でしょうか？

　40歳，男性．2，3日前から咳と鼻水，咽頭痛があり救急外来を受診されました．非特異的上気道炎と診断しましたが，仕事があるため症状が長引くと困るから，抗菌薬も一緒に処方して欲しいといわれました．抗菌薬を処方した方がよいでしょうか？

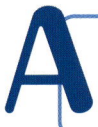

**ほとんどのかぜに抗菌薬は必要ない．かぜの症状および所見から病型を考え，本当に抗菌薬の必要な場合（細菌感染の可能性）を吟味しよう．**

　かぜ（かぜ症候群）とは，鼻汁や咽頭痛，咳といった症状をメインとする症候群である．かぜの原因の80〜90％はウイルス感染であり，抗菌薬はまず不要である．不要なばかりか，下痢などの副作用や耐性菌の問題があるにもかかわらず，患者の希望や非医学的理由から抗菌薬が処方されるケースが多い．かぜでみられる鼻・副鼻腔症状（くしゃみ，鼻汁，鼻閉），咽頭症状（咽頭痛），下気道症状（咳）から，4つの病型に分けられる（表）．

### 1. 非特異的上気道炎

　上記ケースは非特異的上気道炎であるが，**多彩な症状が3領域にまたがる場合はウイルス感染を示唆し，抗菌薬の適応はないと判断できる**（細菌性副鼻腔炎と細菌性扁桃炎，細菌性肺炎を同時に起こしているとは考え難い）．

**表 ● かぜの病型**

| |
|---|
| ① 非特異的上気道炎：鼻・副鼻腔，咽頭，下気道症状のどれも認める<br>　→抗菌薬の適応なし |
| ② 急性鼻・副鼻腔炎：鼻・副鼻腔症状がメイン<br>　→一部でのみ抗菌薬を考慮 |
| ③ 急性咽頭・扁桃炎：咽頭症状がメイン<br>　→溶連菌感染症は抗菌薬の適応 |
| ④ 急性気管支炎：下気道症状がメイン<br>　→一部でのみ抗菌薬を考慮 |

## 2. 急性鼻・副鼻腔炎

膿性鼻汁はウイルス性感染でも起こるため、それだけでは抗菌薬適応の理由にはならない．7日未満の急性上気道炎症状または10日未満の急性膿性鼻汁のある患者（小児・成人）を対象としたシステマティックレビューでは、抗菌薬投与により膿性鼻汁の持続が減るものの、使用を推奨するに足りうるものではなかった[1]．抗菌薬の適応となる細菌性急性副鼻腔炎は、①鼻炎症状が7日以上持続し、かつ頬部（特に片側）の痛み・圧痛、膿性鼻汁がある場合、②非常に強い片側性の頬部の痛み・腫脹、発熱がある場合、とされている．

## 3. 急性咽頭・扁桃炎

急性咽頭炎も大半がウイルス感染であるが、約10％は溶連菌が原因とされている．扁桃の白苔のみでは細菌感染の根拠とはならず、伝染性単核球症やアデノウイルス感染症などでもなりうる．溶連菌性咽頭炎は小児でより多いが、診断にはCentorの診断基準（発熱、扁桃滲出液、咳なし、有痛性前頸部リンパ節腫脹のうち、2項目以上満たせば溶連菌感染の可能性が上昇）と溶連菌迅速診断キットが有用である．溶連菌感染症と診断されれば、原則ペニシリンを10日間投与する．

## 4. 急性気管支炎

急性気管支炎も90％程度は非細菌性とされており、抗菌薬の適応にはならない．呼吸器系の基礎疾患のない急性気管支炎患者（8〜65歳、喫煙者を含む）に対しては、抗菌薬投与によって症状の改善はみられても臨床的効果は小さく、副作用は抗菌薬治療群で多い傾向があり、利益と害のトレードオフに位置づけられる[2]．小児の長引く湿性咳（7歳未満、10日以上続く）の場合、抗菌薬が有効〔フォローアップでの治癒率 治療必要数4（95％信頼区間2〜4）、さらなる抗菌薬の必要性が低下 治療必要数4（95％信頼区間3〜5）〕というデータもあるが、ごく初期からの処方は避けたい[3]．

かぜ患者が満足するという理由で抗菌薬が処方されることもしばしばあるが、これは正しくない．急性上気道炎で救急外来を受診した患者の満足度は、病気についてより理解できたと感じた場合に高くなり、抗菌薬の処

方の有無とは関連していなかった[4]．また，**抗菌薬を希望する患者であると，医師が正しく認識できたのは約1/4であった**．両親の満足度に関しても，今後抗菌薬が必要となる非常時の計画について話し合われていれば，抗菌薬の処方は必要とはされなかった[5]．

> **point**
> - かぜの原因の80～90％はウイルス感染であり，抗菌薬はまず不要で，抗菌薬の乱用は下痢などの副作用や耐性菌の問題が出てくる
> - かぜでみられる症状から，4つの病型に分けると抗菌薬の適応を考えやすくなる
> - 無用な抗菌薬の処方よりも丁寧な説明の方が患者満足度は高くなる

### <文　献>

1) Arroll, B. et al.：Antibiotics for the common cold and acute purulent rhinitis. Cochrane database syst. rev., 3：CD000247, 2005
2) Smucny, J. et al.：Antibiotics for acute bronchitis. Cochrane database syst. rev., 4：CD000245, 2004
3) Marchant, J. M. et al.：Antibiotics for prolonged moist cough in children. Cochrane database syst. rev., 4：CD004822, 2005
4) Ong, S. et al.：Antibiotic use for emergency department patients with upper respiratory infections：prescribing practices, patients with upper expectations, and patient satisfaction. Ann. emerg. med., 50：213-220, 2007
5) Mangione-Smith, R. et al.：Parent expectations for antibiotics, physician-parent communication, and satisfaction. Arch. Pediatr. Med., 155：800-806, 2001

<桐ケ谷大淳>

## 1. 薬剤別薬の使い方 Q&A　　1. 抗菌薬

### Q2 投与中の抗菌薬は静注薬から内服薬への変更を含めて，いつまで継続したらよいでしょうか？

先日，67歳の男性が熱発と呼吸困難で受診し，X線で右肺の大葉性肺炎が見つかりました．入院して治療することになり，酸素と点滴で抗菌薬を投与したところ，入院翌々日には解熱し酸素も離脱しました．呼吸困難感もなく呼吸数も落ち着いており，喀痰も減少し，聴診所見も改善していたので，点滴投与はもういらないのではないかと思い指導医に相談したところ，「14日はしっかり投与しないといけない」と指導されました．そもそも抗菌薬はいつまで継続したらいいのでしょうか？また点滴から内服への変更はどのようにしたらよいでしょうか？

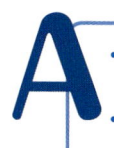

- 標準的な投薬期間としてさまざまな医学書に紹介されているものがあるが，研究に基づくものと経験的なものが混在している
- 感染臓器，疾患，起炎菌，抗菌薬の特徴，個々の症例の背景を総合して適切な投与期間を決める

さて，非常に難しい問題である．いろんな本にいろいろなことが書かれているのでどれを信じたらいいのか全くわからなくなってしまう．では，念のためということで「えいっ！ 長めに投与してしまえ」となるわけだが，これは最もやってはいけないことである．耐性菌を増やしたり，抗菌薬の副作用が出てしまったり，無駄に入院期間を長引かせたりと，よいことは何一つない．

感染症の代表格である市中肺炎に関して言えば，少し前に興味深いメタアナリシスが発表されている[1]．論文の内容は，内服の抗菌薬を7日以下投与した群と8日以上投与した群で治療効果に有意差は認められなかったという結論になっており，少なくとも抗菌薬の内服を長期的に続けることに大きなメリットがないということがわかる．

「なぜこんなに曖昧なのか？」ということであるが，投与期間を決定する判断材料として，余りにもたくさんのパラメータが関与しているということなのである．例えば，感染臓器による抗菌薬の移行性に違いがあることや，細菌が自然にドレナージされるかどうかの違い，起因微生物の違い（肺

15

**表 ● 治療効果の判定に参考となる，臓器に特異的な症状や兆候（例）**

| 肺炎 | 呼吸数，呼吸困難感，喀痰の量，喀痰のグラム染色所見（貪食像，細菌数），動脈血ガス分析 |
|---|---|
| 膀胱炎 | 頻尿，排尿時痛，尿混濁，尿のグラム染色所見（貪食像，細菌数）<br>※腎盂腎炎に移行している場合は腰背部の叩打痛なども参考になる |
| 腸炎 | 排便回数，便の性状（水様便，血便），腹痛，便中白血球数 |
| 髄膜炎 | 髄膜刺激症状，髄液所見（細胞数，グラム染色所見）<br>※Kernig 兆候や Brudzinski 兆候などが有名であるが診断には使えない（感度9％／特異度100％）．除外（髄膜炎でないことを証明）するなら Jolt Accentuation（感度100％／特異度45％）が有効である． |
| 中耳炎 | 耳痛，耳漏，鼓膜の発赤所見 |
| 副鼻腔炎症 | 前頭部痛や頭重感，上顎洞の叩打痛，膿性鼻汁 |
| 蜂巣織炎 | 局所の発赤，腫脹，疼痛 |

注意）これらの症状や兆候は単独で疾患の診断や除外に使えるものはほとんど含まれていない．あくまで感染臓器が確定されている場合に，感染状態が改善されたかどうかの指標として用いるべきである

炎球菌による肺炎とレジオネラ肺炎では抗菌薬の投与期間が異なる），宿主の免疫力の違い（血液疾患で汎血球減少がある人とそうでない人では明らかに抗菌薬の投与期間が異なる）により投与期間に差が出るというのがわかりやすい．結局のところ，感染臓器，疾患，起炎菌，抗菌薬の特徴，個々の症例の背景を総合して適切な投与期間を決めるというしかないのだが，それではしっかりとした回答になっていないので，以下を参照してほしい．

## 1．基本的な原則

まずは標準的な抗菌薬の投与期間を目安にする．しかし，あくまでもこの段階では眉唾ものとして捉えよう．なぜなら，この本を読んでいる皆さんは立派な臨床家（？）もしくは臨床家の卵なのだから，やはり臨床所見や兆候を大事にしよう．ということで患者の自覚症状，局所兆候，バイタルサイン（血圧，脈拍，体温，呼吸数）を重視して評価をする．この際，**より臓器に特異的な症状や兆候を参考にするとよい**（**表**）．そして最後の最後におまけ程度で炎症反応マーカー（白血球数，分画，血沈，CRPなど）の改善を参考にする．

## 2．実際の症例について（市中肺炎の場合）

それではこの症例ではどうだろうか？標準的な抗菌薬の投与期間は，肺炎球菌なら7〜10日，インフルエンザ菌なら10〜14日，マイコプラズマ14日，レジオネラ21日とある．患者の**呼吸困難感，呼吸数，喀痰の量と性状，聴診所見，動脈血ガス分析**の数値などを重視する．最後に，体温や白血球数，分画，血沈，CRPなどを補助的な情報として参考にするというのがいいだろう．標準的投与期間をみると，どの起炎菌でも7日以上のようなので，今回の症例では点滴で抗菌薬の投与を続けた方がいいのかもしれない．しかし患者の自覚症状，局所兆候（呼吸困難感，呼吸数，喀痰の量，聴診所見）はすべて改善しており，仮に血ガスや採血上の炎症所見が改善していたら抗菌薬はいらないという判断になるのかもしれない．抗菌薬はいらないというのは言い過ぎかもしれないが，少なくとも内服に変更はできたかもしれない．

## 3．静注から内服への切り替え

ちょっと古いが実はこんな論文がある．論文の概要は，救急外来で重症の市中肺炎と診断された103人に対して，2日間の経静脈的抗菌薬投与後に8日間の抗菌薬内服に切り替えた48人の患者群と，経静脈的に抗菌薬を10日間投与された55人の患者群，その2群の死亡率と3日以内の解熱寛解率を比較した論文である[2]．ランダム化割り付けやITT解析もされており，信頼性も高い論文と判断してよいであろう．結果として，死亡率は2群に有意差なし（95％信頼区間 −2〜6　P値：0.5），3日以内に解熱寛解するまでの期間は2群に有意差なし（95％信頼区間 −8〜24　P値：0.3），治療中の脱落に関しては2群に有意差なし（95％信頼区間 −15〜18　P値：0.9）と出ている．この論文を知っていたら内服に切り替えていたかもしれない．

## 4．尿路感染症の場合

前述の論文のほかにも尿路感染症に関する論文がある．重症の尿路感染症の患者1,743人（子供も大人も含む）に対する15のランダム化比較試験をまとめたシステマティックレビュー[3]には，switch therapy（点滴から内服の抗菌薬へ変更）群とintravenous therapy（点滴による抗菌薬投与）群を比較した6つのランダム化比較試験（375人を対象）についても記載があり，両群に明らかな有意差がないことが記載されている．

## 5．原則が大事

　これまでの話をまとめると「市中肺炎は2日で点滴から内服へ変更してもよい」「尿路感染症は点滴から抗菌薬内服に変更してもずっと点滴で治療するのと変わりない」ということになる．本当にそれだけでいいのだろうか？患者さんが息苦しそうにしていても内服変更をしていいのだろうか？内服を処方して尿所見の改善がなくても内服を継続していいのだろうか？

　そして賢明な皆さんならわかると思いますが，必ず原則に戻って，**どんなときでも患者の自覚症状，局所兆候，バイタルサイン（血圧，脈拍，体温，呼吸数）を重視して評価をするというのが基本**である．最後は結局のところ患者が答えを示してくれるということなのである．

> **point**
> - さまざまな医学書や論文に記載されている標準的な抗菌薬の投与期間は，あくまで目安である
> - 患者の自覚症状，局所兆候，バイタルサイン（血圧，脈拍，体温，呼吸数）を重視して評価をする
> - 最後の最後に炎症反応マーカー（白血球数，分画，血沈，CRPなど）の改善を参考にする
> - いくつかの論文で，抗菌薬の点滴から内服への切り替えと点滴のみによる投与で比較があり，有意差がないと記載されている．しかし，どんなときでも最終的な判断は基本的な原則に沿って評価することが大事である

### ＜文　献＞

1) Li, J. Z. et al.：Efficacy of short-course antibiotic regimens for community-acquired pneumonia：a meta-analysis. Am. J. Med., 120：783-790, 2007
2) Castro-Guardiola, A. et al.：Efficacy and safety of oral and early-switch therapy for community-acquired pneumonia：a randomized controlled trial. Am. J. Med., 111：367-374, 2001
3) Pohl, A.：Modes of administration of antibiotics for symptomatic severe urinary tract infections. Cochrane database syst. rev., 4：CD003237, 2007
- 「感染症レジデントマニュアル」（藤本卓司/著），医学書院，2004
- 「市中感染症診療の考え方と進め方」（IDATENセミナーテキスト編集委員会/編），医学書院，2009
- 「日本語版サンフォード感染症治療ガイド2009」，（戸塚恭一，橋本正良/訳），ライフ・サイエンス出版，2009
- Oosterheert, J. J. et al.：Effectiveness of early switch from intravenous to oral antibiotics in severe community acquired pneumonia：multicentre randomised trial. BMJ, 333：1193, 2006

＜野澤つばさ＞

## 1. 薬剤別薬の使い方 Q&A　　1. 抗菌薬

### Q3 創部の細菌感染予防に抗菌薬は有効でしょうか？

65歳，男性．飲酒後に公園で転倒して顔面を打撲したため，救急車で搬送されてきました．意識消失はありません．前額部に約3cmの挫創がみられました．頭部CTにて頭蓋内病変や骨折がないことを確認後，創部を生理食塩液で洗浄し，縫合処置を行いました．明日外来再診するように説明したところ，「先生，抗菌薬の処方お願いします」と看護師．抗菌薬は処方した方がよいのでしょうか？

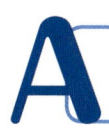

> **A** 感染予防に経口抗菌薬は効果がないというエビデンスがある．外用抗菌薬については効果が期待できるかもしれない．

創傷の感染予防に抗菌薬が有効かどうかを検証した1995年のメタ分析[1]がある．救急室で創処置後に抗菌薬を投与すると，投与しないものと比較して，創部の細菌感染は減少するかを検討した7つのランダム化比較試験（n=1,734人）を統合して分析されたものである．なお，創傷は明らかな感染を伴うもの，腱・神経損傷を伴うもの，咬傷などは除外されている．

結果は，オッズ比1.16（95％信頼区間0.77〜1.78）と，抗菌薬を使用した方が，使用しないよりむしろわずかに細菌感染が多く，統計学的に有意差はないという結果であった．縫合の有無，手の創傷などでも結果は同様であった．

今のところ，このメタ分析の結果を覆すエビデンスは発表されておらず，**感染を伴わない皮膚の創傷に対する細菌感染予防については抗菌薬の効果は認められていない．**

### 1．動物咬傷の場合は？

動物咬傷についてもメタ分析[2]が行われている．犬咬傷については抗菌薬の予防効果はみられなかったが，猫咬傷については唯一のランダム化比較試験で予防効果が認められている．人咬傷についても同様に，唯一のランダム化比較試験でオッズ比0.02（95％信頼区間0.00〜0.33）と予防効果がみられている．

咬傷の部位では，手咬傷でオッズ比0.10（95％信頼区間0.01〜0.86，治療必要数4）と予防効果がみられている．

今のところ，猫，人による咬傷，手の咬傷の場合には抗菌薬を検討すべきと思われる．

## 2．口腔内の創傷の場合は？

口腔内の創傷については，2008年にシステマティックレビュー[3]が発表されている．これまで3つのランダム化比較試験が行われているが，いずれも質の高いものではなく，抗菌薬の予防効果も証明されなかった．こちらはさらなる検証が必要であろう．

## 3．外用抗菌薬は有効？

外用剤についてはすでにいくつかの報告もある[4]が，'09年に発表されたランダム化比較試験[5]を紹介する．972人の小外科手術後に，創部にクロラムフェニコールを塗布すると，パラフィン塗布と比べて創部の細菌感染が減るかについて検証した．結果はクロラムフェニコール群では細菌感染が6.6％，パラフィン群では11.0％と，クロラムフェニコール群で40％の相対危険減少（治療必要数23）が認められた．

この結果は，これまで示されてきた外用抗菌薬の効果を追認するものである．今のところ創部の細菌感染予防には，経口抗菌薬処方より外用抗菌薬の方が効果的かもしれない．

**point**
- 経口抗菌薬は，創傷の感染予防があまり期待できない
- 外用抗菌薬は，感染予防効果が期待できる
- 動物咬傷や人咬傷の場合には抗菌薬を考慮すべき

### ＜文　献＞

1) Cummings, P. & Del Beccaro, M. A.：Antibiotics to prevent infection of simple wounds：a meta-analysis of randomized studies. Am. J. Emerg. Med.,13：396–400, 1995
2) Medeiros, I. M. & Saconato, H.：Antibiotic prophylaxis for mammalian bites. Cochrane Database Syst. Rev., 2：CD001738, 2001
3) Mark, D. G. & Granquist, E. J.：Are prophylactic oral antibiotics indicated for the treatment of intraoral wounds？ Ann. Emerg. Med., 52：368-372, 2008
4) Diehr, S. et al.：Clinical inquiries. Do topical antibiotics improve wound healing？ J. Fam. Pract., 56：140-144, 2007
5) Heal, C. F. et al.：Does single application of topical chloramphenicol to high risk sutured wounds reduce incidence of wound infection after minor surgery？ Prospective randomised placebo controlled double blind trial. BMJ, 338：a2812, 2009

＜福士元春＞

## 1. 薬剤別薬の使い方 Q&A　　　　1. 抗菌薬

# Q4 海外で日本より高用量の投与が勧められている場合，抗菌薬の投与量はどのように決定したらよいでしょうか？

68歳，男性．肺炎で入院した患者に対して，抗菌薬を投与しようとしたところ，先輩医師にPK/PD理論にしたがって，十分量の抗菌薬を投与するよう指導されました．海外のガイドラインと日本で用いられる使用量や用法には差があるような気がしますが，実際どのように決めたらよいでしょうか？

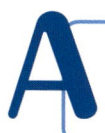

> セフェム系を中心として，最大用量が海外のガイドラインとそれほど変わらない薬剤も多い．まず，採用されている抗菌薬の添付文書を見直すことも必要．

現在，多くの医師がサンフォード感染症治療ガイド[1]を利用している．ただ，海外で用いられ，用法・用量が日本のものと異なるため，保険診療を行ううえで使用しにくいという意見も多いのではないだろうか．実際，サンフォードの凡例には以下のように記載されていて，添付文書に沿った使用が原則となっている．

「本書における薬剤の適応および用量は，わが国で認可されているものとは異なっている場合がある．本書の記述を参考にして薬剤選択を考える場合には，**必ずわが国での添付文書および最新安全性情報に基づいて薬剤を使用していただきたい．**」

確かに，添付文書上の標準的な用量はサンフォードの記載に比べて少ない．特にペニシリン系で用量の差が大きく，濃度依存性のアミノグリコシド系でさえ日本では少ない用量しか認められていない．ただし，添付文書上の最大用量を確認すると，サンフォードの記載とそれほど変わらない薬剤もある．特に，セフェム系などにその傾向が強い．用法に関しても，日本では1日2回までという先入観があるが，添付文書を確認すると，より重症な症例では3～4回に分割して投与できる薬剤の方が多い．また，半減期の長い薬剤は，日本でも欧米でも1～2回投与となっているものもある．PK/PD理論に従い，欧米の用法・用量で投与したいと思うのならば，まずは院内で採用されている抗菌薬の添付文書を確認し，欧米の使用方法やPK/PD理論と比較したリストを作成することをおすすめしたい（表）．

表● 主な抗菌薬の欧米と日本での使用方法の比較

| | 一般名 | 略号 | 商品名 | 半減期（サンフォード）（時間） | 半減期（添付文書）（時間） | サンフォードでの用法用量 | 添付文書での用法用量（最大用量を含む） | 両者の一致性（私見） |
|---|---|---|---|---|---|---|---|---|
| アミノペニシリン系 | アンピシリン/スルバクタム | ABPC/SBT | ユナシン® | 1.2 | 1.0 | 1.5g〜3g静注 6時間ごと | 1日3〜6gを2回に分ける | × |
| 抗pseudomonasペニシリン系 | ピペラシリン | PIPC | ペントシリン® | 1.0 | 0.78〜0.79 | 3〜4g静注 4〜6時間ごと（200〜300mg/kg/日 最大で500mg/kg/日）尿路感染症：2g静注 6時間ごと | 1日2〜4gを2〜4回に分ける | × |
| 抗pseudomonasペニシリン系 | ピペラシリン/タゾバクタム | PIPC/TAZ | ゾシン® | 1.0 | 0.82〜0.89 | 3.375g静注 6時間ごと 4.5g製剤8時間ごと | 1回4.5gを1日2〜4回 | ○ |
| 第1世代セフェム | セファゾリン | CEZ | セファメジン® | 1.9 | 1.6 | 0.25gを8時間ごと〜1.5gを6時間ごと静注または筋注 | 1日1〜3gを2〜3回に分ける | △ |
| 第2世代セフェム | セフォチアム | CTM | パンスポリン® | データなし | 0.7〜0.8 | データなし | 1日0.5〜4gを2〜4回に分ける | |
| 第2世代セフェム | フロモキセフ | FMOX | フルマリン® | データなし | 0.67〜1.2 | データなし | 1日1〜4gを2〜4回に分ける | |
| 第2世代セフェム | セフメタゾール | CMZ | セフメタゾン® | データなし | 1.1 | データなし | 1日1〜4gを2〜4回に分ける | |
| 第3世代セフェム | セフタジジム | CAZ | モダシン® | 1.9 | 1.4〜1.91 | 1〜2g静注または筋注 8〜12時間ごと | 1日1〜4gを2〜4回に分ける | △ |
| 第3世代セフェム | セフォペラゾン/スルバクタム | CPZ/SBT | スルペラゾン® | データなし | データなし | 通常用量1〜2g静注 12時間ごと；高用量でもスルバクタム4gを超えないこと | 1日1〜4gを2回に分ける | ○ |

次ページに続く

前ページより続き

| | 一般名 | 略号 | 商品名 | 半減期(サンフォード)(時間) | 半減期(添付文書)(時間) | サンフォードでの用法用量 | 添付文書での用法用量(最大用量を含む) | 両者の一致性(私見) |
|---|---|---|---|---|---|---|---|---|
| 第3世代セフェム | セフトリアキソン | CTRX | ロセフィン® | 8.0 | 7.1〜8.1 | 成人における一般的な静注用量は1gを1日1回<br>化膿性髄膜炎：2g 12時間ごとに投与 | 1日1〜2gを1〜2回に分ける，1日4gを2回に分ける | ○ |
| 第4世代セフェム | セフェピム | CFPM | マキシピーム® | 2.0 | 1.75〜1.94 | 1〜2g静注 12時間ごと | 1日1〜4gを2回に分ける | ○ |
| カルバペネム系 | イミペネム/シラスタチン | IPM/CS | チエナム® | 1.0 | 0.94〜0.97 | 0.5g静注 6時間ごと P. aeruginosaに対しては1g 6〜8時間ごと | 1日0.5〜2gを2〜3回に分ける | △ |
| カルバペネム系 | メロペネム | MEPM | メロペン® | 1.0 | 0.98〜1.03 | 0.5g〜1g静注 8時間ごと<br>髄膜炎に対しては2gまで静注 8時間ごと | 1日0.5〜3gを2〜3回に分ける | △ |
| フルオロキノロン系 | シプロフロキサシン | CPFX | シプロキサン® | 4.0 | 2.6〜3.5 | 400mg静注 12時間ごと P.aeruginosaに対しては400mg静注 8時間ごと | 1回300mgを1日2回 | △ |
| フルオロキノロン系 | レボフロキサシン | LVFX | クラビット® | 7.0 | 7.9 | 250〜750mg経口または静注24時間ごと | 1回500mgを1日1回経口 | ○ |
| アミノグリコシド系 | アミカシン | AMK | アミカマイシン® | データなし | データなし | (OD) 15mg/kgを24時間ごと<br>(MDD) 7.5mg/kgを12時間ごと | 1回100〜200mgを1日2回 | × |
| アミノグリコシド系 | ゲンタマイシン | GM | ゲンタシン® | データなし | 3.14〜4.33 | (OD) 5.1mg/kg 症状が重篤な場合7mg/kgを24時間ごと<br>(MDD) 2mg/kgを初期投与，ついで8時間ごとに1.7mg/kg | 1日80〜120mgを2〜3回に分ける | × |

次ページに続く

前ページより続き

| 一般名 | 略号 | 商品名 | 半減期（サンフォード）（時間） | 半減期（添付文書）（時間） | サンフォードでの用法用量 | 添付文書での用法用量（最大用量を含む） | 両者の一致性（私見） |
|---|---|---|---|---|---|---|---|
| アミノグリコシド系 | トブラマイシン | TOB | トブラシン® | データなし | 1.53〜1.62 | （OD）5.1mg/kg 症状が重篤な場合7mg/kgを24時間ごと（MDD）2mg/kgを初期投与，ついで8時間ごとに1.7mg/kg | 1日120〜180mgを2〜3回にわける | × |

OD：once a day　1回/日投与法
MDD：multiple daily dose　多数回/日投与法

**point**
- PK/PD理論に従った有効な治療を行うべきであるが，保険医療機関である以上，添付文書の記載を守ることも重要
- 添付文書上の標準的な用量はサンフォードの記載に比べて少ないが，最大用量まで含めると大きな差がない場合も多い
- 用法も，通常では1日2回が原則だが，3〜4回投与も可能な場合も多い
- 院内で採用している薬剤の添付文書と海外で使用される用量を比較してリストをつくってみる

＜文　献＞
1 ）「日本語版サンフォード感染症治療ガイド2009」（David, N. Gilbert, 他/編，戸塚恭一，橋本正良/訳），ライフ・サイエンス出版，2009

＜米田博輝＞

## 1. 薬剤別薬の使い方 Q&A　　　　　　　　　　　1. 抗菌薬

### Q5 似たような抗菌スペクトラムをもつ抗菌薬は，どのように使い分けたらよいでしょうか？

市中肺炎の患者さんの入院を受け持ちました．肺野でラ音があり白血球増多もありますが，痰で菌の同定ができず，抗菌薬は想定される原因菌を多くカバーしているセフトリアキソンを選択．でも，院内には同じ第3世代セフェム系でスペクトラムの似たセフォタキシムも採用されています．この2剤の違いはどこにあるのでしょうか？ほかにも，似たような抗菌スペクトラムをもつ抗菌薬の使い分けについて具体的に教えて下さい．

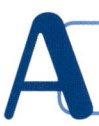

> 薬物動態（経口投与時の吸収率，臓器移行性，代謝経路，半減期など），副作用，薬価に注目して使い分けを．

### 1. セフトリアキソンとセフォタキシムの違いは？

> 代謝経路が異なる．またセフトリアキソンの方が投与回数が少なく，1日量の薬価も安くなる．

第3世代セフェム系の注射薬は緑膿菌をカバーするものとカバーしないものに大別されるが，後者の代表がセフトリアキソン（ロセフィン®），セフォタキシム（セフォタックス®，クラフォラン®）である[1]．セフォタキシムは腎臓排泄であり，腎機能低下時に投与量の調整が必要となる．これに対し，セフトリアキソンは腎臓，胆道両方から排泄されるため，腎機能低下が極度でない限り投与量の調節は必要ないが，肝機能障害時は投与量の変更が必要となる．また，セフォタキシムの半減期は1時間なのに対し，セフトリアキソンはセフェム系のなかでも半減期が長い（6.4時間）ことが特徴で，1日1～2回投与が可能[1]，1日量の薬価も安くなる．セフトリアキソンは，Caと結合すると不溶性沈殿物をつくる[2]．Caを含む輸液製剤（乳酸リンゲル液など）と同時に投与しないよう，注意が必要である．

- セフトリアキソン（ロセフィン®）1g注869円．1回1～2g　1日1～2回として869～3,476円/日
- セフォタキシム（セフォタックス®，クラフォラン®）1g注ともに843円．1

> 回1〜2g　1日3回として2,529〜5,058円/日
>
> （2010年6月現在）

そのほかの使用頻度の高い類似の抗菌薬についても，違いを簡単に整理しておく．

## 2．アミノペニシリンの経口薬のなかでおすすめは？

> **アモキシシリン（パセトシン®）**

　　アミノペニシリンには，アンピシリンとアモキシシリンに代表されるアンピシリンのプロドラッグがある．プロドラッグの方が経口投与時の吸収が良く，そのなかで最も薬価が安いのがパセトシン®である．

## 3．第3世代セフェム系の経口薬それぞれに違いはあるか？

> **大差ない**

　　第3世代セフェム系の経口薬は種類が多い．代表的と思われるセフジニル（セフゾン®），セフジトレンピボキシル（メイアクト®MS），セフポドキシムプロキセチル（バナン®），セフカペンピボキシル塩酸塩水和物（フロモックス®）を比較した．まず，副作用については，どれも主な副作用は下痢で共通．半減期はセフポドキシムプロキセチルがほかに比べてやや長い．日本の保険適応用量で比較すると，1日2回投与のセフポドキシムプロキセチルが1日量では最も安くなる．ただし，米国の推奨用量では1回量が日本よりも高用量で，どれも1日2回投与となっている．ちなみにセフカペンピボキシル塩酸塩水和物は米国にはない．

> - セフジニル（セフゾン®）100 mg錠 70.6円　1回100 mg　1日3回として211.8円/日，半減期1.7時間
> - セフジトレンピボキシル（メイアクト®MS）100 mg錠 64.1円　1回100 mg　1日3回として192.3円/日，半減期1.6時間
> - セフポドキシムプロキセチル（バナン®）100 mg錠 82.9円　1回100 mg　1日2回として165.8円/日，半減期2.2時間
> - セフカペンピボキシル塩酸塩水和物（フロモックス®）100 mg錠 61.7円　1回100 mg　1日3回として185.1円/日，半減期1時間
>
> （2010年6月現在）

## 4. マクロライド系のエリスロマイシン，クラリスロマイシン，アジスロマイシンの違いは？

> アジスロマイシンは高価だが使い勝手がよい

　最も古典的なマクロライド系がエリスロマイシン（エリスロシン®）である．この胃内での酸に対する安定性を増し，消化器症状を少なくしたものが新世代のマクロライド系であるクラリスロマイシン（クラリス®，クラリシッド®），アジスロマイシン（ジスロマック®）である．アジスロマイシンは従来の 500 mg 3 日間投与に加えて，2 g 単回投与製剤が 2009 年 4 月に日本でも発売された．成人の市中肺炎の場合，クラリスロマイシン 7 日間投与やレボフロキサシンと同等の効果があることが証明されている[3)4)]．1 日量の薬価はエリスロマイシン＜クラリスロマイシン（クラリス®＜クラリシッド®）＜アジスロマイシンの順に高くなる．

　元来マクロライド系はグラム陽性球菌，特に A 群溶連菌や肺炎球菌に有効であったが，近年急速にマクロライド耐性菌が増加している．そしてマクロライドはグラム陽性菌の耐性をすべてシェアしている[6)]．つまり，耐性菌に対してマクロライド系のなかで抗菌薬変更を行うことは無意味である．

- クラリスロマイシン（クラリス®）200 mg 錠　96.6 円　1 回 200 mg　1 日 2 回として 193.2 円/日，7 日間で 1,352.4 円
- アジスロマイシン（ジスロマック®）250 mg 錠　304.1 円　1 回 500 mg　1 日 1 回として 608.2 円/日，3 日間で 1824.6 円
- アジスロマイシン（ジスロマック®）成人用ドライシロップ 2 g 2,069.3 円

（2010 年 6 月現在）

## 5. ニューキノロン系の経口薬のなかでおすすめは？

> レボフロキサシン（クラビット®），シプロフロキサシン（シプロキサン®）[5)]

　現在日本には 13 種類ものニューキノロン系の経口薬が存在する．このうち，エノキサシン，フレロキサシン，ロメフロキサシン，スパラフロキサシン，トスフロキサシン，ノルフロキサシン，モキシフロキサシンについては，副作用，相互作用の問題から推奨できない．プルリフロキサシンは，日本では少量の 1 日 2 回投与しか認められておらず，投与間隔と投与量に問題がある．本来ニューキノロン系は濃度依存性の抗菌薬なので，ある程度半減期が長い場合は高用量の 1 日 1 回投与が望ましい．ガレノキサシン

とシタフロキサシンは発売直後で副作用情報が不十分なため避けた方が無難．副作用は市場に出回ってから報告され，データが蓄積されるものである．オフロキサシンはレボフロキサシンと比較すると抗菌活性はレボフロキサシンの方が高く，そのほかの属性に違いはない．以上より，レボフロキサシン（クラビット®）とシプロフロキサシン（シプロキサン®）が残る．

注：薬価は2010年6月時点での薬価を参考にした．ジェネリックについては考慮していない．また抗菌薬のみの値段で比較した．

なお，抗菌薬全般について，本稿記載にあたっても参照した文献[6)7)]にとてもよくまとまっている．詳細はこれを参照されたい．

**point**
- 抗菌薬を選ぶ際には，スペクトラム以外に，薬物動態（経口投与時の吸収率，臓器移行性，代謝経路，半減期など），副作用，薬価に注目しよう．
- 特に副作用は市場に出回ってから報告され，データが蓄積されるもの．発売間もない抗菌薬に飛びつくのは危険である．
- 結局，長年使用されてきた数種類の抗菌薬に精通することが最も重要．その背景には有効性，安全性，経済性がある

### <文　献>

1) Calderwood, S. B. et al.："Cephalosporins" in UpToDate ver.17.3, 2009
2) Calderwood. S. B. et al.："Ceftriaxone：Pediatric drug information" in Up To Date ver.18.1, 2010
3) Drehobl, M. A. et al.：Single-dose azithromycin microspheres vs clarithromycin extended release for the treatment of mild-to-moderate community-acquired pneumonia in adults. Chest, 128：2230-2237, 2005
4) D'Ignazio, J. et al.：single-dose microsphere formulation of azithromycin versus 7-day levofloxacin therapy for treatment of mild to moderate community-acquired Pneumonia in adults. Antimicrob. Agents Chemother., 49：4035-4041, 2005
5) 岩田健太郎：プライマリケア医のための抗菌薬マスター講座．メデイカル朝日, 39：65-67, 2010
6) 「抗菌薬の考え方，使い方ver.2」（岩田健太郎，宮入烈/著），中外医学社，2006
7) 「レジデントのための感染症診療マニュアル第2版」（青木眞/著），医学書院，2008

<佐藤優子>

## 1. 薬剤別薬の使い方 Q&A

**1. 抗菌薬**

### 6 抗菌薬投与中に細菌培養のための検体採取を行う場合，どのタイミングで行えばよいでしょうか？

63歳男性が，発熱，咳嗽を主訴に外来に来ました．初診時はそれほど状態が悪くなかったので外来で治療を行うことにしました．抗菌薬投与前には，喀痰培養のみで血液培養を取らずに投薬を始めました．しかし，治療開始後状態が徐々に悪化しています．呼吸困難感も強くなり，血圧も徐々に落ちてきて敗血症合併を疑わせる状況で入院治療に切り替えようと思います．これからの培養の検体をどのようにしてとるべきでしょうか？

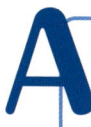

本症例では敗血症を疑わせる印象のため，喀痰検査，尿中抗原検査，血液培養検査を行おう．しかし全例ではない．患者の状態によってどのような検査を行うか違ってくる．

はじめに，限られた紙面であることから，最もありふれた感染症の1つである成人市中肺炎に話をしぼって本稿を書くことをご了承願いたい．

一般的に，検体の採取にあたり，抗菌薬を投与する前に検体を採取することが多くの教科書などですすめられている．一度抗菌薬を投与すると，投与した抗菌薬の起因菌への感受性の有無にかかわらず，細菌培養の結果をみて起因菌を推定することは難しくなる．喀痰検査では，肺炎球菌性肺炎と菌血症が証明されている患者において，抗菌薬投与後の喀痰のグラム染色と喀痰培養での肺炎球菌の検出力を調べたMusherらの研究[1]があるが，抗菌薬を投与してからの時間が経つほど検体の正確性が落ちていくことがわかっている．

### ●検査の適応と抗菌薬の影響

では，どのような患者に喀痰検査や血液培養を検討した方がよいのだろうか？

#### ❶ 喀痰検査

喀痰検査については，痰の集め方，検査室への輸送，検査の速さ，検体の質，抗菌薬の使用歴，検体の質，検体の解釈の仕方により大きく影響さ

れる[2]．良い状況がそろっていても，1/3の患者は良質な喀痰を出すことができないそうだ[3]．喀痰のグラム染色については，Reedらによるメタアナリシス[4]があるが，感度は15～100%，特異度は11～100%と大きく幅がみられている．喀痰培養についても，敗血症を伴った肺炎球菌性肺炎でも40～50%しか喀痰培養で検出できなかったと報告されている[2]．

実際に，日本呼吸器学会の「成人市中肺炎診療ガイドライン」[5]では，肺炎の重症度分類に応じて肺炎球菌尿中抗原は全例に，レジオネラ尿中抗原と喀痰グラム染色，喀痰培養は中等症以上，血液培養は重症以上の患者へ行うことをすすめている．一方でIDSA/ATSの市中肺炎ガイドライン[2]では，表のように重症度にかかわらず，限られた患者にのみ喀痰培養や血液検査を行うことを推奨している．

### ❷ 尿中抗原

尿中抗原については，IDSA/ATSガイドラインの参考文献をみたところ，肺炎球菌については抗菌薬使用の有無はあまり結果に影響しないとのことであった．レジオネラについては抗菌薬使用の有無による影響は記載がみつけられなかった．

### ❸ 血液培養

血液培養については上記の通りすすめられていないが，抗菌薬を使用してしまうと，血液培養が当てにならなくなるというGraceらの研究[6]を紹介したい．大学病院の三次医療機関に市中感染症で入院した人（入院した原因疾患は問わない）を対象に，抗菌薬を投与する前後に血液培養を採取しそれらの一致率をみた後ろ向き研究では，抗菌薬投与後72時間以内に再検したにもかかわらず，その一致率は45%であった．内訳をみると，グラム陽性球菌では，ブドウ球菌属，レンサ球菌族は一致率は72%, 36%であったが，グラム陰性桿菌は12%と低かった．肺炎の起因菌を考えると，抗菌薬を一度使用した後は，表のように基礎疾患がある場合や重症の場合を除いて，肺炎患者全例に血液培養を行う必要性は低いと思われる．

ただ臨床上症状が増悪し，検査を行わなくてはいけないときもあるだろう．一般論であるが，**原則として抗菌薬を24時間中止してから検査を行う**ことがすすめられる．しかし，実際中止が困難な場合も多く，その場合は抗菌薬の血中濃度が一番低下しているとき，すなわち**次の抗菌薬の投与直**

**表 IDSA/ATSガイドラインでの市中肺炎の検査の適応**

| 適応 | 血液培養 | 喀痰培養 | レジオネラ尿中抗原 | 肺炎球菌尿中抗原 | そのほか |
|---|---|---|---|---|---|
| ICU入院 | ○ | ○ | ○ | ○ | ○ (A) |
| 外来での治療失敗 | | ○ | ○ | ○ | |
| 空洞陰影 | ○ | ○ | | | ○ (B) |
| 白血球減少症 | ○ | | | ○ | |
| アルコール乱用者 | ○ | ○ | ○ | ○ | |
| 重症の慢性肝疾患 | ○ | | | ○ | |
| 重症のCOPD | | ○ | | | |
| 無脾症（脾摘後含む） | ○ | | | ○ | |
| 2週間以内の旅行歴 | | | ○ | ○ | ○ (C) |
| レジオネラ尿中抗原陽性 | | ○ (D) | | | |
| 肺炎球菌尿中抗原陽性 | ○ | ○ | | | |
| 胸水 | ○ | ○ | ○ | ○ | ○ (E) |

(A) 挿管されていたら気管内吸引物培養，可能なら気管支鏡や気管支肺胞洗浄液で
(B) 結核と真菌培養
(C) 米国西南部：コクシジオイデス，ハンタウイルス．中東，東アジア：Burkholderia pseudomallei, 鳥インフルエンザ，SARS
(D) レジオネラ専用培地で
(E) 胸水培養
文献2より引用

前に行うことがすすめられている[7]．

> **point**
> ・基礎疾患のない肺炎患者では，喀痰培養，レジオネラ尿中抗原，肺炎球菌尿中抗原をとる
> ・重症例であれば血液培養もとる
> ・基礎疾患がある場合などはIDSA/ATSガイドラインを参照にする
> ・ただし，検査の結果は感度特異度ともに低いことが多く，信用しすぎない

### ＜文　献＞

1) Musher, D. M. et al.: Diagnostic value of microscopic examination of Gram-stained

sputum and sputum cultures in patients with bacteremic pneumococcal pneumonia. Clin. Infect. Dis., 39:165-169, 2004
2) Mandell, L. A. et al.: Infectious Diseases Society of America/American Thoracic Society Consensus Guidelines on the Management of Community-Acquired Pneumonia in Adults. Clin. Infect. Dis., 44:S27-72, 2007
3) Boruchoff, S. E.: Sputum cultures for the evaluation of bacterial pneumonia. In "UpToDate" (Rose, B. D. ed.), 2010
4) Reed, W. W. et al.: Sputum gram's stain in community-acquired pneumococcal pneumonia. A meta-analysis. West J. Med., 165:197-204, 1996
5) 「成人市中肺炎診療ガイドライン」(日本呼吸器学会呼吸器感染症に関するガイドライン作成委員会/編), 日本呼吸器学会, 2005
6) Grace, C. J. et al.: Usefulness of Blood Culture for Hospitalized Patients Who Are Receiving Antibiotic Therapy. Clin. Infect. Dis., 32:1651-1655, 2001
7) 「ガイドラインを踏まえた成人市中肺炎診療の実際」(河野茂/編), 医学書院, 2001

<佐藤　誠, 名郷直樹>

## 1. 薬剤別薬の使い方 Q&A　　　　1. 抗菌薬

## 抗菌薬の投与量を決定する際に基準とするGFRは，どの測定法を用いたものを選んだらよいでしょうか？

本日，肺炎で入院となった75歳の男性．血清クレアチニン値が1.5 mg/dLと上昇を認めました．抗菌薬を使おうと思いましたが，GFRは低そうで，薬の量を調節する必要がありそうです．ところでGFRを評価するにはどんな方法があるのでしょうか？

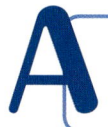

> MDRD studyの式あるいはCockcroft-Gaultの式いずれを用いてもよい．MDRD studyの式を用いる場合は，日本での使用を想定し修正されたものが推奨される．

　GFRの測定法（推定法）には採尿が必要なものと採尿が必要でないものに大別される．抗菌薬の投与量を決定する際，毎回尿生化学検査を行うのはあまり現実的とはいえない．そこで今回は採尿を必要としない推定方法のなかでも，臨床の場面で気軽に利用できる（時間がかからない，あるいは特殊な試薬などを必要としない）ものについて考えてみたい．

　採尿を行わずにGFRを推定する方法はこれまでに数多く提唱されている．すべての式についての検討をすることは紙面の都合上困難であるので，ここでは米国のNational Kidney Foundation（NKF）によるガイドライン（Kidney Disease Outcome Quality Initiative：KDOQI）[1]で使用が推奨されているModification of Diet in Renal Disease（MDRD）studyの式と，KDOQIでも紹介されており，現在最も広く使用されていると思われるCockcroft-Gaultの式に焦点を絞って検討したい．

### 1．Cockcroft-Gaultの式

　Cockcroft-Gaultの式は1973年にCockcroftとGaultにより発表された．
　Cockcroft-Gaultの式はGFRではなく，クレアチニンクリアランス（Ccr）を推定する式である．

Ccr (mL/min) = {［(140 − 年齢) × 体重 (kg)］/［血清クレアチニン値 (mg/dL) × 72］} × 0.85 if female

(算出された値に0.789を乗ずることで予測GFRを計算することができる).基本的に成人に用い，**小児や60歳以上で筋肉量が少ない場合には適用できないとされている**．

また，Cockroft-Gaultの式では肥満や浮腫によって患者の体重が増加（あるいは筋肉量が減少）している際には，Ccrの値が大きく見積もられてしまう．このような場合，理想体重を用いて算出する方法がRobertらにより提唱されている．理想体重は以下の式より導きだせる．

男性：50kgに，身長152.4cm以上で2.54cm増えるごとに2.3kgを加える
女性：45.5kgに，身長152.4cm以上で2.54cm増えるごとに2.3kgを加える

実際の現場では，理想体重を算出するのは煩雑である．便宜上，やせ形の人は実測体重を，太っている人は理想体重を用いるのが良いのではないだろうか（やせと肥満の明確な境界となると困ってしまうのだが……）

## 2．MDRD studyの式

MDRD studyは，タンパク摂取制限，血圧管理により慢性腎不全の進展が抑制されるかどうかを検証する目的で実施された．その際のデータを用いて'99年LeveyらによりGFR推定法が提唱された[2]．

$$GFR (mL/min/1.73 m^2) = 170 \times Scr^{-0.999} \times age^{-0.176} \times 1.180 \text{ (if African American)} \times 0.762 \text{ (if female)} \times BUN^{-0.170} \times alb^{0.318}$$

その後，変更が加えられ，KDOQI[1]では以下の式として紹介している．

$$GFR (mL/min/1.73 m^2) = 186 \times Scr^{-1.154} \times age^{-0.203} \times 0.742 \text{ (if female)} \times 1.210 \text{ (if African American)}$$

標準化血清クレアチニン値を用いる場合

$$GFR (mL/min/1.73 m^2) = 175 \times standardized\ Scr^{-1.154} \times age^{-0.203} \times 0.742 \text{ (if female)} \times 1.210 \text{ (if African American)}$$

MDRD studyの式は，血清クレアチニンをもとに算出されている．血清クレアチニン値は，腎障害初期はGFRとは必ずしも相関しない．MDRD studyの式も同様に，**GFRが60 mL/min/1.73m$^2$以下にならないとGFRの推定値を低めに見積もってしまうという欠点がある**．

## 3．Cockcroft-Gault の式と MDRD study の式との比較

　先ほどの KDOQI では，2 つの推定方法についてどちらが優れているのかを示す明確な根拠は乏しいとしているが，GFR を推定する際には Cockcroft-Gault の式よりも MDRD study の式を使用することを推奨している．

　2003 年の KDOQI 発表以降，Cockcroft-Gault の式と MDRD study の式の妥当性について検討したシステマティックレビューが出版されている[3]．腎臓移植後，半年経過した 18 歳以上の患者において，4 つの推定方法（Cockcroft-Gault の式，MDRD study の 6 変数式，MDRD study の 4 変数式，Nankivell の式）と，イヌリンクリアランス，放射性同位元素，非放射線造影検査による測定値（reference standard）とを比較し，測定値からの誤差の平均と正確性（推定値と測定値の違いが 30％以内である率）についての検討を行っている．結果は MDRD study 4 変数式の誤差範囲が－11.4～＋9.2 mL/min/1.73 m$^2$ で，30％以内に留まったのが 76％であった．Cockcroft-Gault の式の場合，誤差範囲が－4.0～＋16 mL/min/1.73 m$^2$ で 73％，MDRD study 6 変数式では－13.5～＋7.4 mL/min/1.73 m$^2$ で 57～67％（Nankivell の式では－1.4～＋36.3 mL/min/1.73 m$^2$，68％）であった．いずれの推定方法も誤差範囲が大きく，4 つの推定方法間で統計学的に有意な差を認めなかった．血清クレアチニン値が標準化されておらず，対象となった患者集団も研究ごとに異っているため，この結果のみで推定法の優劣を判断するのは困難である．

## 4．CKD-EPI の式

　'09 年に Chronic Kidney Disease Epidemiology Collaboration (CKD-EPI) の式が提唱された[4]．

　GFR（mL/min/1.73 m$^2$）＝ 141 × min (Scr/$\kappa$ ,1)$^a$ × max (Scr/$\kappa$ ,1)$^{-1.209}$ × 0.993$^{Age}$ × 1.018（if female）× 1.159（if black）

　　$\kappa$：0.7 for females, 0.9 for males

　　$a$：－0.329 for females, －0.411 for males

　　min：minimum of Scr/$\kappa$ or 1

　　max：maximum of Scr/$\kappa$ or 1

　Iothalamate による測定をゴールドスタンダードとし，MDRD study の

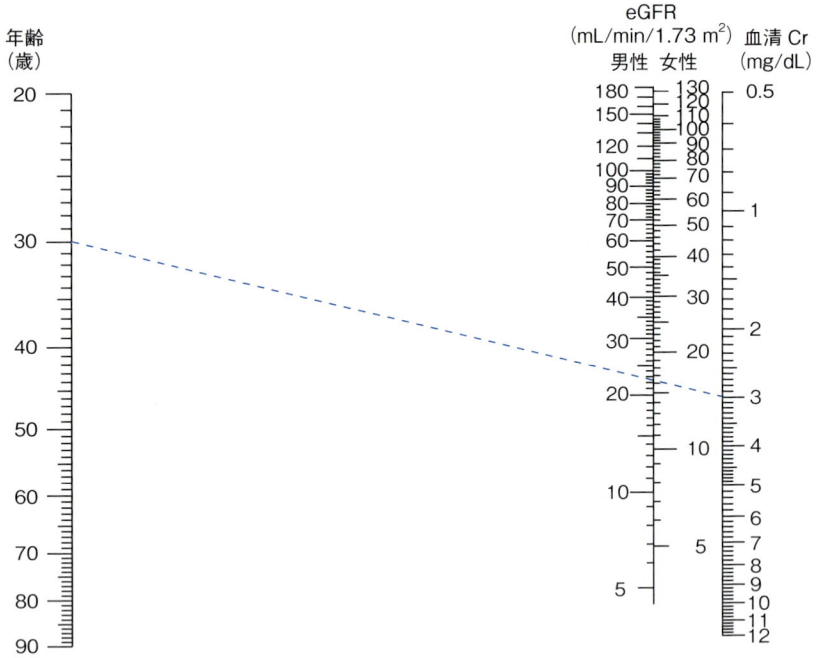

**図●日本人用（係数0.741）MDRD簡易式ノモグラム（酵素法Cr使用）**

GFR（mL/min/1.73 m$^2$）＝ 0.741 × 175Age$^{-0.203}$Cr$^{-1.154}$（女性は× 0.742）
例：30歳で血清Cr 3.0 mg/dLでは男性は22 mL/min/1.73 m$^2$, 女性は16 mL/min/1.73 m$^2$ となる.
文献5より引用

式〔GFR = 175 × standardized Scr$^{-1.154}$ × age$^{-0.203}$ × 1.212 (if black) × 0.742 (if female)〕との比較を行ったところ，ばらつきも少なく（誤差の中心値がそれぞれ2.5, 5.5 mL/min/1.73 m$^2$），正確である（測定GFRの30％以内がそれぞれ84.1％, 80.6％）との結果であった．今後，CKD-EPIの式が使用されるようになってくるかもしれない．

## 5．日本での場合

日本腎臓学会では，日本国内での使用を想定し**修正されたMDRD study式**の使用を推奨している[5]．

GFR（mL/min/1.73 m$^2$）＝ 194 × Cr$^{-1.094}$ × Age$^{-0.287}$ × 0.739 (if female)

簡便に使用できるノモグラムがガイドラインに収載されているのでご活用いただきたい（図）．

〔例〕75歳，男性，身長170cm，体重60kg，Cr 1.5
- Cockroft-Gaultの式の場合
  理想体重50＋（170－152.4）/2.54×2.3＝65.9kg
  Ccr〔（140－75）×65.9〕/（1.5×72）＝39.66 mL/min
  GFR 39.66×0.789＝31.29 mL/min/1.73m$^2$
- MDRD式（日本人用）の場合
  GFR＝36.06 mL/min/1.73m$^2$
- CKD－EPI式
  GFR＝44.9 mL/min/1.73m$^2$

アンピシリン・スルバクタム（ユナシンSアンピシリン1.0g・スルバクタム0.5g）の場合の容量調節（疾患，薬剤により投与量が異なるため，現場での投与の際には成書を参照していただきたい）
正常人機能での投与量：アンピシリンで2g　6時間ごと
GFR 50～：アンピシリンで2g　6時間ごと
GFR 10～50mL/min/1.73m$^2$：アンピシリンで2g　8～12時間ごと
GFR＜10mL/min/1.73m$^2$：アンピシリンで2g　24時間ごと

今回の例では，Cockroft-Gault式，MDRD式のいずれでも，アンピシリンで2gを8～12時間ごとに投与となる．通常，初回投与量は正常量を，以後の維持量をGFR予測値を用いて容量調節を行うこととなる．

> **point**
> - 現在，広く使われているGFR推定方法には，Cockroft-Gaultの式とMDRD studyの式がある
> - 現時点では優劣をつけることはできないが，KDOQIではMDRD studyの式を使うことを推奨している（日本のガイドラインも同様である）
> - MDRD studyの式を用いてのGFR推定は，関数電卓あるいはPDAなどの電子機器に頼らざるを得ず，Cockroft-Gaultの式が簡便であり，実用的かもしれない

**<文　献>**

1) National Kidney Foundation : K/DOQI Clinical practice guidelines for chronic kidney disease : evaluation classification and stratification. Am. J. Kidney Dis., 39 : Suppl, 2003
2) Levey, A. S. et al. : A more accurate method to estimate glomerular filtration rate from serum creatinine : a new prediction equation. Ann. Intern. Med., 130 : 461-470, 1999
3) White, C. A. et al. : Performance of creatinine-based estimates of GFR in kidney transplant recipients : A systematic review. Am. J. Kidney Dis., 51 : 1005-1015, 2008
4) Levey, A. S. et al. : A new equation to estimate glomerular filtration rate. Ann. Intern. Med., 150 : 604-612, 2009
5) 「エビデンスに基づくCKD診療ガイドライン2009」（日本腎臓学会/編）
http://www.jsn.or.jp/ckd/ckd2009_764.php

<室林　治>

## 1. 薬剤別薬の使い方 Q&A　　　　1. 抗菌薬

### Q8 術後で抗菌薬を投与している際に発熱をきたした場合，その原因をどのように考えればよいでしょうか？

現在外科研修中です．担当の胃がんの50代男性が，昨日胃亜全摘手術を行いました．手術はうまくいき，昨日は笑顔で感謝されました．今朝，病棟に行き朝一番にその人の温度板をあけると38度台の発熱が出ています．術前より抗菌薬を投与しているのだけど….発熱の原因は？ X線検査，採血検査はした方がよいのでしょうか？

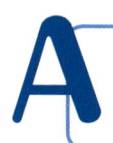

### A
術後の発熱は感染によるものとは限らない．その熱は本当に感染によるものなのか？ まずは，慎重に診察を行おう．診察上感染を疑う所見に乏しい場合には，何もしないで経過をみよう．

### 1．術後の発熱の原因

術後の発熱は非常によくみられる．しかし，文献1によると発症率は14〜91％と多岐にわたっている．発熱をみると感染と思ってしまいがちであるが，原因は感染性から非感染性まで多岐にわたる．最も重要なのは**感染性の要因の有無の判断**である．

感染性では，**手術部位感染症，肺炎（特に人工呼吸器関連肺炎），尿路感染，血管内カテーテル感染**が多い．長期間入院していると，院内感染の病原体によるものも増えてくる．比較的稀なものとしては，輸血や臓器を介したウイルス感染症や，経鼻胃管を留置しているときの副鼻腔炎，無石性胆嚢炎，鼻腔や腟に入れたタンポンによる毒素性ショック症候群などがある．

非感染性のものも多い．手術の侵襲により発熱が起きているだけのものが最も多く，これは自然に寛解する．介入できる原因のあるものとしては，**薬剤による発熱，投薬や麻酔に関連した悪性高熱症，手術部位感染を伴わない炎症（血腫などによるものが多い），急性膵炎，術後安静に伴う深部静脈血栓症や，脂肪塞栓，心血管イベント（心筋梗塞，脳梗塞），輸血への反応，内分泌（甲状腺機能亢進症，急性副腎不全など），アルコール離脱症候群，痛風発作**が挙げられる．

## 2. 術後の発熱の分類

術後の発熱は，発熱のタイミングにより即時性，急性，亜急性，遅延性の4つに分類される[4]．**術後1日目に起こる発熱の80%は非感染性であるが，術後5日目を越えてくると発熱の90%が感染によるものである**．おのおのの特徴を簡単にまとめる．

### ❶ 即時性

術中または術後数時間内に発症するものを指す．非感染性の発熱が多く，手術侵襲による発熱がそのなかでも多い．手術侵襲によりサイトカイン（IL-1，IL-6など）が増加，発熱を来たす．侵襲が強いほどIL-6の濃度が高く，IL-6と発熱の高さは比例する．これらは自然寛解する．ほかには，周術期に投与された薬剤や血液製剤によるもの，悪性高熱症，手術前の外傷，術前より存在する感染症が原因となる．感染性は10％にみたないが[1]，手術部位感染症のなかのA群レンサ球菌や，*Clostridium perfringens*による劇症型筋壊死は術後数時間内に悪くなる．

### ❷ 急性

術後1週間以内に発症するものを指す．感染性の発熱はこの時期が多い．可能性の高いものとして手術部位感染症，尿路感染症，肺炎，血管内カテーテル感染，深部静脈血栓症が多い．偽膜性腸炎もある．また，院内感染もこの時期が最も多い．非感染性では薬剤熱，血腫，痛風，輸血による反応，膵炎，心筋梗塞，肺梗塞，アルコール離脱が原因となる．手術部位感染症については，図に示すようなアルゴリズムを参考にされたい．

### ❸ 亜急性

術後1～4週間に発症するものを指す．手術部位感染症がもっとも多い．抗菌薬の使用による偽膜性腸炎，薬剤性ではβラクタム系やサルファ剤が多い．術後体動が少ない人は血栓性静脈炎，深部静脈血栓症，肺梗塞もありうる．

### ❹ 遅延性

術後1カ月以降に発症するものを指す．感染性の発熱が多い．輸血や臓器を介したウイルス感染（サイトメガロウイルス，HIVウイルスなど）も多い．非感染性のものでは，心臓手術の心膜切開後症候群もこの時期に発熱する．

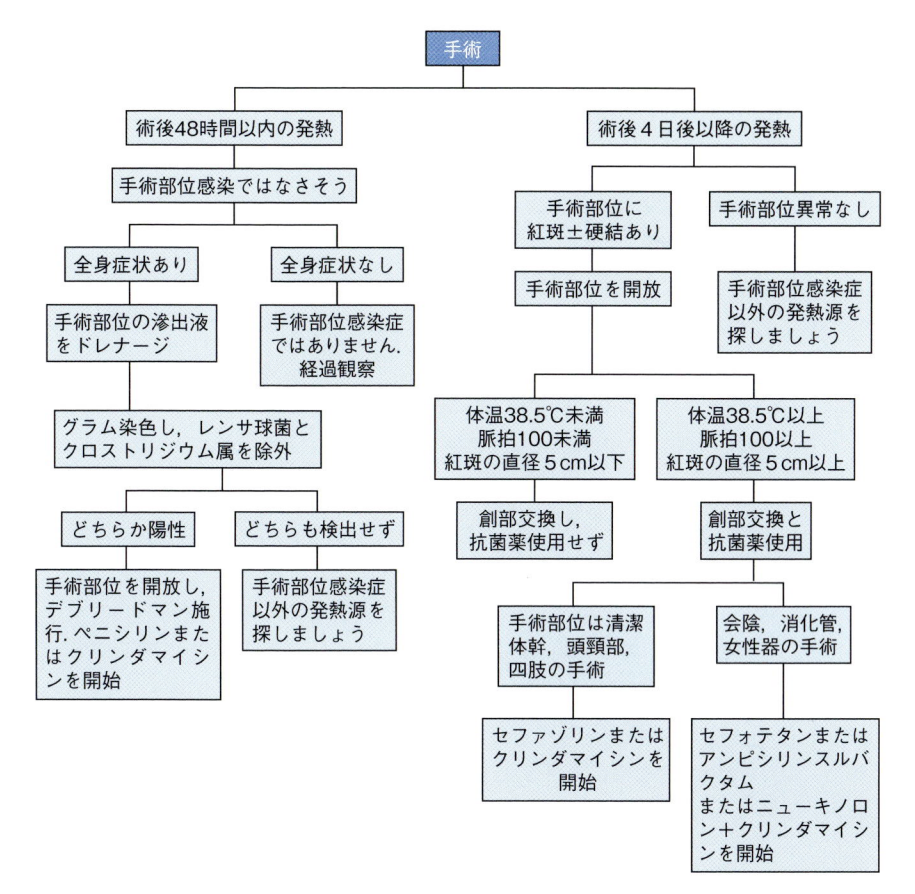

```
                            ┌──────┐
                            │ 手術 │
                            └──┬───┘
              ┌────────────────┴────────────────┐
    ┌─────────────────┐                ┌─────────────────────┐
    │術後48時間以内の発熱│                │術後4日後以降の発熱  │
    └────────┬────────┘                └──────────┬──────────┘
    ┌─────────────────┐                  ┌────────┴────────┐
    │手術部位感染ではなさそう│           ┌───────────┐  ┌───────────┐
    └────────┬────────┘                │手術部位に  │  │手術部位異常なし│
        ┌────┴────┐                    │紅斑±硬結あり│  └───────────┘
  ┌────────┐ ┌────────┐                └─────┬─────┘
  │全身症状あり│ │全身症状なし│          ┌───────────┐
  └────┬───┘ └────┬───┘                │手術部位を開放│
```

**図● 手術部位感染症のアルゴリズム**

ペニシリン：ペニシリンGカリウム®，クリンダマイシン：ダラシン®，セファゾリン：セファメジン®，Cefotetan，アンピシリンスルバクタム：ユナシンS®．
文献5より引用

## 3．緊急性のある術後の発熱

緊急性のある初期の術後の発熱について以下にもう少し詳しく述べる．

### ❶筋壊死

前述のA群レンサ球菌や，*Clostridium perfringens* によって起こる．まず，手術部位の確認を行うこと．抗菌薬だけでなく広範なデブリードマンが必要となる．

### ❷ 肺梗塞

しばしば発熱がないこともある．血行動態が不安定になる理由が説明がつかないときに想起する．診断は造影CT．

### ❸ アルコール離脱症候群

高熱は出ない．意識レベルの変化と交感神経の過活動が特徴的．飲酒歴を術前に確認しておくことが必要．

### ❹ 腸管吻合部リーク

腹部手術や骨盤手術のときに，早期に敗血症を発症したときに考える．

### ❺ 急性副腎不全

治療に反応しない低血圧が特徴．ステロイドの長期使用歴のある患者に多い．術前の内服薬の確認と周術期ステロイド投与の確認が必要．

### ❻ 悪性高熱症

全身麻酔導入後10時間くらいから発症．筋強直，頻脈，高熱が特徴．直ちにダントロレンの使用が必要．

最後に漏れのない術後の発熱の診療のために「4つのW」を紹介する[1]．

- Wind（呼吸器系の原因：肺炎，誤嚥，肺梗塞を指す）
- Water（尿路感染症）
- Wound（手術部位感染症）
- What did we do？（医原性，つまり薬剤熱，輸血や血液製剤によるもの，血管内へのラインによる感染）

---

**point**
- 発熱の時期によって大きく原因は異なる
- 手術中から直後の発熱は非感染性が多い．急激に悪くなる創部感染に気をつける
- 手術後1週間以内の発熱はさまざまな全身感染症が多い
- 手術後1週間を超えると，創部感染が多い．非感染性もあるので要注意

<文　献>
1) Pile, J. C. : Evaluating postoperative fever : a focused approach. Cleve. Clin. J. Med., 73 : Suppl 1 : S62-6, 2006
2) Bouadma, L. et al. : Use of procalcitonin to reduce patients' exposure to antibiotics in intensive care units (PRORATA trial) : a multicentre randomised controlled trial. Lancet, 375 : 463-474, 2010
3) Meisner, M. et al. : Postoperative plasma concentrations of procalcitonin after different types of surgery. Intensive Care Med., 24 : 680-684, 1998
4) Harrison, G. W. : Postoperative fever. In "UpToDate" (Rose, B. D. ed.), 2009
5) Stevens, D. L. et al. : Practice guidelines for the diagnosis and management of skin and soft-tissue infections. Clin. Infect. Dis., 41 : 1373-1406, 2005

<佐藤　誠，名郷直樹＞

## 1. 薬剤別薬の使い方 Q&A
**1. 抗菌薬**

## Q9 どのような状況であれば，抗菌薬が無効と判断してよいでしょうか？

84歳，女性．施設入所中に，誤嚥を契機にした発熱と咳嗽が出現しているとのことで受診しました．胸部X線写真では肺炎を認め，誤嚥性肺炎の診断にて抗菌薬治療を開始しました．症状は徐々に軽快傾向ですが，3日経過してもWBCやCRPの改善を認めません．肺炎の治療に限らず，抗菌薬の効果の判定に迷うことがありますが，どのようなときに抗菌薬が無効と判断すればよいでしょうか？

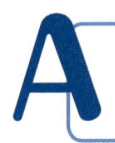

> **A** 抗菌薬投与後3～4日目に，患者の臨床症状や身体所見，検査所見をもとに総合的に判断されるが，臨床症状が他の項目に優先されることが多い．

どの時期に，どのような指標を用いて抗菌薬の効果判断をするのがよいか，という点に関して検討された論文ベースのエビデンスはない．実際には，臨床医の臨床経験から導き出されたエビデンス，エキスパートオピニオンを利用することが多いと思う．一般的に，感染症に対する抗菌薬の評価は投与後3～4日に行われる．これは市中肺炎のようなコモンな疾患のガイドライン[1]から，がんに伴う白血球減少のような重篤な疾患を扱うガイドライン[2]までおおよそ一貫した意見である．もちろん，重篤例ではもう少し早期の判断が必要な場合もある．

評価する項目としては表1のようなものが一般的だと考えるが，**臨床症状，身体所見が検査所見に優先する**という意見が多い．検査所見が臨床所見と合わないことも多いからである．肝硬変患者では白血球やCRPが上昇しにくいこともあるし，重度の敗血症では白血球が低下する場合もある．実際の判断は臨床症状，身体所見，検査所見から総合的に行われるので，単純にアルゴリズムに乗せることはできない．

**表1 ● 抗菌薬の効果を判断する際の評価項目**

| |
|---|
| 臨床症状（主訴，ADL，各臓器の主要症状など） |
| 身体所見（バイタルサイン，局所の炎症所見，各臓器の主要所見など） |
| 検査所見（X線，白血球数，白血球分画，CRP，赤沈，グラム染色，培養） |

### 表2 ● プロカルシトニンによる抗菌薬中止の指標

| | |
|---|---|
| プロカルシトニン値（μg/L）＜0.1 | 抗菌薬を使用しないことを強く推奨する |
| プロカルシトニン値（μg/L）0.1〜0.25 | 抗菌薬を使用しないことを推奨する |
| プロカルシトニン値（μg/L）0.25〜0.5 | 抗菌薬を使用することを推奨する |
| プロカルシトニン値（μg/L）≧0.5 | 抗菌薬を使用することを強く推奨する |

フォローアップ中は，プロカルシトニン値が10以上のように非常に高値であった場合には80％の低下で中止を推奨し，90％低下で強く中止を推奨している

　最近，細菌感染症の指標であるプロカルシトニンが注目されている．ProHOSP試験[3]は，プロカルシトニンを定期的に測定することにより，無用な抗菌薬の処方を減らすことができるという試験である．表2で示すようなアルゴリズムを用いている．有効であった場合の中止の指標であり，無効かどうか，抗菌薬の変更が必要かどうかを直接判断しているわけではないが，判断に迷う際の新しい指標の1つとして挙げられる．今後もプロカルシトニンの試験には注目したい．

### point
- 抗菌薬の判定は投与後3〜4日目に行う
- 抗菌薬の有効/無効の判定は，臨床症状，身体所見，検査所見を総合的に判断して行われるが，臨床症状が他の項目に優先することが多い
- 今後，細菌感染症の指標であるプロカルシトニンの有用性が注目される

### ＜文　献＞

1) 日本呼吸器学会呼吸器感染症に関するガイドライン作成委員会：「呼吸器感染症に関するガイドライン」成人市中肺炎診療ガイドライン．日本呼吸器学会，2007
2) Hughes, W. T. et al.：2002 guidelines for the use of antimicrobial agents in neutropenic patients with cancer. Clin. Infect. Dis., 34：730–751, 2002
3) Schuetz, P. et al.：ProHOSP Study Group. Effect of procalcitonin-based guidelines vs standard guidelines on antibiotic use in lower respiratory tract infections：the ProHOSP randomized controlled trial. JAMA, 302：1059–1066, 2009

＜米田博輝＞

## 1. 薬剤別薬の使い方 Q&A　　　　1. 抗菌薬

## Q10 臨床症状は軽快しているにもかかわらず，WBCやCRPなどの検査値が高値だった場合に，抗菌薬はやめてもよいのでしょうか？

先日肺炎で入院した80歳の患者さんですが，入院後抗菌薬を投与し，すみやかに解熱し呼吸症状も改善，喀痰量，咳嗽も減りました．一時はWBC：14,500→5,800/μL，CRP 10.3→2.1 mg/dLまで低下していたのですが，退院前に再びWBC，CRPが上昇してきました．気味が悪いので抗菌薬を続けています．いつまで投与すればいいのでしょうか？

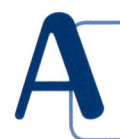

## A 病気はカルテの上で起こっているのではない，患者の身に起こっている！（検査データをみて，患者を放置してはいけません）．あくまでも，検査所見は効果判定の一助に．

上記は，肺炎は治ったのに，CRP（C-reactive protein）が高いために漫然と抗菌薬を投与していたケースである．実はその後に，看護師が左膝関節の発赤，腫脹，熱感を見つけ，偽痛風と診断に至ったのであった．患者さんの状態と検査値がそぐわないときは，特に気をつけて全身診察をしなければならない．

一般的に，感染症の治療の効果判定と抗菌薬の投与期間は大きく分けて2つに注意が必要である．1つめは，治療の効果判定は，臓器特異的なパラメーターによる臨床症状の改善でみること（肺炎であれば呼吸回数，喀痰，動脈血ガスなど）．検査データのみで判断してはいけない[1]．2つめは，抗菌薬の投与期間は，**感染臓器，原因微生物と宿主の状況**によって規定されるということ．つまり，臨床症状が改善したとしても，WBC，CRPが基準範囲内に入っていたとしても，抗菌薬を継続しなければならない場合もあるのである．

例えば，感染性心内膜炎の場合には，原因微生物によって，自然弁か人工弁か，大動脈弁か三尖弁かによって，抗菌薬の選択，投与期間が変わってくる．投与期間を対象とする論文が次々と出てきているので新しいものを随時チェックしよう（表）．

表 ● 感染症治療期間の目安

| 診断 | 投与期間 | 備考 |
|---|---|---|
| 膀胱炎 | | |
| 　妊娠していない人：ST合剤 | 3日間 | |
| 　妊婦：アモキシシリン，セファロスポリンなど | 7日間 | |
| 腎盂腎炎 | 14日間<br>（CPFXなど7日間） | 伝統的に静注から行い，解熱24時間経ったら経口へ切り替え，合計14日間投与とすることが多い．<br>静注と経口投与で差がないという論文もある． |
| 肺炎 | | 7日間以下とそれ以上の投与期間との比較では効果同等という論文もある． |
| 　成人市中肺炎での外来（軽・中等症） | 7日間程度 | |
| 　小児　外来　5歳以下 | 3日間 | |
| 起因菌別 | | |
| 　肺炎球菌性肺炎 | 10日間 | |
| 　マイコプラズマ肺炎 | 14～21日間 | |
| 　レジオネラ肺炎 | 少なくとも2週間 | |
| 感染性心内膜炎 | 血液培養陰性後 | |
| 　生体弁 | | |
| 　　大動脈弁 | | |
| 　　　連鎖球菌（PCG感受性あり） | 28日間 | |
| 　　　ブドウ球菌 | 28～42日間 | |
| 　　三尖弁 | 14日 | |
| 　人工弁 | 14日間＋外科紹介 | |
| 細菌性髄膜炎 | | |
| 　肺炎球菌 | 12～14日 | |
| 　髄膜炎菌 | 7日間 | |
| 　インフルエンザ桿菌 | 10～14日間 | |
| 　リステリア | 21～42日間 | |

　臨床所見が改善しているのにCRPが正常化していないときに考えるべきことを以下に示す．

　①CRPは病勢より遅れて上昇するので，遅れて上昇してきたCRP値をみている．

② CRPが正常化しないほかの理由がある（感染症の合併や感染症以外の疾患の見落としなど）
③ もともとCRPが高い（例：70歳以上では13％がCRP＞1.0 mg/L [2]）

　そもそもCRPは，肺炎球菌性肺炎の急性期に上昇してくるものとして発見された歴史はあるものの，感染症に特異的なものではない．感染症の急性期でも慢性期でも，外傷，梗塞，感染性関節炎，さまざまな悪性腫瘍でも変化してくる．

　ちなみに，感染症とCRPに関しての文献を探してみたところ，小児の肺炎において細菌性か非細菌性かの鑑別にCRPが役立つという論文[3]や，プライマリケアにおける市中肺炎の診断にCRPが役立つという論文[4]はあった．また，

- CRPは，肺炎の重症度評価に使用されるマーカーとしては推奨されない．
- CRP低値（＜10 mg/dL）は，30日死亡率や人工呼吸管理が必要になる見通しが低いlow risk患者であるという予測の補助に役立つ．
- CRP値の比較は，治療の失敗の検出に役立つ．

という論文[5]はあったが，CRP値により投与期間を決定するという論文は見つからなかった．

**point**
- WBC，CRPなどの検査値は，感染症に特異的なものではない
- 治療の効果判定は，臓器特異的なパラメーターをみる
- 抗菌薬の投与期間は，感染臓器，原因微生物と宿主の状況によって規定される

＜文　献＞
1) 「レジデントのための感染症診療マニュアル第2版」（青木　眞/著），医学書院，2008
2) National Health and Nutrition Evaluation Survey, 2005
3) Flood, R. G. et al.：The utility of serum C-reactive protein in differentiating bacterial from nonbacterial pneumonia in children：a meta-analysis of 1230 children. Pediatr. Infect. Dis. J., 27：95-99, 2008
4) Falk, G. & Fahey, T.：C-reactive protein and community-acquired pneumonia in ambulatory care：systematic review of diagnostic accuracy studies. Fam. Pract., 26：10-21, 2009
5) A. Singanayagam, J. D. et al.：Severity assessment in community-acquired pneumonia：a review. QJMed., 102：309-388, 2009

＜野澤広子＞

## 1. 薬剤別薬の使い方 Q&A　　2. ステロイド

### Q11 ステロイド外用剤は，どれくらい使用すると副作用を生じるのでしょうか？

私は湿疹の患者さんにステロイドの外用剤を頻繁に処方しています．ステロイドの内服薬を処方する際には，副作用についてかなり配慮して経過観察をしていますが，外用剤ではあまり配慮していないのが実情です．そもそも外用剤ではどのような使い方をすると，どのような副作用が生じうるのでしょうか？

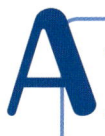

### A
- 局所性の副作用は，ステロイドのランクが高いものほど，使用期間が長いほど生じやすい
- 全身性の副作用は生じうるが，一般的な使用方法であればまれである

　ステロイド外用剤の副作用は，局所性と全身性に分けられる．

　局所性の副作用は，表皮・真皮の萎縮や，皮膚萎縮線条，紫斑，毛細血管拡張，痤瘡，酒さ様皮膚炎，多毛症，色素沈着，軟膏基剤・添加物による接触皮膚炎が生じうる．これらは一般的に治療中止により改善するが，皮膚萎縮線条は永続的に残ることがある[1]．また治療中や治療初期の細菌，真菌，寄生虫，ウイルスなどによる皮膚感染症が増悪することもある．

　全身性の副作用は，視床下部−下垂体−副腎軸の抑制による副腎不全やCushing's症候群，高血糖，小児の成長障害，大腿骨頭壊死，慢性的な眼窩周囲への外用による緑内障などが，頻度はまれだが報告されている[1]．

　薬剤の経皮吸収が亢進している部位（顔面，頸部，前胸部，上背部，腋窩，外陰部など）への外用，strongest, very strongランクの外用，広範囲への外用，長期間の外用，密封療法を行っている場合，びらんや潰瘍などの皮膚バリア障害がある部分への外用をしている場合には気をつけるべきだろう[1]．

　軟膏基剤を全身に外用するためには成人では10〜20 g/日必要であり，strongクラスを10〜20 g/日外用することはプレドニゾロン（プレドニン®）5〜10 mg/日の内服に相当する[2]．表のような投与量で視床下部−下垂体−副腎軸の抑制が起こる可能性があるため，予防のためにその半量までの投与が推奨されている[3]．

**表** ● 視床下部ー下垂体ー副腎軸の抑制が起こりうるステロイド外用量と推奨される1日外用量

| ステロイド外用剤の<br>ランク | 成人での<br>抑制の起きうる<br>1日量 | 成人での<br>推奨1日量 | 小児での<br>抑制の起きうる<br>1日量 | 小児での<br>推奨1日量 |
|---|---|---|---|---|
| strongest | 10 g | 5 g | 5 g | 2.5 g |
| very strong | 20 g | 10 g | 10 g | 5 g |
| strong以下 | 30 g | 15 g | 15 g | 7.5 g |

文献3より改変して転載

● **小児・高齢者の場合**

小児では体表面積が大きいため，高齢者では加齢に伴う皮膚萎縮があるため，外用剤の吸収が亢進している．そのため，一般成人と比べワンランク下げた外用剤を選択することが望ましい．

> **point** 局所・全身の副作用を最小限にするには，
> ・薬剤の経皮吸収が亢進している部位（顔面，頸部，前胸部，上背部，腋窩，外陰部など）への外用や，小児・高齢者では外用するステロイドのランクを低くする
> ・治療効果がある最低ランクを使用する
> ・改善傾向であれば，外用回数を1日1回，隔日などに少なくしたり，外用剤のレベルを低くしたりする．いわゆるテーパリングを行う[4]
> ・広範囲を長期間にわたり外用を継続する場合には，全身性の副作用にも配慮する
> ・患者のなかには処方されたステロイド外用剤を"かゆみ止め"として，自己判断で自分や親族に使用するものもいるため，副作用があること，決して自己判断で使用しないことを説明することが肝要である

＜文 献＞
1）Lee, N. P. & Arriola, E. R.：Topical corticosteroids：back to basics. West J. Med., 171：351-353, 1999
2）「皮膚外用剤―その適応と使い方」（原田敬之/編），南山堂，2002
3）「スキルアップのための皮膚外用剤Q&A」（大谷道輝/著），南山堂，2005
4）Hengge, U. R. et al.：Adverse effects of topical glucocorticosteroids. J. Am. Acad. Dermatol., 54：1-15, 2006

＜岡田 悟＞

## 1. 薬剤別薬の使い方 Q&A　　2. ステロイド

### Q12 急性呼吸促迫症候群では，ステロイド治療は有効でしょうか？

肺炎をきっかけとした急性呼吸促迫症候群（acute respiratory distress syndrome：ARDS）の患者さんを担当しています．呼吸不全があるため，気管挿管をして人工呼吸器管理を行っています．ARDS患者に対してステロイドを使うとよいと聞いたのですが，本当でしょうか？

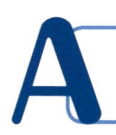

### A ステロイド治療がARDS患者に対して，死亡率を低下させるという積極的なエビデンスはない．

ARDSは経過により発症7日以内の早期ARDSと，それ以降の後期ARDSに分けられて研究が行われてきた．

発症早期のARDS患者に対する高用量ステロイド治療は，2004年のコクランレビュー[1]や'07年のAgarwalら[2]のメタアナリシスでは，プラセボ群と比較して死亡率は低下しなかった．

ARDSの線維増殖相である発症7日以降の後期ARDS患者でも，'07年のAgarwalら[2]のメタアナリシスでは有意差がなかった．

なお後期ARDS患者を対象としたSteinbergらの研究[3]のサブグループ解析では，発症14日目以降にステロイド治療を開始した患者群では，治療開始から60日後の死亡率は35％であり，プラセボ群の8％より有意に高かった．一方，発症7～13日にステロイド治療を開始した患者群では，治療開始から60日後の死亡率は27％で，プラセボ群の36％より少なかったが，有意な差ではなかった．

'08年のPeterらのARDSの発症時期を問わないメタアナリシス[4]でも，死亡率はプラセボと比較して有意差がなかった．人工呼吸器の離脱日数は，ステロイド治療群の方が平均4.05日間（95％信頼区間0.22～8.71）長かった．そして同年に発表されたARDS networkのメタアナリシス[5]では，発症14日以内にステロイドを7日間以上使用したランダム化比較試験のみに限定して結果が統合されており，これによれば，ステロイド治療群（メチルプレドニゾロン（ソル・メドロール®）を1～2 mg/kgで開始し，減

量を含めて約28日間で投与終了）で相対危険度が0.62で95％信頼区間が0.43～0.90と，有意に死亡率が低下していた．しかし，この結果はあくまでサブグループ解析であり，異質性が高かったことも考慮すると，これらの患者でのステロイド治療の有効性が示唆されただけに過ぎず，今後のさらなる研究が必要である．

　ステロイド治療による副作用は，Steinbergらの研究[3]における60日後の評価で，神経筋障害がプラセボ群で0％だったのに対し，ステロイド治療群では10％と有意に多かった．感染などがプラセボ群と比較して多くなったという報告はない．

> **point**
> - ステロイド治療はARDS患者に対して，一時的にアウトカムを改善する可能性はあるが，長期的に死亡率を低下させるというエビデンスはない
> - 発症14日以降のステロイド治療は死亡率を上昇させる可能性がある
> - 発症14日以内のステロイド少量長期投与は死亡率を低下させる可能性がある

### <文　献>

1) Adhikari, N. et al.：Pharmacologic therapies for adults with acute lung injury and acute respiratory distress syndrome. Cochrane Database Syst. Rev., 4：CD004477, 2004
2) Agarwal, R. et al.：Do glucocorticoids decrease mortality in acute respiratory distress syndrome? A meta-analysis. Respirology, 12：585-590, 2007
3) Steinberg, K. P. et al.：National Heart, Lung, and Blood Institute Acute Respiratory Distress Syndrome (ARDS) Clinical Trials Network. Efficacy and safety of corticosteroids for persistent acute respiratory distress syndrome. N. Engl. J. Med., 354：1671-1684, 2006
4) Peter, J. V., et al.：Corticosteroids in the prevention and treatment of acute respiratory distress syndrome (ARDS) in adults：meta-analysis. BMJ, 336：1006-1009, 2008
5) Meduri, G. U. et al.：Steroid treatment in ARDS：a critical appraisal of the ARDS network trial and the recent literature. Intensive Care Med., 34：61-69, 2008

<岡田　悟>

## 1. 薬剤別薬の使い方 Q&A　　2. ステロイド

## Q13 コントロール不良の糖尿病患者の喘息発作に，ステロイドの全身投与はしてもよいでしょうか？

60歳のコントロール不良の2型糖尿病患者が中等度の喘息発作で入院してきました．HbA1C 10％，血糖270 mg/dLですが，ステロイドの全身投与を行ってもよいものでしょうか？

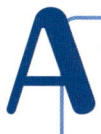

## A
- 糖尿病の治療を継続しながらステロイドの全身投与をすべきである
- 糖尿病の治療はステロイドを使っていない場合と同様に行えばよい
- 重症患者の血糖コントロールは200 mg/dLを目安に行えばよい

### 1. ステロイドの全身投与の副作用と喘息に対する効果のバランス

　ステロイド投与による副作用は投与期間と投与量に依存してリスクが増大するが，喘息の急性発作に対するステロイドの全身投与の効果は確立している．短期間のステロイドの全身投与の効果が糖尿病悪化のリスクを上回ると判断されれば，投与すべきだろう．ステロイド投与による糖尿病の悪化は**糖尿病の治療の強化により対応可能**なので，**ステロイドの全身投与が推奨される**というのが一般的な考え方である．

### 2. ステロイドの投与量

　喘息発作に対するステロイドの投与量については，糖尿病合併の有無に関わらず議論があるところだが，低用量と高用量での明確な差はないとするシステマティックレビューがあり[1]，糖尿病を合併する喘息患者の場合はまず**低用量**で治療を開始するのがいいかもしれない．

### 3. 集中治療が必要な重症患者の血糖コントロール

　逆にステロイド投与時の糖尿病治療の点からこの問題を考えると意外なエビデンスに行き当たる．集中治療が必要な重症患者で厳しい血糖コントロールと緩めの血糖のコントロールを比べたランダム化比較試験があるが，重症の内科疾患患者では厳しいコントロールで入院期間が短縮することが示され

ているが，死亡率の点では両者に大きな差はないという結果である[2, 3]．

このうち2009年に発表されたNICE-SUGAR研究[2]では，4％弱の喘息患者と30％以上のステロイド治療を受けている患者を含んだ解析であるが，90日の時点での死亡率は，血糖81〜108 mg/dLを目指す厳格なコントロール群で27.5％，180 mg/dL未満を目指す標準的なコントロールで24.9％と，厳格なコントロール群で死亡率が高い（相対危険1.14，95％信頼区間1.02〜1.28）という結果であった．

またこの研究では，ステロイド投与中の患者でのサブグループ分析結果が報告されているが，それによると，厳格治療群でやや死亡が少ない傾向にあるが，相対危険0.88（0.66〜1.19）と統計学的な差は認めていない．

空腹時血糖110 mg/dL程度の良好な血糖コントロールの糖尿病患者がステロイド投与によって180 mg/dLまで悪化するとしても，それによって死亡率が増加する可能性は低いばかりか，低血糖の減少などによりむしろ死亡率が改善する可能性も示されている．

以上をふまえても血糖コントロール悪化の影響よりも，喘息治療を優先したほうがよいように思われる．

**point**
- 短期間のステロイドは意外に安全である
- 喘息に対するステロイド治療で高用量が低用量に比べ優れているかどうかははっきりしない
- 集中治療が必要な重症患者の血糖コントロールはあまり厳しすぎないほうがよい

＜文　献＞

1）Manser, R. et al.：Corticosteroids for acute severe asthma in hospitalised patients. Cochrane Database Syst. Rev., 1：CD001740, 2001
2）NICE-SUGAR Study Investigators, Finfer, S. et al.：Intensive versus conventional glucose control in critically ill patients. N. Engl. J. Med., 360：1283-1297, 2009
3）Van den Berghe, G. et al.：Intensive insulin therapy in the medical ICU. N. Engl. J. Med., 354：449-461, 2006

＜名郷直樹＞

## 1. 薬剤別薬の使い方 Q&A　　3. 解熱鎮痛薬

## 14　NSAIDsの増量を希望する慢性頭痛の患者には，どのように対応したらよいでしょうか？

40代女性，いつも頭痛を主訴に外来受診されます．最初は，NSAIDsを頓服で処方していたのですが，薬が切れると頭が痛くなってくるということで，最近は毎日内服されています．もっと薬を増やしてほしいという希望があるのですが，どうしたらよいでしょうか？

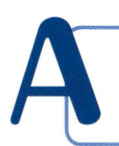

> **A** 安易なNSAIDs増量は薬物乱用頭痛を引き起こす．もう一度頭痛の鑑別診断を行い，ほかの薬剤の使用や，頭痛外来への紹介を検討すること．

　頭痛の原因は多彩である．国際頭痛分類第2版（ICHD-II）では，頭痛を一次性頭痛と二次性頭痛，顔面痛・神経痛に3大別し，14のグループに分類している[1]．初診時に頭痛の鑑別診断はされていると思われるが，もう一度診断が確かどうか鑑別してみよう．頭痛診療は一次性頭痛と二次性頭痛を鑑別するところからはじまるが，一次性頭痛であれば片頭痛，緊張性頭痛，群発頭痛などを鑑別し，二次性頭痛であれば原因を診断・治療することになる．病歴や神経学的所見を含む診察所見をとり，必要であれば頭部CTや脳MRIなどの画像検査を検討する．

　一次性頭痛には，NSAIDsを含む急性期頭痛治療薬（エルゴタミンやトリプタン，鎮痛薬）が処方されることが多いが，**乱用されればさらなる頭痛を引き起こす危険性がある**（表）．**薬物乱用頭痛**（medication-overuse headache：**MOH**）は，多くの頭痛センターの統計で，頭痛患者の5～10％の頻度とされている．MOHは二次性頭痛に分類されているが，一次性頭痛，特に片頭痛と合併して出現することが多い．「痛みを抑えるために薬を毎日飲むようになったら，だんだん効かなくなり，前よりひどくなった」という患者がいれば，MOHを考慮すべきである．**MOH発症までの時間は，トリプタン系薬で最も短く（1.7年），次にエルゴタミン系薬（2.7年），鎮痛薬（4.8年）という報告がある**[2]．原因薬剤を中止することで改善が期待されるが，乱用再発率は約30～50％と高い．

**表● 薬物乱用頭痛の診断基準**

A. 頭痛は1カ月に15日以上存在する
B. 頭痛に対して使用された1つ以上の薬物を，3カ月を超えて定期的に乱用している
　1. 3カ月を超えて，定期的に1カ月に10日以上，エルゴタミン，トリプタン，オピオイド，または複合鎮痛薬を使用している
　2. 単一成分の鎮痛薬，あるいは単一では乱用に該当しないエルゴタミン，トリプタン，オピオイドのいずれかの組合わせで，合計月に15日以上の頻度で3カ月を超えて使用している
C. 頭痛は薬物乱用により発現したか，著明に悪化している

文献1より引用

　急性期頭痛治療薬が過剰使用になりMOHを発症しないために，薬によっても頭痛が生じうることを説明して，**頻回（月10日以上）の使用を抑えるように患者指導することが重要である**．

　急性期頭痛治療薬の使用が月10日間を超えるようであれば，頭痛が出にくくなる予防薬の開始を検討するべきである．片頭痛の予防薬として，三環系抗うつ薬のアミトリプチリン（トリプタノール®）や抗てんかん薬のバルプロ酸（デパケン®），βブロッカーのプロプラノロール（インデラル®）といったものがある[3]．

　慢性頭痛全体に対しては，抗うつ薬で頭痛改善効果〔プラセボに比較して，治療必要数4（95％信頼区間3～5）〕と，鎮痛薬の使用を減らす効果が報告されている[4]．慢性頭痛患者への頭痛外来の有効性を示す報告もあり，難しい症例では頭痛外来紹介も検討するべきである[5]．

> **point**
> ・もう一度頭痛の鑑別診断を行い，治療計画を立て直す
> ・急性期頭痛治療薬の乱用は，薬物乱用頭痛（MOH）を引き起こす危険がある
> ・一度MOHを発症すると，薬物乱用の再発率が高い
> ・頭痛の原因に応じて，予防薬の処方や頭痛外来への紹介を検討する

＜文　献＞
1）「国際頭痛分類第2版」（国際頭痛学会頭痛分類委員会/編），医学書院，2007
2）Limmroth, V. et al.：Features of medication overuse headache following overuse of different acute headache drugs. Neurology, 59：1011-1014, 2002
3）「慢性頭痛の診療ガイドライン」（日本頭痛学会/編），医学書院，2006
4）Tomkins, G. E. et al.：Treatment of chronic headache with antidepressants：a meta-analysis. Am. J. Med., 111：54-63, 2001
5）Matchar, D. B. et al.：The headache management trial：a randomized study of coordinated care. Headache, 48：1294-1310, 2008

＜桐ケ谷大淳＞

## 1. 薬剤別薬の使い方 Q&A　　3. 解熱鎮痛薬

### Q15 整形外科疾患で使用中の鎮痛薬（NSAIDs）は，どうやって減量，中止したらよいでしょうか？

68歳，女性．変形性膝関節症でNSAIDs服用中でしたが，上腹部痛の精査で急性胃粘膜障害を認めました．PPIやプロスタグランジン製剤を追加したり，COX-2選択性の高いNSAIDsに変更することも考えられますが，可能であればNSAIDsを中止したいです．痛みのコントロールを行いながら鎮痛薬をうまく減量したり，中止したりする方法はありますか？

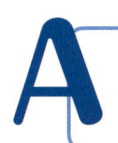

### A ステロイドと異なり，漸減の必要はないが，中止により疼痛の再燃を認めることがある．ほかの内服薬や外用薬，関節内注射などを上手く利用する．

NSAIDsは**必要最小量を必要最短期間使用するのが基本**である．ステロイドと異なり，漸減する必要はないため，疼痛が十分にコントロールされていると思われる場合には薬剤の中止を検討する．ただし，慢性疼痛の場合には中止により疼痛が再燃する場合もあり，患者と疼痛の評価を行いながら服用回数や量，剤型を選択することが多い．頓用へ切り替えることで疼痛が十分にコントロールできることも少なくない．

NSAIDsは消化性潰瘍や喘息，腎障害，心不全などの副作用の可能性があるが，鎮痛薬のなかでも，**より副作用の少ないアセトアミノフェンに変更することも考慮するべき**である．変形性膝関節症に対するアセトアミノフェンの効果は，NSAIDsには劣るもののプラセボと比較して優れている[1]．慢性腰痛に対するアセトアミノフェンの効果は十分なエビデンスはないものの，妥当な選択肢という意見が多い[2]．ワクシニアウイルス接種家兎炎症皮膚抽出液（ノイロトロピン®）に関する質の高い研究はないものの，比較的副作用の少ない薬剤であることから，患者の評価を参考にしながら使用されることが多い．

内服薬を減量，中止するために，外用薬に切り替えるのも1つの方法である．慢性疼痛に対する湿布などの外用薬の効果は内服薬には劣るとされるが，プラセボと比較すると十分な効果を認める[3,4]．内服や外用薬以外

に，関節注射を併用することも考えられる．例えば変形性膝関節症に対するヒアルロン酸ナトリウムの関節内注射は，疼痛改善や機能改善を認めるとする報告がある[5]．疼痛はQOLと直結するため，NSAIDsが使用できない場合であっても，ほかの方法も提示して，患者の意見を取り入れながら治療をすすめていくことが重要である．

> **point**
> - ステロイドと異なり，NSAIDsは漸減する必要はない
> - 患者の意見を聞きながら服用回数，量，剤型を検討する
> - より副作用の少ないアセトアミノフェンやノイロトロピン®への変更も検討する
> - 外用薬へ切り替えたり，併用することで疼痛のコントロールが期待できる
> - 関節内注射など，内服/外用以外の方法も検討する

<文　献>

1) Towheed, T. E. et al. : Acetaminophen for osteoarthritis. Cochrane Database Syst. Rev., 1 : CD004257, 2006
2) Griffin, G. : How safe and effective are nonsteroidal anti-inflammatory drugs (NSAIDs) in the treatment of acute or chronic nonspecific low back pain (LBP) ? J. Fam. Pract., 49 : 780-781, 2000
3) Moore, R. A. et al. : Quantitative systematic review of topically applied non-steroidal anti-inflammatory drugs. BMJ, 316 : 333-338, 1998. Erratum in : BMJ, 316 : 1059, 1998
4) Mason, L. et al. : Topical NSAIDs for acute pain: a meta-analysis. BMC Fam. Pract., 5 : 10, 2004
5) Bellamy, N. : Viscosupplementation for the treatment of osteoarthritis of the knee. Cochrane Database Syst. Rev., 2 : CD005321, 2006

<米田博輝>

## 1. 薬剤別薬の使い方 Q&A　　　3. 解熱鎮痛薬

## 16 鎮痛薬はどのように使えばよいのでしょうか？

① 急激な強い下腹部痛を主訴に救急外来に受診した高齢男性が「早く痛み止めを使ってください！」と叫んでいます．あまりに痛そうなのを見かねた研修医のH先生は，上級医が同じような状況でペンタゾシン（商品名：ソセゴン®）を筋注していたことを思い出し，「ソセゴン筋注！」と意気揚々と指示しました．急性腹症のため外科の先生に相談したところ，「診断もついていないのに痛み止めを使ったら，症状がマスクされてしまうでしょ．」と怒られてしまいました．

② 手術不能の膵がん患者が，最近背部痛が増強したために来院しました．どうしたらよいのでしょうか？

**A**
① 急性腹症に対して鎮痛薬を使用することで，（身体所見に影響することはあるが）診断の精度が落ちることはない．積極的に除痛しよう
② 「WHO方式がん性疼痛治療法」に従って積極的に除痛しよう

### 1. 急性腹症に対して

①のような状況を経験したことのある研修医の先生は少なくないかもしれない．実際，診断がつく前に鎮痛薬の使用を避ける外科の先生がいるのは確かである．この「慣習」には根拠があるらしく，1921年に出版されたCope医師による「The Early Diagnosis of the Acute Abdomen」のなかで，急性腹症に対して鎮痛薬を使用しないように推奨されているようである[1]．ごく最近のナイジェリア発の観察研究も興味深い．「症状が出にくくなる」「診断が狂う」「臨床のアウトカムを悪化させる」などの理由で，約半数の医師が診断のついていない急激な腹痛に対して鎮痛薬を使用しなかったというのである[2]．この報告に親近感を感じてしまうのは，私だけではないだろう．

しかし，最近の文献的考察では，これらの「慣習」とは逆の結果が示唆されている．すなわち，（小児も成人も）**「急性腹症に対して麻薬性鎮痛薬を使用することにより，患者の痛みを和らげることができ，かつmanagement error にはつながらない」**ということが，JAMAのReview Article/ACP JOURNAL CLUB（2006，'07年）[3][4] やCochrane Review

におけるメタアナリシス（'08 年）[5]などのエビデンスレベルの高い研究で示されているのである．また，これら以降にも同様のテーマを扱ったランダム化比較試験や review article が発表されており，おおむね「急激な腹痛に対して麻薬性鎮痛薬を使用しても診断の精度を下げることはなく，痛みを有意に改善できる」と報告されている[1)6)7]（小児の報告[6]では，診断の正確性に悪影響を与えないであろうが，検出力不足であった，と結ばれている）．

　もちろん，これらの結果をそのままわれわれの日常診療にもち込んでよいかといえば，必ずしもそうはいえない．それは，臨床研究で検討されているのはモルヒネがほとんどであり，急性腹症にモルヒネを使用することの少ない日本の状況（欄外注）にこれらの結果を当てはめてよいとは限らないためである．しかし，この点を考慮しても，（強力な鎮痛作用を有するモルヒネを使用しても診断精度に影響しないのであれば）日常診療で一般的に使用される鎮痛薬でも（麻薬性/非麻薬性に限らず）同様のことがいえるのではないかと推察される（Q35 も参照）．

## 2．がん性疼痛に対して

　②は，がん性疼痛に対してどのように鎮痛薬を使用すればよいか，という問題である．紙面の都合で詳細は他の成書・参考書に譲るが，「WHO 方式がん性疼痛治療法」が基本になっている点は押さえておきたい．その要旨は，「5 つの原則（by the mouth, by the clock, by the ladder, for the individual, with attention to detail）」に則り，「三段階除痛ラダー」を軸に鎮痛薬を使用することにある．具体的には，日本医師会ホームページ内に「がん性疼痛治療のエッセンス 2008 年版」（PDF ファイル）があり，フリーアクセスできる[8]．また，各種鎮痛薬が無効な疼痛に対しては，抗うつ薬や抗けいれん薬などの「鎮痛補助薬」が有効な場合があることも知っておきたい．最近ではがん性疼痛・緩和ケアに関する書籍も多数出版されており，目的に応じて適宜参考にするとよい．

> **point**
> ・急性腹症に対して，「麻薬性」鎮痛薬を使用しても診断に悪影響を及ぼさないことが，複数のランダム化比較試験およびメタアナリシスで示されている．おそらく，「非麻薬性」鎮痛薬でも同様ではないかと推測される（ただし検証されているわけではない）

- 麻薬性鎮痛薬は，日本ではがん性疼痛に用いることが多いが，急性心筋梗塞や急性腹症などに用いてもよい[脚注]
- がん性疼痛に対する鎮痛薬の使用は，WHO方式がん性疼痛治療法を参考にする
- 各種の鎮痛薬が無効な疼痛に対しては，「鎮痛補助薬」が効果を示す場合がある（ただし，日本では保険適応がないことに注意）

<脚注>
モルヒネをはじめとした麻薬性鎮痛薬は，日本では主にがん性疼痛に対して用いられることが多い．また，急性心筋梗塞や急性大動脈解離にも使われる．しかし，急性腹症や外傷に対して使用されることは少ないのが現状であり，より積極的に使用するべきという意見もある．

## <文　献>

1) Gallagher, E. J. et al. : Randomized clinical trial of morphine in acute abdominal pain. Ann. Emerg. Med., 48 : 150-160, 2006
2) Ayoade, B. A. et al. : Administration of analgesics in patients with acute abdominal pain : a survey of the practice of doctors in a developing country. Int. J. Emerg. Med., 2 : 211-215, 2009
3) Ranji, S. R. et al. : Do opiates affect the clinical evaluation of patients with acute abdominal pain ?  JAMA, 296 : 1764-1774, 2006
4) Edmonds, M. : Review : Opiate administration may alter physical examination findings, but does not increase management errors in acuter abdominal pain. ACP Journal Club January/February, 146 : 21, 2007
5) Manterola, C. et al. : Analgesia in patients with acute abdominal pain (Review) . Cochrane Review, 2008
6) Sharwood, L. N. et al. : Review article. The efficacy and effect of opioid analgesia in undifferentiated abdominal pain in children : a review of four studies. Pediatric Anesthesia, 19 : 445-451, 2009
7) Amoli, H. A. et al. : Morphine analgesia in patients with acute appendicitis : a randomized double-blind clinical trial. Emerg. Med. J., 25 : 586-589, 2008
8) 「がん性疼痛治療のエッセンス2008年版」，日本医師会
http://dl.med.or.jp/dl-med/etc/cancer/essence2008.pdf

<原田高根，名郷直樹>

## 1．薬剤別薬の使い方 Q&A　　3．解熱鎮痛薬

### 17　Cox2選択的阻害薬は通常のNSAIDsより安全といえるのでしょうか？

変形性膝関節症で通院中の女性．NSAIDsの頓用で様子をみていましたが，最近痛みの程度も頻度も増悪してきました．定期的に痛み止めを飲みたいという患者さんの希望があり，Cox2選択的阻害薬を処方しようとして考え込んでしまいました．果たしてCox2選択的阻害薬は通常のNSAIDsよりも安全なのでしょうか？

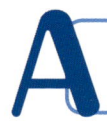

> **A** Cox2選択的阻害薬は，胃消化管障害の発生を抑制する以外には，従来のNSAIDsを上回るメリットに乏しい．

NSAIDsは抗炎症・鎮痛・解熱剤として広く使用されている．NSAIDsはシクロオキシゲナーゼ（COX）を阻害し，プロスタグランジンの産生を抑制することでその効果を発現する．COXには1〜3のアイソザイムが存在しており，Cox1は恒常型と呼ばれ，常時細胞に発現，胃壁の防御作用に関与している．これに対しCox2は誘導型とされ，炎症部位で発現している．Cox3はアセトアミノフェンによって阻害され，主に中枢神経に存在するとされている．従来のNSAIDsはCox1，2を同時に阻害するため，胃粘膜障害などの原因となっていたが，Cox2選択的阻害薬はCox2のみを選択的に阻害するとされており，これまで問題となっていた副作用は少ないとされている．日本で処方可能なCox2選択的阻害薬には，エトドラク（オステラック®，ハイペン®など），メロキシカム（モービック®），セレコキシブ（セレコックス®）がある．

NSAIDsによって引き起こされる可能性がある害反応には大きく分けて，①胃消化管障害（Cox1/2同時阻害による），②心血管系障害（プロスタグランジン阻害による），③腎障害，がある．それぞれについて，Cox2選択的阻害薬はどの程度問題となるのか，従来のNSAIDsと比較して考えてみたい．

### 1．胃消化管障害

Cox2選択的阻害薬は，Cox2を選択的に阻害することで胃消化管障害の出現頻度を抑制するとされている．従来のNSAIDsとCox2選択的阻害薬（セ

レコキシブ）を比較したシステマティックレビューがある．変形性関節症あるいはリウマチ患者を対象としたランダム化比較試験により検討されているが，治療開始3カ月目での胃消化管障害による服薬中止がCox2選択的阻害薬では少なく（治療必要数35），内視鏡での潰瘍の有無についてもCox2選択的阻害薬の方が少なかった（治療必要数6）[1]．これ以外にも同様な研究がいくつかあり，**胃消化管障害についてはCox2選択的阻害薬の方が好ましい結果のようである**．

## 2．心血管系障害

従来のNSAIDsでは心血管系障害（心筋梗塞や脳卒中など）の発生率が上昇することは知られていた．Vioxx gastrointestinal outcomes research (VIGOR) trialでは，従来のNSAIDs（ナプロキセン）と比べCox2選択的阻害薬（ロフェコキシブ）の方が心筋梗塞の発症が5倍であったとの報告[2]．Cox2選択的阻害薬による心筋障害について注目が集まり，2004年Vioxx（ロフェコキシブ）は米国をはじめとして全世界での販売が中止となった（Cox2の選択的阻害によるプロスタサイクリンの減少，トロンボキサン$A_2$の相対的増強のため血栓傾向が誘発されることが指摘されている．日本では未承認だった）．Cox2選択的阻害薬と従来のNSAIDsにおいて，血管系の疾患の発症について検討したメタ分析がある[3]．これによると，Cox2選択的阻害薬は，プラセボと比べると血管系疾患の発症を高める（有害必要数333/年）が，従来のNSAIDsと比べると明らかな差はなかったとし，Cox2選択的阻害薬の種類（ロフェコキシブ，セレコキシブ，エトリコキシブ，ルミラコキシブ，バルデコキシブ）による違いもみられないとしている．このメタ分析以後に発表された研究でも同様の結果が確認されており，Cox2選択的阻害薬は，**従来のNSAIDsよりも心血管系疾患の発症を高めるわけではなさそうである**．

## 3．腎障害

NSAIDsによる腎血流量の低下，プロスタグランジン$E_2$の産生抑制によるNa再吸収増加が腎障害の原因とされている．Cox2選択的阻害薬による腎障害の発生について検討したメタ分析がある[4]．Cox2選択的阻害薬の使用と腎機能障害，末梢性浮腫，高血圧，不整脈との関連について検討を行ったランダム化比較試験を対象としている．腎機能障害についての結果は，対

照群（プラセボあるいは従来のNSAIDs）と比較した場合，相対危険でロフェコキシブ，セレコキシブ，バルデコキシブ/パレコキシブ，エトリコキシブ，ルミラコキシブがそれぞれ2.31（95％信頼区間1.05～5.07），0.61（0.40～0.94），1.68（1.00～2.85），0.59（0.10～3.32），0.75（0.17～3.32）であり，セレコキシブが最も良好な結果であった．高血圧についても同様な結果が得られており，セレコキシブが最も血圧上昇が少なかった．末梢性の浮腫はロフェコキシブが有意に増加する以外，ほかのCox2選択的阻害薬では統計学的有意差は認められなかった（不整脈の出現も同様な結果であった）．対照からプラセボを除き，従来のNSAIDsのみとしたサブグループ解析では，**腎障害（腎機能障害，末梢性浮腫，高血圧）**についてセレコキシブとの間に有意差が認められなかった．

## 4．鎮痛について

鎮痛については，セレコキシブは従来のNSAIDsと同様であるとされており[5]，胃消化管障害の発生を抑制したい場合，薬価を鑑みつつ使用を検討してもよいかもしれない．

> **point**
> - 胃消化管障害については，Cox2選択的阻害薬は通常のNSAIDsよりも出現頻度が少ない
> - 心血管系の障害については従来のNSAIDsよりも安全であるとはいえない
> - 腎障害については従来のNSAIDsよりも安全であるとはいえない

### ＜文　献＞

1) Deek, J. et al. : Efficacy, tolerability, and upper gastrointestinal safety of celecoxib for treatment of osteoarthritis and rheumatoid arthritis : systematic review of randomised controlled trials. BMJ, 325 : 619-626, 2002
2) Bombardier, C. et al. : Comparison of upper gastrointestinal toxicity of rofecoxib and naproxen in patients with rheumatoid arthritis. NEJM, 343 : 1520-1528, 2000
3) Kearney, P. M. et al. : Do selective cyclo-oxygenase-2 inhibitors and traditional non-steroidal anti-inflammatory drugs increase the risk of atherothrombosis? Meta-analysis of randomized trials. BMJ, 332 : 1302-1308, 2006
4) Zhang, J. et al. : Adverse effects of cyclooxygenase 2 inhibitors on renal and arrhythmia events : meta-analysis of randomized trials. JAMA, 296 : 1619-1632, 2006
5) Garner, S. E. et al. : Celecoxib for rheumatoid arthritis. Cochrane Database Syst. Rev., 3, 2009

＜室林　治＞

## 1. 薬剤別薬の使い方 Q&A　　4. 抗血小板薬，抗血栓薬

### Q18 すでに抗血小板薬を内服している人が脳梗塞を再発した場合，薬剤の変更や追加をした方がよいでしょうか？

脳梗塞の既往がありアスピリンを内服していた人が，脳梗塞を再発して入院されました．心房細動はなく，エコーでは頸動脈病変も見つかりませんでした．アスピリン内服中に非心原性脳梗塞を起こした場合，抗血小板薬の変更や追加を考えるべきでしょうか？

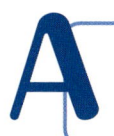

### A　アスピリン投与中に脳梗塞を発症した患者を対象に，効果を十分に検討された薬剤は今のところない．クロピドグレルへ変更するのは1つの選択肢．

　日本の脳卒中治療ガイドラインで，非心原性脳梗塞の再発予防の抗血小板療法として推奨されているのは，最も有効な抗血小板療法（日本で使用可能なもの）は，アスピリン（バファリン®，バイアスピリン®）75～150 mg/日とクロピドグレル（プラビックス®）75 mg/日の2剤に加えて，推奨度は落ちるが，シロスタゾール（プレタール®）200 mg/日，チクロピジン（パナルジン®）200 mg/日がある[1]．国際的に推奨されているのは（米国脳卒中協会，欧州脳卒中機構），アスピリン50～325 mg/日，クロピドグレル75 mg/日，アスピリン（50 mg 分2）・ジピリダモール徐放薬（400 mg 分2）の併用である．アスピリン投与中に非心原性脳梗塞を発症した患者に対して，アスピリンを増量することが有効であることを示したエビデンスはない．また，アスピリンに代わる抗血小板薬の投与が考慮されることが多いが，アスピリン投与中に脳梗塞を発症した患者を対象として，十分に検討された薬剤は現在のところない．

### 1. クロピドグレルとチクロピジン

　クロピドグレルとチクロピジンは同じチエノピリジン誘導体であるが，ハイリスク患者の重篤な血管イベントの予防効果がアスピリンよりもわずかに効果的であると，メタ分析で示されている[2]．ただし，チクロピジンは好中球減少や血小板減少といった副作用の可能性があるため，ほかの薬剤

が不耐性の場合にのみ推奨される．副作用を考慮するとクロピドグレルが使いやすいが，費用が高いのが難点である．脳梗塞再発例にはクロピドグレルへ変更するのも1つの選択肢だろう．**アスピリンとクロピドグレルの併用は，重篤な大出血の可能性を高めるため，脳卒中の二次予防には推奨されない**[3]．海外のガイドラインでも，特別な適応（冠動脈ステント留置後，または急性冠症候群）を有しない限りはルーチンには推奨できない，とされている．

### 2．アスピリン・ジピリダモール徐放薬の併用

アスピリン（50 mg 分2）・ジピリダモール徐放薬（400 mg 分2）の併用は，日本では保険適用となっていない処方である（ジピリダモール徐放薬が未承認のため）．ジピリダモール（ペルサンチン®）単独がアスピリン単独に優れているというエビデンスはないが，アスピリン（50 mg 分2）・ジピリダモール徐放薬（400 mg 分2）の併用は，アスピリン単独に比べて二次予防効果に優れていた[4]．ただし，頭痛などの副作用のため，治療中断率は併用群の方が高い．今後，薬剤の承認により新たな選択肢となる可能性がある．

### 3．シロスタゾール

シロスタゾールは，脳卒中再発リスクをアスピリンと同等に減らし，脳出血の副作用は少なかったというデータがある[5]．ただし，動悸や頭痛などの副作用でドロップアウト率も高い可能性がある．日本発のものを含め，新たな臨床研究の結果が出てきている薬剤である．

脳梗塞をくり返している患者では，高血圧症や脂質異常症などの基礎疾患を有している場合が多い．脳梗塞再発予防に，**抗血小板療法だけではなく，降圧薬やスタチン系薬剤の適応，喫煙者には禁煙指導など，多角的に治療を検討することが求められる．**

> **point**
> ・アスピリン内服中の場合,クロピドグレルへの変薬するのが1つの選択肢である
> ・未承認薬の承認や,今後の臨床研究の成果により,新たな選択肢が増えてくる可能性がある
> ・降圧療法やスタチン系薬剤にも脳梗塞再発予防効果があり,多角的に治療を検討する必要がある

### <文 献>

1) 「脳卒中治療ガイドライン2009」(篠原幸人,他/編),協和企画,2009
2) Sudlow, C. L. et al.: Thienopyridine derivatives versus aspirin for preventing stroke and other serious vascular events in high vascular risk patients. Cochrane database syst. rev., 4: CD001246, 2009
3) Diener, H. C. et al.: Aspirin and clopidgrel compared with clopidgrel compared with clopidgrel alone after recent ischaemic stroke or transient ischemic attack in high-risk patients (MATCH): randomized, double-blind, placebo-controlled trial. Lancet, 364: 331-337, 2004
4) Verro, P. et al.: Aspirin plus dipyridamole versus aspirin for prevention of vascular events after stroke or TIA: a meta-alalysis. Stroke, 39: 1358-1363, 2008
5) Huang, Y. et al.: Cilostazol as an alternative to aspirin after ischemic stroke: a randomized, double-blind, pilot study. Lancet neurol., 7: 494-499, 2008

<桐ケ谷大淳>

## 1. 薬剤別薬の使い方 Q&A　　4．抗血小板薬，抗血栓薬

### Q19 投与中の抗血小板薬を一時中断する必要があるとき，どのタイミングで中止したらよいでしょうか？

60歳，男性，心筋梗塞後でアスピリンを服用中．通院中の歯科医院で齲歯の抜歯を行うこととなった．歯科医より服用中のアスピリンを中止してもよいかどうか聞いてくるようにと言われ来院した．「歯医者さんからはアスピリンを飲んでいると血が止まらないって言われました．かといって，また心筋梗塞になっても困るし……」

**A**
- 体表で止血が容易な処置の場合は，抗血小板薬は継続
- その他の侵襲的な処置の場合，アスピリンは7日前，チクロピジン・クロピドグレルは7～14日前，シロスタゾールは3日前から中止した方がよいかもしれない
- 半年以内の冠動脈疾患の既往がある患者の場合，アスピリンは中止しない方がよいかもしれない

　アスピリンをはじめとする抗血小板薬は，心筋梗塞や脳梗塞や一過性脳虚血発作（transient ischemic attack：TIA）に代表される脳血管疾患の急性期治療および再発予防に用いられることが多い．抗血小板薬は血小板の凝集能を阻害することで血栓形成を防いでいる．そのため抜歯や手術などの観血的な処置の前には，服用を中止すべきかどうかの判断に悩むことが多い．

### 1．日本のガイドラインの記載

　脳卒中治療ガイドライン2009[1)]では，抗血小板薬の中止について，以下のように書かれている．

- 出血時の対処が容易な小手術（抜歯など）の施行時には，抗血小板薬の内服は続行してよい
- 生検を含む消化管内視鏡検査等を行う場合，アスピリンは3日前に，クロピドグレルやチクロピジンは5日前，シロスタゾールは2日前を目安に中止する
- 出血時の対処が容易でない処置（ポリペクトミー，胃瘻造設など），

> 大手術（開腹手術など）の施行時，アスピリンは手術の7日前に，クロピドグレルは手術の14日前に，チクロピジンは手術の10～14日前に，シロスタゾールは3日前を目安に中止する

循環器疾患における抗凝固・抗血小板療法に関するガイドライン（2009年改訂版）[2]から抜粋してみる．

> - 抗血小板薬の内服継続下での抜歯
> - 抗血小板療法継続下での白内障手術
> - 術後出血への対応が容易な場合の抗血小板薬内服継続下での体表の小手術
> - 低危険手技時の抗血小板薬の休薬期間は，アスピリンで3日間，チクロピジンで5日間，両者の併用で7日間，高危険手技時の抗血小板薬休薬期間は，アスピリンで7日間，チクロピジンで10～14日間
> - 出血性合併症が起こった場合の対処が困難な体表の小手術やペースメーカー植え込み術での大手術に準じた対処
> - 大手術の術前7～14日からのアスピリン，チクロピジンおよびクロピドグレルの中止，3日前からのシロスタゾール中止

多少の違いはあるが，大別すると

> ① 体表で止血が容易な処置の場合は，抗血小板薬は継続
> ② 低侵襲の処置（内視鏡生検など）の場合は，アスピリンで3日前，チクロピジン5日前（シロスタゾールは2日前）
> ③ 高侵襲の処置（開腹・開胸手術）や出血時の止血が困難な処置（ポリペクトミーなど）の場合は，アスピリンは7日前，チクロピジン・クロピドグレルは14日前，シロスタゾールは3日前

となる．

## 2．作用メカニズム

アスピリンはシクロオキシゲナーゼ1を阻害することで不可逆的に血小板機能を抑制する．アスピリンの半減期は15～20分であるが，血小板の機能抑制は10日間（つまり血小板の寿命）持続するとされており，これが7～10日前からアスピリンを中止することの根拠となっている．7～10日間のアスピリン中止により，90％以上の血小板が正常な機能を有し，4～

5日間のアスピリン中止の場合，約50％の血小板が正常な機能を維持しているとされる．クロピドグレルの場合，アデノシン2リン酸塩受容体に作用することで，活性化されたアデニル酸シクラーゼがcAMP産生を高めることにより，血小板凝集を抑制する．この作用は不可逆であるため，アスピリン同様，7～10日間の中止が必要となる．クロピドグレルの半減期は8時間程度とされている．チクロピジンも同様な理由から7～10日間の中止が必要とされる（前述したが，わが国でのガイドラインでは14日間の中止を推奨している）．

シロスタゾールはホスホジエステラーゼを阻害し血小板機能を抑制するが，これは用量依存的かつ可逆的であり，2～3日間の中止により作用を認めなくなるとされている．

### 3．ACCPのガイドラインの記載

American College of Chest Physicians（ACCP）のガイドライン[3]

ACCPのガイドラインでは，抗血小板薬を中止しても大過ない患者（脳卒中あるいは心筋梗塞の1次予防患者ら）を低リスクに，抗血小板薬の継続が好ましい患者（過去3～6カ月以内に冠動脈ステントを留置，あるいは3カ月以内に心筋梗塞に罹患）を高リスクに分類している（この分類には根拠がない）．

基本的に一時的に抗血小板薬を中止する場合，アスピリン，クロピドグレルともに施術7～10日前に中止し，止血が十分されていることを確認し，術後24時間後に服薬を再開するとしている．そのうえで，冠動脈ステントが留置されているか否かで対応が異なっている．

#### ❶ 冠動脈ステントが留置されていない場合

高リスクではない患者の多くでは，低侵襲である歯科手術，皮膚手術，白内障手術以外の場合，抗血小板薬を中止する．高リスク患者で心臓以外の手術を受ける場合，アスピリンは継続し，クロピドグレルは5～10日前から中止する．冠動脈バイパス手術（CABG）の場合，アスピリンは継続（中止した場合は，術後6～48時間以内に内服を再開する），クロピドグレルは最低でも5日前，可能ならば10日前から中止が望ましい．クロピドグレルはPCIの前には中止し，PCI後300～600 mgで再開する．

#### ❷ 冠動脈ステントが留置されている場合

6週間以内に薬剤非溶出性ステントが留置されている場合は，アスピリ

ン，クロピドグレルともに継続する．1年以内に薬剤溶出性ステントが留置されている場合，アスピリン，クロピドグレルともに継続する．

お気づきのことと思うが，ACCPガイドラインでは，高リスク患者の場合，基本的にアスピリンは継続である．アスピリンを中止できるのは，低リスク患者かつ低侵襲処置の場合のみである．いくつかのランダム化比較試験のサブグループ解析や，後ろ向きコホート研究から，アスピリン服用者では術中，術後の出血が少ないことが示唆されており，このことがアスピリン継続の根拠となっている．

クロピドグレルについては，アスピリンよりも研究が少なく，継続により周術期の出血が増加したとする後ろ向き研究が複数あることから，アスピリンとは扱いが異なっている．クロピドグレルの中止期間については，血小板寿命が10日前後であることより設定されている．

### 4．上部消化管出血におけるアスピリン

心血管疾患の既往があるアスピリン服用中の患者で，上部消化管出血をきたした場合，アスピリンを継続すべきかどうかについて検討した研究がある[4]．研究参加者の50〜60％が心疾患の既往をもっており（残りの30〜40％が脳疾患，10％が両方の既往），アスピリンとプラセボに無作為に割付し，30日後の消化管出血について評価を行っている（潰瘍治療については全例でプロトンポンプ阻害薬を使用している）．

研究終了時点での消化管出血については双方で差はみられなかったが，心血管系疾患による死亡についてのサブグループ解析では，プラセボ群の方が5倍（6.4% vs 1.3％）多いという結果であった．上部消化管の内視鏡的処置（生検や内視鏡的粘膜切除術）の際には，プロトンポンプ阻害薬を使用することにより，必ずしもアスピリンを中止する必要がないのかもしれない．今後の研究が待たれる．

> **point**
> - 低侵襲，あるいは出血時の止血が容易な処置の場合には，抗血小板薬を中止しなくともよい
> - 高侵襲，あるいは出血時の止血が困難な処置の場合には，抗血小板薬の術前中止が必要となる
> - 高リスク患者においては，可能な限りアスピリンは継続すべきである

**<文　献>**

1) 「脳卒中治療ガイドライン2009」（日本脳卒中学会）http://www.jsts.gr.jp/jss08.html
2) 「循環器病の診断と治療に関するガイドライン」（2008年度合同研究班報告）：【ダイジェスト版】循環器疾患における抗凝固・抗血小板療法に関するガイドライン（2009年改訂版）．Guidelines for management of anticoagulant and antiplatelet therapy in cardiovascular disease（JCS 2009）．http://www.j-circ.or.jp/guideline/pdf/JCS2009_hori_d.pdf
3) James, D. et al.: The perioperative management of antithrombotic therapy : American college of chest physicians evidence-based clinical practice guidelines (8th edition). Chest, 133：299S-339S, 2008
4) Sung, J. J. et al.：Continuation of low-dose aspirin therapy in peptic ulcer bleeding：a randomized trial. Ann. Intern. Med., 152：1-9, 2010

<室林　治>

## 1. 薬剤別薬の使い方 Q&A　　4. 抗血小板薬, 抗血栓薬

## 20　心房細動をもつ高齢患者では，ワルファリン内服はいつまで続ければよいでしょうか？

心房細動を指摘されたため，ワルファリン（ワーファリン®）を飲んでいる83歳女性．脳梗塞の既往もあり再発予防のために服用を勧めてきたのですが，最近「先生，ワーファリンは死ぬまで飲まなくちゃだめですか？」とよく口にするようになりました．ワルファリンの内服は何歳まで続ければよいのでしょうか？

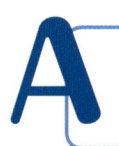

**A　高齢になるにつれて脳梗塞も出血も増加する．特に脳梗塞の既往がある，CHADS2スコアが高いなど，リスクが高い人には副作用も多い．本人とよく相談して決めたい．**

80歳以上の心房細動のある高齢者に対して，予防的にワルファリンを投与することの安全性について検証したいくつかの観察研究がある．Torn, M.ら[1]は，弁置換術後，心筋梗塞後，心房細動を対象としたワルファリン投与による塞栓症発症と出血の関係を報告している．

心房細動（n=2,106）についてはINR 3.0を目標にコントロールされているが，**高齢になるにしたがって塞栓症発症や生命にかかわる重大な出血が増加している**ことがわかる（図）．80歳以上では100人年当たり4.5人（95％信頼区間3.0〜6.2）に出血が発症しており，これは塞栓症発症数1.8（95％信頼区間1.0〜3.0）よりも多くなっている．

### 1. 脳梗塞の既往がある場合

Poli, D.ら[2]は，ワルファリンを内服する心房細動患者（n=783, INR 2〜3）について，80歳未満と80歳以上を比較して検討している．生命にかかわる重大な出血は，80歳未満で0.9人/100人年，80歳以上では1.9人/100人年と，やはり高齢者では出血の副作用が多いことが確認された（オッズ比2.0，95％信頼区間1.1〜4.0）．

また，脳梗塞の既往がある場合には，オッズ比2.5（95％信頼区間1.3〜4.8）と出血リスクが高まることも報告しており，**脳梗塞の再発リスクが高い群では，副作用のリスクも高い**ことには注意が必要である．

発症数（対100人年）

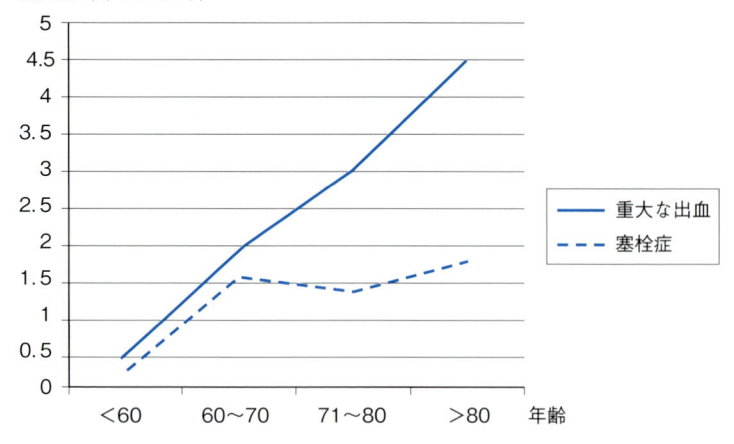

**図● 心房細動患者へのワルファリン投与**

文献1の結果から作図

| 表● CHADS2スコア ||
| --- | --- |
| C | ：CHF うっ血性心不全 |
| H | ：HT 高血圧 |
| A | ：AGE 年齢＞75歳 |
| D | ：DM 糖尿病 |
| S2 | ：STROKE 脳梗塞既往（2点） |

## 2．CHADS2スコアが高い場合

　Poli, D. ら[3]はCHADS2スコア（表）と出血の関係も検討している．クリニックを受診している75歳以上の心房細動患者（n=290）について，85〜96歳では3.6人/100人年の重大な出血が発症していたが，CHADS2スコア4〜6点のリスクが高い群では，10.0人/100人年と10人に1人が出血を発症していた．一過性脳虚血発作や脳梗塞の既往（オッズ比3.4，95％信頼区間1.1〜12.5），糖尿病（オッズ比4.4，95％信頼区間1.3〜14.7）のある人で出血の副作用が多い傾向となっていた．

リスクが高い人にはワルファリンを勧めやすいが，副作用も起こりやすく，十分注意が必要である．ワルファリンをいつまで続けるかは，本人の希望や価値観をよく勘案しながら相談して決めたいものである．

> **point**
> - ワルファリン内服する心房細動患者は，80歳以上では塞栓症より出血の副作用が多い
> - 脳梗塞の既往や糖尿病がある人は，ワルファリンによる出血もよく起こす
> - いつまでワルファリンを続けるかは，患者本人とよく相談して決めたい

### <文　献>

1) Torn, M. et al.：Risks of oral anticoagulant therapy with increasing age. Arch. Intern. Med., 165：1527-1532, 2005
2) Poli, D. et al.：Bleeding risk during oral anticoagulation in atrial fibrillation patients older than 80 years. J. Am. Coll. Cardiol., 54：999-1002, 2009
3) Poli, D. et al.：Risk of bleeding in very old atrial fibrillation patients on warfarin：relationship with ageing and CHADS2 score. Thromb. Res., 121：347-352, 2007

<福士元春>

## 1. 薬剤別薬の使い方 Q&A　　4. 抗血小板薬, 抗血栓薬

## 21 ワルファリンを拒否する心房細動の患者に対して，何もしないよりはアスピリンを投与した方がよいでしょうか？

65歳，男性．高血圧で通院中の患者ですが，定期検査で心房細動が見つかりました．ワルファリンの適応と思いましたが，自営業でなかなか病院へ来ることができず，十分な説明にもかかわらずワルファリンを導入したくないといいます．こんなとき，何もしないよりはアスピリンを投与した方がいいのでしょうか？

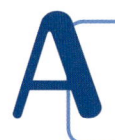

**A** アスピリンを投与することで血管イベントを抑制できるとは限らない．医師患者関係を良好に保ちつつ，ワルファリンの必要性について理解を求める姿勢が必要．

アスピリンは一般に，20％程度のイベント抑制効果があるといわれているが，日本で行われたJAST研究[1]によると，低リスクの非弁膜症性心房細動患者に対して，アスピリン（150〜200 mg/日）を投与すると，治療しない場合と比較して**心血管イベント（心血管死，症候性脳梗塞，一過性脳虚血発作）の頻度が変わらないばかりか，重大な出血は治療群で多い傾向**であった．このため，日本のガイドライン[2]でもファーストラインの薬剤としては推奨されていない．

実際，ワルファリンの導入が難しいケースもあるが，心原性脳血栓塞栓症は発症してしまうと重篤なケースが多いため，**働き盛りで健康そうにみえる患者ほど，リスクを回避することが重要**である．山下武志先生の著書[3]によると，患者に何を伝えて理解してもらうか，これが心房細動患者の生命予後を支えていると指摘している．ワルファリンについての説明はできるだけ数字を用いるような工夫を行っており（**表**），そのうえで患者が拒否しても，ワルファリンを強制するのは無駄と指摘している．自らが選択した，家族が選択したという気持ちをどこかで少しでももってもらわないと一生継続することは難しいということである．

ワルファリンの導入が一般の薬と比べて難しいのは，ほかの薬剤と比較して制約が多いからである．ワルファリンのデメリットとして，頻回の凝固能のモニタリングや食事，ほかの薬剤との相互作用が挙げられる．その

**表● 心房細動患者の脳梗塞発症率**

| 例）年間のイベント発症率：CHADS2スコア2点の患者の場合 <br>（CHADS2スコアの2倍が年間の脳梗塞発症率と覚えておく） | | |
|---|---|---|
| 放置した場合の脳梗塞 | 〜4% | |
| ワルファリン服用時 | 脳梗塞：4%×30%＝〜1.2%<br>大出血：〜1% | 計〜2.2% |
| アスピリン服用時 | 脳梗塞：4%×80%＝〜3.2% | |

文献3より引用

点を改善する可能性のある薬剤としてDabigatran（ダビガトラン）などのトロンビン阻害薬が注目されている．血管イベント抑制に関してワルファリンと同等であるにもかかわらず，副作用や薬剤との相互作用が少なく，モニタリングの必要もないという報告もある[4]．プライマリケア医が使用できるのも遠い将来のことではないと思われるため，今後注目したい薬剤の1つである．

> **point**
> ・日本人の試験では，アスピリンで心房細動による脳血管イベントが抑制できるというエビデンスはない
> ・ワルファリンの導入に関して，数字を用いて十分な説明を行う
> ・治療は長期にわたるため，医師患者関係を良好に保ちつつ，必要性について理解を求める姿勢が必要
> ・より簡便で有効性の高い今後の新薬（ダビガトランなど）にも注目

## ＜文　献＞

1）Sato, H. et al.：Low-dose aspirin for prevention of stroke in low-risk patients with atrial fibrillation：Japan Atrial Fibrillation Stroke Trial. Stroke, 37：447-451, 2006
2）2006-2007年度合同研究班報告．心房細動治療（薬物）ガイドライン（2008年改訂版）．日本循環器学会ホームページ
http://www.j-circ.or.jp/guideline/pdf/JCS2008_ogawas_h.pdf
3）「心房細動に出会ったら」（山下武志／著），メディカルサイエンス社，2008
4）Connolly, S. J. et al.：Dabigatran versus warfarin in patients with atrial fibrillation. N. Engl. J. Med., 361：1139-1151, 2009

＜米田博輝＞

## 1. 薬剤別薬の使い方 Q&A

**5. ビタミン・栄養**

### 22 味覚異常の患者に亜鉛投与は有効でしょうか？

高血圧症や脂質異常症があり通院中の72歳女性，最近食事をすると味が変で困ると訴えています．口腔内は特に問題はなさそうですし，原因ははっきりしません．味覚異常のときは亜鉛を試してみるとよいと聞いたことがあるのですが，有効なのでしょうか？

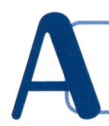

> **A** 味覚障害の原因をはっきりさせよう．亜鉛欠乏が原因として関与している場合，亜鉛投与が有効な可能性がある．

日本における味覚障害者の数は，35万人程度はいると見積もられている．性差は2：3で女性に多く，年齢は60歳代が最も多く，近年高齢者の受診患者が増えてきている．味覚障害の症状のうち多いのが「味覚減退（低下）」と「味覚消失」で，合わせて味覚障害全体の8〜9割を占める（表1）．自発性異常味覚は薬剤性味覚障害に，異味症は貧血に伴う味覚障害に生じやすいなど，症状から原因を推定できることもある．また，味覚障害に随伴する症状として，嗅覚障害や口腔内乾燥症，舌痛症などがある[1]．

### 1．味覚障害の原因

味覚障害の原因は多様であるが，特に多いものとして**薬剤性，亜鉛欠乏性，特発性**が挙げられる（表2）．診断には，原因を想定して問診や検査が進められる．亜鉛欠乏は味覚障害の原因の1つであり，血清亜鉛値が測定

**表1 ● 味覚障害の症状**

| |
|---|
| ・味覚減退（消失）：何を食べても味が薄く感じる |
| ・味覚消失：味を感じない |
| ・自発性異常味覚：口の中に何もないのに苦味や塩味を感じる |
| ・解離性味覚障害：甘味のみ，塩味のみなど単独の味がわからない |
| ・異味症：本来の味と違った味がする |
| ・悪味症：何を食べてもまずい |

**表2● 味覚障害の原因**

| | |
|---|---|
| ① 特発性味覚障害：血清亜鉛値を含む諸検査が正常で，誘因や原因が不明 |
| ② 亜鉛欠乏性味覚障害：血清亜鉛値の低下以外に誘因や原因がはっきりしない |
| ③ 薬剤性味覚障害：薬剤の使用が原因と思われる症状 |
| ④ 末梢神経障害：顔面神経，舌咽神経など味覚に関係する神経の障害によるもの |
| ⑤ 中枢神経障害：脳血管障害，脳腫瘍，頭部外傷後など |
| ⑥ 全身疾患に伴う味覚障害：腎不全，肝障害，糖尿病，消化器疾患，ビタミン欠乏（ビタミンA，$B_2$欠乏や，ビタミン$B_{12}$欠乏による悪性貧血），甲状腺機能障害 |
| ⑦ 口腔・唾液腺疾患に伴う味覚障害：シェーグレン症候群などの口腔内乾燥，舌炎 |
| ⑧ 頭頸部放射線治療後 |
| ⑨ 心因性味覚障害 |
| ⑩ 風味障害：味覚障害を訴えて受診するが，実は嗅覚に異常のある症例 |

**表3● 味覚障害の原因となる薬剤**

| | | |
|---|---|---|
| ・降圧薬 | ・高脂血症用薬 | ・糖尿病用薬 |
| ・解熱鎮痛薬 | ・消化性潰瘍用薬 | ・甲状腺疾患治療薬 |
| ・抗パーキンソン薬 | ・抗菌薬 | ・抗ウイルス薬 |
| ・抗真菌薬 | ・抗がん薬 | ・精神神経用薬 |
| ・抗アレルギー薬 | ・インターフェロンなど生物学的製剤 | |
| など，多種に及ぶ | | |

されることが多い．血清亜鉛値は70μg/dL未満が低値とされるが，日内変動や食事による変動があるため，亜鉛の栄養状態を正確に反映しているとは言い難い．**血清亜鉛値が正常であっても，実際は亜鉛欠乏状態にある症例は少なくない**とされる．味覚障害の程度を評価し，治療の経過や有効性を評価するために，**味覚機能検査**が行われる．味覚機能検査は，味覚障害と風味障害を鑑別するのにも有用である．高齢者では薬剤性（**表3**）および全身疾患に伴う味覚障害の割合が増加する．味覚障害の原因となる薬剤は多種多様であり，多剤処方されている患者では特に注意したい．

## 2．味覚障害の治療

　味覚障害の治療では，基本的には原因に基づいた治療法を選択するべきである．味覚障害の治療とその効果に対する研究は十分に根拠となるものは少ないが，必須微量元素の1つで味覚受容器と関連のある亜鉛がしばしば用いられる．亜鉛欠乏性味覚障害には亜鉛製剤の投与が適応となる．特発性味覚障害のなかに潜在性亜鉛欠乏によるものが混じっていると考えられており，治療的診断として亜鉛製剤が投与されることがある．薬剤性味覚障害の場合，原因薬剤の中止や減量が必要だが，原疾患の状態によってはそれが難しいこともある．金属キレート作用によって味覚障害を起こす薬剤もあり，亜鉛製剤の投与が試されることもある．全身疾患に伴う味覚障害でも，亜鉛の吸収・代謝・排泄の異常が関係している可能性がある[2]．

　味覚障害に対して健康保険適用のある亜鉛製剤はないため，亜鉛の試薬（硫酸亜鉛など）や抗消化性潰瘍用剤のポラプレジンク（プロマック®），亜鉛補助食品が用いられる．亜鉛欠乏性味覚障害や特発性味覚障害の場合，亜鉛製剤内服によって6～7割に改善がみられるとされる．効果がある場合，すぐに出るのではなく，**2週間～数カ月くらいで現われはじめる．**

　ランダム化比較試験では，プラセボに比べて味覚検査では有意差はあったが，自覚症状では有意差はなかったという報告もあり[3]，効果がないようであれば漫然と亜鉛内服を続けるべきではない．

**point**
- まず味覚障害の原因をしっかりと見極め，亜鉛製剤投与の適応があるか考慮する
- 血清亜鉛値が正常であっても，実際は亜鉛欠乏状態にある症例は少なくない
- 亜鉛欠乏が疑わしい場合，数カ月亜鉛製剤を試してみるのがよいが，効果が乏しいのに漫然と長期処方すべきではない

＜文　献＞
1)「やさしい味覚障害の自己管理」（池田稔/編），医薬ジャーナル社，2009
2)「味覚障害診療の手引き」（池田稔/編），金原出版，2006
3) Sakai, F. et al.：Double-blind, placebo-controlled trial of zinc picolinate for tasete disorders. Acta. Otolaryngol. Suppl., 546：129-133, 2002

＜桐ケ谷大淳＞

## 1. 薬剤別薬の使い方 Q&A　　　5. ビタミン・栄養

### 23　しびれを訴える患者に，ビタミンB製剤は有効でしょうか？

65歳，男性，腰椎椎間板ヘルニアで整形外科通院中．足のしびれがあり，ビタミンB製剤を処方されています．多くの薬を処方されているため，薬を減らしたいと考えているようですが，ビタミンB製剤は必要なのでしょうか？

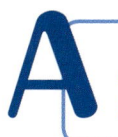

> **A** ビタミンB製剤のしびれに対するエビデンスは不十分である．特定の患者には長期処方が有害な可能性もあり，漫然と処方を続けるのは望ましくない．

　日常診療で「しびれ」を主訴に受診する患者は少なくない．「しびれ」とは麻痺と同源で，もともとは感覚の麻痺〔知覚（感覚）障害〕と運動の麻痺（運動障害）を総称していたと思われる．現在では「しびれ」といえば，「ぴりぴりする」「じんじんする」といった，通常感じる知覚とは異なる性状の感覚を訴える知覚（感覚）障害を指すことが多い．

　しびれの原因には，末梢・中枢神経障害や脊髄障害，血管障害，代謝・内分泌性（糖尿病やアルコール多飲など），自己免疫性，腫瘍性など，多種多様にわたる鑑別疾患が挙がる．ビタミン投与が有効であると思われるビタミン$B_1$欠乏症による脚気，ビタミン$B_6$欠乏症，ニコチン酸欠乏によるペラグラ，ビタミン$B_{12}$欠乏による亜急性連合性脊髄変性症なども鑑別に挙がるが，現在の日本ではこれらの疾患を罹患している割合はそれほど多くないと思われる．

　しびれに対して，対症療法的にビタミン製剤が処方されていることはしばしばある．1970年代に日本でもいくつかの臨床試験が行われ，ビタミン$B_1$製剤は痛みを中心とした病状に，ビタミン$B_{12}$製剤はしびれや異常感覚に対して効果が期待できるという意見もあるが，ランダム化されていないなど試験の問題点も多く，有効性に関するエビデンスは不十分である[1]．原因疾患によっては自然に軽快するものもあれば，根本的な治療法の存在するものもある．numb chin syndrome（あご先へのしびれ）のように悪性腫瘍を示唆する徴候のときもある．**原因を追究することなく，ビタミン製剤を安易に処方することは避けるべき**である．

●ビタミンB群の長期処方の有害性

　　ビタミンB群などの水溶性ビタミンは，過剰にとっても体外に排泄されるため，副作用を心配されることが少なく，無効例であっても長期処方がされやすい．最近のランダム化比較試験では，虚血性心疾患患者に葉酸＋ビタミン$B_{12}$を投与するとプラセボよりもがん発症や死亡率が上がるという結果が示された[2]．別の研究では，同様に虚血性心疾患患者に葉酸＋ビタミン$B_{12}$が投与され，がん発症や死亡率は上がらなかったが，期待された心血管イベント抑制効果もなかった[3]．また，糖尿病性腎症のある患者にビタミンB群を投与すると，プラセボよりも腎機能が低下し心血管イベントが増加するという期待とは逆の結果が出ている[4]．特定の患者には，ビタミンB群の長期処方が有害になる可能性もある．有害性を含めてビタミン製剤の長期投与には未解明なことも多く，**漫然とした長期処方は注意するべきである**．

> **point**
> ・しびれの原因はさまざまであり，まず鑑別診断をしっかり行うこと
> ・しびれに対するビタミンB製剤の有効性に関して，十分なエビデンスがない
> ・特定の患者にはビタミンB製剤の長期処方が有害になる可能性もあり，特に無効例には処方を継続するかよく考えるべき

＜文　献＞
1）高橋一司．しびれの薬物療法．JIM, 16：738-743, 2006
2）Ebbing, M. et al.：Cancer incidence and mortality after treatment with folic acid and vitamin B12. JAMA, 302：2119-2126, 2009
3）Study of the Effectiveness of Additional Reductions in Cholesterol and Homocysteine (SEARCH) Collaborative Group. Effects of homocysteine-lowering with folic acid plus vitamin B12 vs placebo on mortality and major morbidity in myocardial infarciton survivors：a randomized trial. JAMA, 303：2486-2494, 2010
4）House, A. A. et al.：Effect of B-vitamin therapy on progression of diabetic nephropathy：a randomized controlled trial. JAMA, 303：1603-1609, 2010

＜桐ケ谷大淳＞

## 1. 薬剤別薬の使い方 Q&A　　　6. 麻酔薬

## 24 トリガーポイントブロックの効き方は個人差が大きいものでしょうか？

腰痛や首の痛みなどの筋骨格系の痛みを訴える患者さんに外来でよく出会うのですが，解熱鎮痛薬で様子をみることが多いです．ペインクリニックなどではトリガーポイントブロック（trigger point block：TPB）を打つことがあると聞いたのですが，その効果はどうなのでしょうか？

**A**
- 診断・治療上の方法論の確立が不十分で質の高いエビデンスはまだない
- 急性期と慢性期だと急性期の方が効果が期待できる
- 治療者の知識と経験の違いにより，その効果に差異が生じる可能性がある

### 1．トリガーポイントとは？

　通常，われわれが急激に重い物を持ったり，無理な姿勢等によりくり返し筋肉に負荷をかけると筋肉に微小損傷が発生する．いわゆる筋肉痛の状態で，通常，この痛みは数日程度で自己回復するが，さらに，くり返し筋肉に負荷を与えたり，寒冷にさらされたりし，血行の悪い状態を作ると，その部分が痙攣（けいれん）状態になり短期間で自己回復できなくなる．この時，身体には疼痛，圧痛部位が存在することが多い．

　このような筋肉が原因となって痛みやしびれを引き起こす病気のことを，1983年にTravellとSimonsらが**筋・筋膜性疼痛症候群**（myofascial pain syndrome：MPS）（診断基準は表参照）とし，**トリガーポイント**（trigger point：TP）とともに概念を体系化した．

　圧痛の中で，①索状硬結の存在，②典型的な関連痛の出現，③症状の再現，④自律神経反応の出現（発汗，立毛反射，めまい等）などの特徴があるものをTPと言う．関連痛とは，TPによって発生する個々の筋に特徴的，特異的なパターンをもった痛みのことである．患者が痛みとして訴えている部位は関連痛であることが多く，TPに対し，薬物注射を始め，各種治療法が広く用いられている．

**表 ● Simonsによる筋・筋膜性疼痛症候群の診断基準**

| 診断には大基準5つすべてと，少なくとも1つの小基準を満たすことが必要 | |
|---|---|
| 大基準 | ① 局所的な疼痛の訴え<br>② 筋・筋膜の圧痛点から関連痛として予測しうる部位での疼痛あるいは違和感<br>③ 触診可能か筋肉での索状硬結の触知<br>④ 索状硬結に沿った1点での強烈な圧痛点（ジャンプサイン）の存在<br>⑤ 測定可能な部位では，可動域のある程度の制限 |
| 小基準 | ① 圧痛点の圧迫で臨床的疼痛の訴えや違和感が再現する<br>② 圧痛点付近での索状硬結を弾いたり，圧痛点に注射器を刺すと局所的に筋が痙縮<br>③ 筋肉を引き伸ばしたり（ストレッチング），圧痛点への注射により疼痛が軽減 |

## 2．MPS・TPの発症機序とTPBの作用機序

　　　MPS，TPの発症機序に関しては，いまだ不明な部分が多く完全に解明されていないが，直接的な筋肉の損傷や慢性的な筋肉の労使などによって生じた筋拘縮が，疼痛の主因と推測されている．そのメカニズムとTPBの奏功機序について説明する．

　　　まず，何かしらの要因により筋肉に**筋硬結**が発生すると，その部分の血流が阻害されその部位が酸素欠乏になる．酸素欠乏が起きると血液中の血漿からブラジキニンなどの発痛物質が生成されて，それが知覚神経（C線維）の先端にあるポリモーダル受容器に取り込まれて，情報が脳まで伝えられ痛みを感じる．TPなどからの痛みを捉えた脳，脊髄が，反射により交感神経を働かせて，さらにTP部および周辺の筋肉の血管収縮を行わせる．再び酸素欠乏が発生し再び発痛物質が生成される．TPを放置しておくと，このサイクルがくり返され，**痛みの悪循環**が発生する．

　　　これに対し，TPBは，TPに局所麻酔を注射することにより，局所の血流を改善し，筋緊張を和らげ，侵害受容器の感作に関与するプロスタグランジンなどを希釈して洗い流すことにより，さらに生体のホメオスターシスにより痛みの悪循環を不活性化して痛みの根本原因を治癒すると考えられている．

　　　痛みの状態が持続し，急性痛から慢性痛に移行をすると，**心身症の側面**が現れ，**中枢性感作**（反応の閾値の低下，あるいは，同じ刺激に対する反応が増強される現象），**ワインドアップ現象**（同じ刺激でもくり返されることにより次第に痛みが強くなる現象）などが生じ，そこに**可塑的変化**が起

こると，繊維筋痛症など，難治性の病気へ進行する可能性が高くなってしまう．よって，早期の治療により痛みを取り除くことが必要とされる．

## 3．痛みの治療法の例

実際の臨床の現場では，TPB以外にも，**冷却スプレー＆ストレッチ法**，**阻血性圧迫（指圧）**，**鍼**，**ドライニードリング**（薬剤を用いずTPに針を刺す），**レーザー療法**などTPに対する治療法はいろいろある．この種の治療法の臨床研究で問題となるのは，その治療法の均質性であり，治療者の知識と経験の違いにより，その効果に影響が出てしまう点がある．それぞれの治療法に対して確立されたエビデンスはない．

TPBも同様で，各種の局所麻酔薬，ステロイド，ボツリヌス毒素Aのいずれを用いた注射群も生理食塩水を注入したプラセボ群以上の効果はなく，また薬液注射群と鍼刺激群との差も認められなかった[1, 2]．

結果として，TPBが他の治療よりも効果があるといったエビデンスは存在しないが，大規模な臨床研究が行われていないことや，TPの診断基準も一定ではなかったり，病態がいまだ未解明な部分もあることから，その優劣をつけるのは難しい．今後の質の高い研究が望まれる．しかし，TPBの効果を示した症例報告は多数あり，一般の臨床医でも，高価な機材や難しい技術を必要とせず，比較的簡単にできる利点があり，痛みは早期に取り除くことが望ましいことを考えると，麻酔薬を含んだTPBは積極的に試す価値があると思われる．

日常診療では筋骨格系の痛みを訴えて受診する患者さんは多い．筋骨格系の痛みのほとんどはMPSにもかかわらず，臨床医は筋肉に着目しないで骨や神経の病気（頸椎症，変形性膝関節症，坐骨神経痛など）と診断するのが一般的である．そのために適切な治療が行われていないことが多いと思われる．同じような症状で受診してくる悪性腫瘍，感染症，骨折などの明らかな損傷，リウマチ周辺の炎症性疾患（痛風，脊椎関節炎など）などを除外した上で，MPSを適切に診断し，筋肉に対する治療を早期から行うことが重要である．他疾患に合併していたり，内科的愁訴に隠れているMPSも多く存在するので気をつけておきたい．なお，慢性痛に移行している患者には，認知行動療法などを用いる場合がある．TPBのやり方や注意事項，

合併症に関しては，取り扱っている書籍を参考にされたい．文献で主なものを紹介した．

> **point**
> ・痛みの原因として筋肉にも着目する
> ・悪性腫瘍・感染症・骨折・炎症性疾患は除外する
> ・痛みはできるだけ早期に取り除くのが望ましい
> ・注射は効果的かもしれないが患者に合わせて治療法を選択する

### <文　献>

1) Cummings, T. M. & White, A. R. : Needling therapies in the management of myofascial trigger point pain : a systematic review. Arch. Phys. Med. Rehabil., 82 : 986-992, 2001
2) Qerama, E. et al. : A double-blind, controlled study of botulinum toxin A in chronic myofascial pain. Neurology, 67 : 241-245, 2006
・「トリガーポイント-その基礎と臨床応用-」(森本昌宏/編著)，真興交易（株）医書出版部，2006
・トリガーポイントと筋筋膜療法マニュアル (Kostopoulos, D. & Rizopoulos, K./著，川喜多健司/訳)，医道の日本社，2002
・筋筋膜性疼痛症候群（MPS）研究会，http://www.jmps.jp/medical/treatment

<鈴木良典>

## 1. 薬剤別薬の使い方 Q&A　　6. 麻酔薬

## Q25 仙骨裂孔ブロックに血圧低下や頭痛が合併した場合，どのように対処すればよいでしょうか？

仙骨裂孔ブロックを受けた患者さんが，トイレに行く途中にふらついて倒れたと報告されました．血圧が低いようですが，どうしたらよいでしょうか？

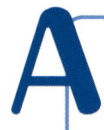

**A**
- 硬膜外麻酔の影響なのか，それともほかの理由があるのか？ まずは全身状態を把握する
- 全身状態を把握し，救急対応が必要であれば救急処置に進む
- 硬膜外麻酔の影響であれば，慌てずに30分程度ベッドに休ませモニタリング，経過をみる

　仙骨裂孔ブロックとは，仙骨硬膜外注射の1つである．局所麻酔薬を使用した場合，硬膜外麻酔，仙骨裂孔（硬膜外）ブロックという．

　一般的に，硬膜外麻酔の合併症として緊急を要するものは，麻酔薬による**アレルギー反応，アナフィラキシーショックや局所麻酔中毒**と考えられる．注射の最中であれば，まず，薬剤の投与中止，そして救急対応のA (Airway), B (Breathing), C (Circulation) を必ずチェックする．ときにけいれんが起こる場合もあり注意が必要である．

　ほかの全身状態はよいのに血圧のみ低下している場合は，硬膜外麻酔の効果である可能性が高いと考えられる．硬膜外麻酔は，麻酔薬が脊髄神経に浸潤し，間接的に交感神経→感覚神経→運動神経の順にブロックされていく．そのためにブロック後の反応は「血圧が下がる→痛みがなくなる，しびれる→力が入りにくくなる」という順に起こる．

　**血圧低下は30分以内に起こることが多いため，硬膜外麻酔を施行した際にはすぐに帰宅させず，パルスオキシメーター，血圧，ECG, 可能なら呼気$CO_2$モニターでモニタリングすることがすすめられている**[1]．**もともと脱水気味で循環血液量が減っている患者の場合には，ますます血圧低下が起こりやすいため注意が必要**である．

　また，吸収血管が豊富な部位への注射や局所麻酔薬の過量で血管内濃度が上昇すると，頭痛や血圧上昇をきたすことがある．そのときには頭痛に

は鎮痛薬などで対処するが，ほかの症状が出現したり全身状態の悪化がないか注意深い観察が必要である．

## ●仙骨裂孔ブロックの効果

ところで，皆さんは仙骨裂孔ブロックを見たことがあるだろうか？整形外科外来で目にする仙骨裂孔ブロックに関して「実際の効果は？」「歯医者に行ったときの局所麻酔やナートするときの指ブロックの麻酔の効果は数時間で切れるのでは？」など疑問に思ったことはないだろうか？

調べてみると，海外では仙骨硬膜外注射は，局所麻酔薬についてよりもステロイド注入に関しての研究が多くみられた．

いくつかのランダム化比較試験によると，慢性腰痛症，神経根による痛み，坐骨神経痛に対する硬膜外ステロイド注入は，（数週間程度の）短期的な一過性の疼痛緩和に関してはプラセボに比較して効果はみられるものの，（月単位の）長期的な痛み，機能，手術の回避に関してはあまり利点がないと記載されている[2)3)]．

また，硬膜外注射に際しての合併症発生率の報告は，注射後頭痛が3.3％，硬膜穿刺による頭痛0.8％，嘔気1.7％と報告されている．稀だが重大なものとしては，硬膜穿刺，感染，出血がある[4)]．

硬膜穿刺に関しては，解剖学的に（仙骨部の硬膜はS2で終わっており，それ以下は硬膜外腔であるため）硬膜穿刺をする可能性は低いが，合併症予防のため，細く短い針（23～25G程度の注射針）の使用がすすめられているようである．

結局のところ仙骨裂孔ブロックや注射の効果は，疼痛の根本的な原因が除去されない限りは，長期的な疼痛管理や機能改善，手術の回避はできないのである．

事前に患者さんにその点を説明しないと「注射をしてもちっともよくならない」などと言われるかもしれない．**治るわけではないけれど短期的には痛みが取れるということをしっかりと説明**して行わないと，とんだ誤解を生んでしまうかもしれないので要注意である．とはいっても，「孫の結婚式に痛みなく出席できてうれしかった，とても楽だった．」という喜びの声を聞くこともあり，何事でもそうだが，よく患者さんと話をして決めるのがよい．

> **point**
> - 血圧低下は硬膜外麻酔の効果であることが多いが，重篤なアナフィラキシー，薬物中毒の症状でないか確認することが大切
> - 仙骨裂孔注射は，根本治療ではないことを話したうえで患者さんと決める
> - 仙骨裂孔ブロックをしたあとは，すぐに帰宅させずベッドで休ませモニタリングをし，血圧が戻ったのを確認してから帰宅させる．バイタルの安定した頭痛には鎮痛薬などの対症療法を行い，経過をみる

＜文　献＞

1) Kathryne, A.：Complications of Regional Anaesthesia. Drug Safty, 24：413-442, 2001
2) Armon, C. et al.：Assessment：use of epidural steroid injections to treat radicular lumbosacral pain：report of the Therapeutics and Technology Assessment Subcommittee of the American Academy of Neurology. Neurology, 68：723-729, 2007
3) Chou, R. et al.：Nonsurgical interventional therapies for low back pain：a review of the evidence for an american pain society clinical practice guideline. Spine, 34：1078-1093, 2009
4) Arden, N. K. et al.：A multicentre randomized controlled trial of epidural corticosteroid injections for sciatica：the WEST study. Rheumatology, 44：1399-1406, 2005

＜野澤広子＞

## 1．薬剤別薬の使い方 Q&A　　　　　　　　　　　　7．麻薬

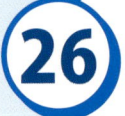

### 26 モルヒネを使うと，寿命が短くなるのでしょうか？

がん性疼痛のある膵がんの患者さんにNSAIDsを使用していましたが，痛みのコントロールが十分できなくなってきました．モルヒネの使用について説明したところ，麻薬を使ったら寿命が短くなってしまうのではないかと家族から強く反対されました．どのように説明したらよいのでしょうか？

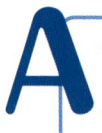

**A**
- がん性疼痛に対する適切なモルヒネの使用は，生存期間にほとんど影響しない
- モルヒネの使用の際は，本人，家族の薬剤についての理解を確認し，誤解があればきちんと説明する

　モルヒネはアヘンに含まれるアルカロイドで，19世紀はじめにつくられた最も古い鎮痛薬である．がん性疼痛などの強い痛みに対して用いられ，WHO方式がん疼痛治療法にも代表的な薬剤として挙げられている．便秘や吐き気などの副作用には予防的対処が必要となるが，適切な使用をすれば意識レベルの低下や呼吸抑制などの重大な副作用が問題となることはほとんどない．

　しかし，モルヒネの使用の際に，患者や家族が上記のような不安を感じることはしばしば経験される．医療者からも「痛みをとるための最後の手段」，「寿命が短くなったとしても，治療ができないなら痛みをとることが優先」といった説明がされていることもある．

　モルヒネの使用の有無や使用量の違いによる生存期間の差を評価したランダム化比較試験はなく，倫理的な側面から考えて今後もそのような試験が行われることは考えられない．「モルヒネの使用によって寿命が短くなるか？」という疑問については，研究の限界はあるが観察研究の結果に依らざるを得ない．これまで4つの観察研究で，オピオイドの使用量と生存期間の関連が検討されている．

　モルヒネを使用していたホスピス入院中の453人の患者を対象として行われた研究では，300 mg以上の高用量の経口モルヒネを使用していた患者と300 mg未満の患者では生存期間の差を認めなかった[1]．また，在宅ホス

ピスチームが介入してモルヒネによる疼痛治療を受けた在宅患者435人について，モルヒネ使用量と生存期間を調べた調査では，低用量（60 mg未満），中等量（60〜299 mg）のモルヒネ使用患者と比較して，300 mg以上の高用量のモルヒネを使用していた患者の方が生存期間が長いという結果であった[2]．米国の13のホスピスプログラムの1,306人の患者を対象に行われた研究では，Palliative Performance Status，原疾患（がん，心不全，COPDなど），意識レベル，疼痛スコアなどによる補正を行って生存期間とオピオイドの相関を検討した．オピオイド用量の最終変更からの生存期間とモルヒネ使用量に負の相関（モルヒネ使用量が少ない方が生存期間が長い）を認めたが，その影響は小さく，むしろ疼痛が少ない方が長い生存期間とより関連していた[3]．日本のホスピスに入院している209人の終末期のがん患者を対象にした研究では，死亡前48時間に使用したオピオイドの量の違いによって，入院からの死亡までの期間に差を認めなかった．この結果はPalliative Performance Status，症状（経口摂取の減少，浮腫，安静時の呼吸苦，せん妄）で補正しても変わらなかった[4]．

　これらの研究結果から，**適切なオピオイドの使用が生存期間を短縮させる可能性は少なく，疼痛などの症状コントロールのためにオピオイドの使用を差し控える理由にはならないと考えられる**．

　そもそも患者や家族は，なぜモルヒネを使うと寿命が短くなると考えられているのだろう．かつてモルヒネは，主として終末期の患者にのみ使われていたことや，麻薬依存の悲惨さなどから，ネガティブなイメージが定着しているものと思われる．医療者のなかにも同じようなイメージをもっている人がいるかもしれない．しかし，持続する疼痛は心身とも消耗させ，生きる意欲，治療する意欲をも低下させてしまう．**現在では早期から痛みを取ることの重要性が認識されるようになり，適切な疼痛管理により患者の状態が改善することもしばしば経験される．オピオイドの標準的な使用法や副作用対策を正しく理解し，患者・家族の不安にも配慮しつつ，苦痛な症状を可能な限り取り除くよう努めることが重要である．**

**point**
- がん患者の痛みの治療のために，モルヒネの適切な使用法，副作用対策をきちんと理解しておく
- モルヒネについての本人，家族の理解を確認し，不安や誤解があればきちんと説明するように心がける

**＜文　献＞**

1 ) Bercovitch, M. et al. : High Dose Morphine Use in the Hospice Setting : A Database Survey of Patient Characteristics and Effect on Life Expectancy. Cancer, 86 : 871-877, 1999
2 ) Bercvitch, M. et al. : Patterns of high-dose morphine use in a home-care hospice service. Cancer, 101 : 1473-1477, 2004
3 ) Portenoy, R. K. et al. : Opioid use and survival at the end of life : a survey of a hospice population. J. Pain. Symptom. Manage., 32 : 532-540, 2006
4 ) Morita, T. et al. : Effects of high dose opioids and sedatives on survival in terminally ill cancer patients. J. Pain. Symptom. Manage., 21 : 282-289, 2001

＜橋本　淳＞

## 1. 薬剤別薬の使い方 Q&A　　7. 麻薬

### 27 モルヒネは痛みだけでなく呼吸困難にも有効でしょうか？

大腸がん，多発肺転移の60歳の男性患者が咳と呼吸困難のために入院しました．酸素や鎮咳薬などを投与しても呼吸困難が持続しています．モルヒネが呼吸困難に有効との話を聞いたことがありますが，これまでに使ったことがなく呼吸抑制も心配です．実際に効果があるのでしょうか？　また，どのように使えばよいのでしょうか？

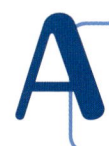

**A**
- まずは呼吸困難の原因を考え，原因に応じた対応をする
- モルヒネは呼吸困難に対する有効な治療手段であり，比較的少量で効果が期待できる

呼吸困難は，末期のがん患者のおよそ半数が経験する頻度の高い症状である．QOLにも大きく影響し，安静時の呼吸困難の出現は予後が限られていることを示している．**呼吸困難は「呼吸時の不快な感覚」と定義される主観的な症状であり，痛みと同様に患者の訴えによって判断される**．一方，呼吸不全は低酸素血症（動脈酸素分圧60 Torr以下）で定義される客観的な病態であり，両者は併存することも多いが，必ずしも一致するわけではない．

### 1．原因の検討と対応

呼吸困難のある患者の場合，まず低酸素血症（呼吸不全）があるか確認し，酸素投与の効果を判定する．低酸素血症がなくても酸素吸入により自覚症状が改善する場合もある．次に治療可能な原因がないか検討する．肺炎，心不全の治療，輸血による貧血の補正，胸水・腹水・心嚢水のドレナージにより苦痛症状の軽減が期待できる．また，がん性リンパ管症に対するステロイド治療，気道狭窄，SVC症候群（superior vena cava syndrome，上大静脈症候群）への放射線治療・ステントなどの治療手段もある．しかし，**病状が進行した終末期には，呼吸困難の原因は複数となり，治療抵抗性で，逆に治療により苦痛が増悪する場合もあるため，注意深い観察と状況に応じた判断が求められる**．

**表 ● 呼吸困難時のモルヒネの処方例**

| 頓用 | モルヒネ速放性製剤 2.5〜5 mg/回 |
|---|---|
| 定期投与 | 開始量　モルヒネ徐放性製剤1日20 mg<br>すでにモルヒネが投与されている場合は20〜30％の増量<br>呼吸数が10回/分以下となれば減量 |
| 呼吸困難時の<br>レスキュー | 内服は1日量の1/6の速放性製剤<br>注射剤は1時間分を早送り |

## 2．モルヒネの効果

　原因疾患の治療や酸素投与などでも改善しない呼吸困難には，どのように対応したらよいのだろうか．呼吸困難のある患者に対するモルヒネの効果を調べたランダム化比較試験は複数存在する．Abernethyらは，オピオイドを使用したことのない呼吸困難のある患者48人（主な原因は慢性閉塞性肺疾患）に対して，1日20 mgの経口モルヒネ徐放製剤による自覚症状の変化を調べた．研究デザインはランダム化クロスオーバー比較試験で，主要エンドポイントは薬剤使用4日目の呼吸困難感のVAS（visual analog scale）評価である．結果は，プラセボ群49.9 mmに対してモルヒネ群は40.3 mmと自覚症状の有意な改善を認めた．呼吸苦による睡眠障害も，プラセボ群31.6％に対してモルヒネ群は13.2％と有意に少なかった[1]．肺がんや肺転移のがん患者の呼吸困難に対するモルヒネ皮下注射の効果を検討したランダム化比較試験でも，50％増量のモルヒネ皮下注射により，酸素飽和度や呼吸数に影響せずに自覚症状の明らかな改善を認めた[2]．

## 3．呼吸困難に対するモルヒネの使用

　適切な方法でモルヒネを使用した場合に，呼吸抑制が出現することは通常ないが（表），呼吸数や酸素飽和度によるモニタリングをしておくことが望ましい．呼吸抑制が出現するのは，**①原則によらない過量投与を行った場合，②肝・腎機能障害，全身状態の悪化などを考慮しなかった場合，③放射線治療，神経ブロックで急に痛みが軽減した場合**，などである．

　呼吸困難は患者の苦痛となるだけでなく，病状の急変の予兆であることも多い．また，呼吸困難により患者は不安となり，不安がさらに呼吸困難

を悪化させてしまう．症状の緩和とともに，患者の注意深い観察ときめ細かい対応，そして患者・家族への十分な説明が重要となる．

**point**
- 呼吸困難は主観的な症状であり，患者の訴えをきちんと聞く
- 治療可能な原因疾患の有無，治療によるメリット，デメリットを十分検討する
- 比較的少量のモルヒネで呼吸困難に効果があり，呼吸抑制が問題となることは少ない

＜文　献＞
1) Abernethy, A. P. et al.：Randomised, double blind, placebo controlled crossover trial of sustained release morphine for the management of refractory dyspnoea. BMJ, 327：523-528, 2003
2) Bruera, E. et al.：Subcutaneous morphine for dyspnea in cancer patients. Ann. Intern. Med., 119：906-907, 1993

＜橋本　淳＞

## 1. 薬剤別薬の使い方 Q&A　　8. 抗ウイルス薬

### Q28 タミフル®による異常行動の出現はどう考えればよいのでしょうか？

小児にインフルエンザでタミフル®を処方する際，異常行動に関して親から質問を受けることが多いのですが，どのように説明すればよいでしょうか？

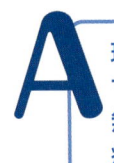

**A** 現時点では，タミフル®を服用することで有意に異常行動が増加するという研究は報告されていない．しかしタミフル®服用の有無にかかわらず，一定の確率でインフルエンザに罹患すると精神症状，異常行動が出現するため，インフルエンザに罹患した際は監視を怠ってはならない．

　タミフル®は，2001年から日本で発売され，以後インフルエンザ治療の大部分で用いられる薬剤となった．その後'04年に添付文書の「重大な副作用」欄に「精神・神経症状（意識障害，異常行動，譫妄，幻覚，妄想，痙攣等）」が追記された[1]．

　'05年11月に，タミフル®を服用していた患者が異常行動の結果事故死（転落死など）したことが報道され，タミフル®の副作用が疑われる事例として注目を集めた．同年米国FDAも，「ほとんどが日本の症例」としながらも，タミフル®内服時の精神症状に関する安全情報を発信している[2]．

　その後厚生労働省で，'05～'06年に小児患者（1～15歳）でのインフルエンザに伴う随伴症状の後ろ向きのコホート研究が行われた．その結果，タミフル®と異常行動との関連性は，タミフル®未使用での発現頻度は10.6％であったのに対し，タミフル®使用では11.9％と有意差を認めなかった[3]．

　さらに'06～'07年に行われた，対象を未成年（19歳）まで広げた調査では，タミフル®と異常行動との関連性は，タミフル®未使用での発現頻度は13％であったのに対し，タミフル®使用では11％と，やはり有意差を認めなかった[4]．

　その後，国内外で複数の前向き，後向きのコホート研究が行われているが，そのいずれもタミフル®で精神症状が有意に増加した報告はない[5]～[8]．ただし，これらの報告は「タミフル®は異常行動を増加させない」ということではない．これまでの研究はいずれも観察研究であり，さまざまな交

絡因子が関与していると考えられ,「タミフル®の関与はまだよくわからない」という程度のものであるといえる.市販後データの集積による再検討が待たれる.

さらにこれらの研究の見方を変えると,タミフル®の有無にかかわらず,インフルエンザに罹患することで1割程度に精神症状,異常行動が発生していることがわかる.つまり,治療薬にかかわらず,**すべての若年のインフルエンザ患者は精神症状,異常行動に注意することが重要**ではないかと考えられる.タミフル®の有無で観察の意識が変化するようになると,かえって危険な事態を引き起こしかねないと思われる.

> **point**
> - これまでのところ,タミフル®によって異常行動が有意に増加したという調査研究の報告はない
> - しかし,これまでの報告は観察研究のみであり,種々の交絡因子が関与していると考えられる.「タミフル®は異常行動を増やさない」とはいえない.前向きの比較研究が待たれる
> - むしろすべての若年のインフルエンザ患者で,1割程度,精神症状,異常行動が起きている事実が重要である.慎重な観察が求められる

### <文　献>

1) 厚生労働省報道発表資料:タミフル服用後の異常行動について(緊急安全性情報の発出の指示):http://www.mhlw.go.jp/houdou/2007/03/h0320-1.html
2) The FDA Safety Information and Adverse Event Reporting Program:Tamiflu:http://www.fda.gov/Safety/MedWatch/SafetyInformation/SafetyAlertsforHumanMedicalProducts/ucm095044.htm
3) 横田俊平,他:インフルエンザに伴う随伴症状の発現状況に関する調査研究:http://www.mhlw.go.jp/topics/2006/10/dl/tp1020-2.pdf
4) 平成21年6月16日,薬事・食品衛生審議会,医薬品等安全対策部会,安全対策調査会,資料:リン酸オセルタミビル(タミフル)について:http://www.mhlw.go.jp/shingi/2009/11/dl/s1106-11n.pdf
5) 友野順章,他:インフルエンザ罹患時に異常行動を起こした患者ではオセルタミビルを内服している例は多くない.感染症学雑誌,82(6):613-618,2008
6) 廣津伸夫:インフルエンザに随伴する異常言動について.日本臨床内科医会会誌,24(4):470-474,2009
7) Casscells, S. W. et al.:The association between oseltamivir use and adverse neuropsychiatric outcomes among TRICARE beneficiaries, ages 1 through 21 years diagnosed with influenza. Int. J. Adolesc. Med. Health, 21:79-89, 2009
8) Smith, J. R. et al:Incidence of neuropsychiatric adverse events in influenza patients treated with oseltamivir or no antiviral treatment. Int. J. Clin. Pract., 63:596-605, 2009

<船越　樹,名郷直樹>

**1．薬剤別薬の使い方 Q&A**　　　　　　　　　　　　　　　　　　**9．漢方薬**

## 29 投与中の漢方薬はどのようにして中止したらよいでしょうか？

他院で漢方薬を処方されていた患者さんが，当院を受診しました．
患者さん本人は漢方薬の継続を希望されていますが，いつまで続ければよいでしょうか？　また，どのようなタイミングで漢方薬を中止したらよいでしょうか？

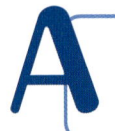

> **A** 漢方薬の目標は，患者さんのQOL（Quality of Life：生活の質）を向上させること．患者さんにとって漢方薬投与の恩恵が得られているかどうかを第一に考えよう．

患者さんに漢方薬を処方している場合，「この漢方薬はいつまで続ければよいのだろう？」という疑問をもたれることはあると思う．
処方初期段階と中期〜長期段階に分けて回答したい．

### 1．処方初期段階

**急性疾患への頓用処方**（感冒に処方した葛根湯や急性胃腸炎に処方した五苓散など）については，有効であれば**症状が改善した時点での処方終了**でよいと考えられる．

慢性疾患に処方した漢方薬の効果を，どの程度の期間で判断すべきか迷う場合があると思う．漢方薬は長期間服用しないと効果が出ないと考えられがちだが，実際には**処方が適合していれば2〜4週間で何らかの効果を示す**ことがほとんどである．開始後2週間で何らかの恩恵があれば継続の価値があり，4週間服用して何の恩恵もなければ，その漢方薬はそれ以上続けてもあまり効果は期待できないと考えられる．

処方した漢方薬がその患者さんに適合しているかの判断の参考となる指標のひとつは，**処方された漢方薬を飲んで飲みやすく感じるか**ということである．生薬の合剤なので多少の苦みや臭いなどはあるが，処方した漢方薬が患者さんに適合していた場合，多少の抵抗はあっても服用できる場合がほとんどである．逆に「まずくて一口も飲めません」と拒否される場合は，無理して内服を続けても効果はあまり期待できない．

漢方薬による治療が無効である場合は，漢方治療に精通した医師に相談するか，漢方薬をいったん中止して西洋薬のみでの治療に切り替えることも考慮すべきである．

### 2．処方中期～長期段階

漢方薬が長期的に継続されている場合，中止時期の判断がさらに困難になると思う．

西洋薬では客観的数値（血圧・血液検査データなど）が判断材料となるが，漢方薬の場合は問診が主な判断材料となる．

最も重要なのは，**処方されている漢方薬で患者さんが恩恵を得ているか**ということである．患者さんが漢方薬の恩恵を感じていないのに漫然と処方が続けられている場合があるので，受診時に漢方薬で患者さんが恩恵を自覚しているか・患者さんが漢方薬の服薬継続を希望しているかを定期的に確認することが重要である．

患者さんが漢方薬の恩恵の有無や服薬継続の希望を明確に答えられない場合もある．

漢方薬を服用している患者さんの傾向として，**症状が改善してくるにつれて漢方薬の飲み忘れが増えてくる現象**がしばしばみられる．**この現象を処方中止に利用する**こともできる．初回処方時に「症状がよくなってきたら飲み忘れて薬が残ってもかまいませんよ．」と説明しておき，再診ごとに残薬の有無・残薬量を確認し，残薬が増えてきたところ（例えば2週間ごとの受診で漢方薬が2週間分余った時点）で処方をいったん中止してみる．次の受診の際に再度残薬量を確認し，残薬量が多く患者さんも処方再開を希望しない場合はその時点で完全に中止する，という方法もよいと思う．

### 3．漢方薬の副作用が問題となる場合

漢方薬に副作用がないと考えている医療従事者はいないと思うが，一般の患者さんのなかには，漢方薬は副作用の心配がなく安全と考えている人も多くみられる．

漢方薬のなかでもっとも問題となるのは**甘草**という構成生薬である．甘草は西洋薬でいうグリチルリチン酸にあたり，副作用としては**偽アルドステロン症**が問題になる．甘草は多くの漢方薬に含まれており，甘草を含む

漢方薬を長期間投与する場合には，**浮腫・高血圧・低K血症**の発現に注意して経過観察することが重要である．**芍薬甘草湯**はこむらがえりなどに多用される漢方薬だが，**甘草が多量に含有**しており，ほかの漢方薬より短期間の投与でも偽アルドステロン症の発症が懸念される．可能であれば**芍薬甘草湯の処方は頓用・短期間にすることが望ましい**と考えられる．やむを得ず長期間投与する場合は，注意深く経過を観察することが重要である．

　**小柴胡湯**は食欲不振・口中不快などに処方されるが，**間質性肺炎**の副作用が問題となる．小柴胡湯が長期投与となる場合は，**発熱や呼吸器症状の有無のチェック・定期的に胸部X線撮影を行う**などして間質性肺炎の発症に注意する必要がある．**インターフェロン投与・肝硬変および肝がん・慢性肝炎で血小板減少のある場合（10万以下），小柴胡湯は禁忌**となる．

　**麻黄**を含有した漢方薬（麻黄湯，麻黄附子辛細湯など）は，麻黄が西洋薬でいうエフェドリンにあたるため，**交感神経刺激症状**（頻脈性不整脈など）を生じる場合がある．心疾患・甲状腺疾患などの既往・合併症のある患者さんに処方する場合は注意が必要である．

　漢方薬は，患者さんに恩恵の自覚が得られており，副作用の発現がなければ長期間継続しても問題ないと考えられるが，定期的な問診・副作用チェックを忘れないように注意しよう．

---

**point**
- 漢方薬は，患者さんに効果（恩恵）があることを確認のうえ継続を
- 急性疾患に対する頓用処方は，症状改善した時点で終了を
- 漢方薬の効果判定は2～4週間で可能
- 患者さんにとって飲みやすいか飲みにくいかは重要
- 残薬が増えてきた場合はいったん中止を考慮
- 甘草の入った漢方薬は偽アルドステロン症に注意
- 小柴胡湯は間質性肺炎に注意
- 麻黄の入った漢方薬は交感神経刺激症状に注意
- 漢方薬の長期継続時は定期的な問診および副作用チェックを

＜宮崎　勝＞

## 1. 薬剤別薬の使い方 Q&A　　10. ジェネリック医薬品

### 30　ジェネリック医薬品を使用した方がよいでしょうか？

テレビや新聞などのメディア，製薬会社，厚生労働相，病院管理者などから「患者負担額軽減や病院経営の視点からも，ジェネリック医薬品を使いましょう！」といつも言われています．しかし，本当に同等な臨床効果が保証されているか心配です．どのような点に注意して，ジェネリック医薬品を採用・使用すればよいのでしょうか？

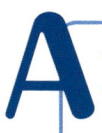

**A**
- 品質を保証されたジェネリック医薬品は少ない
- 安全性・有効性，付加価値，スタッフの納得，経営問題などの総合的な判断が必要

### 1. ジェネリック医薬品（後発医薬品）とは

- ジェネリック医薬品（generic drug）とは，医薬品特許権が消滅した先発医薬品について，特許権者ではなかった医薬品製造メーカーがその特許の内容を利用して製造した，同等な主成分を含むとされる医薬品のことである．商品名でなく有効成分名を指す一般名（generic name）で処方されることが多い欧米にならい，「ジェネリック医薬品」とよばれる．
- 主要国の普及率（数量ベース）は，米国63％，英国59％，ドイツ56％，フランス39％，日本16.9％である[1]．現在日本では，「医療費抑制」の看板のもとで厚生労働省主導の普及活動が進められている．
- 医薬品特許権利は，①物質特許（主成分），②製法特許（添加物，基剤），③製造特許（剤型）の3つからなる．ジェネリック医薬品は20～25年で①物質特許が切れた状態のことが多いため，副成分（剤型・味・添加物，基剤など）を先発医薬品と同じにはできない．

### 2. ジェネリック医薬品のメリットとデメリット

**❶ メリット：安価・付加価値**

- 安価（もともと安い錠剤などでは金銭的にもあまり変わらないことも多い）
- 付加価値（取り扱いが安全，多様な剤型・味，基剤変更など）が服薬コ

ンプライアンス向上につながる．
<具体例>デカドロン®注射液（2 mLバイアル）冷所保存 420円
　　　　→ デキサート®注射液 6.6 mg/ 2 mL 室温保存可能 183円
　　　　＝安価＜管理簡便性（薬価は2010年6月現在）

❷ **デメリット：安全性・有効性**
- 先発医薬品で必須の7つの毒性試験がすべて免除されている．安全性・副作用・薬効同等性など，ジェネリック医薬品はとにかく製品情報量が少ない．
- 副作用のデータは長期的なものがほとんどない．
- 先発医薬品とは異なる添加物や基剤への副作用もある．
- 販売後回収されているジェネリック医薬品も少なくない．
- 米国FDAをはじめ諸外国や日本の厚生労働省見解[2]では，「新薬と主成分が全く同じであるジェネリック医薬品に，新薬と同等のハードルを課すことは経済的でない点から考慮すると，先発医薬品とジェネリック医薬品の血中濃度の推移が同等であれば生物学的効果に差がないとする」という考えだが，以下に示すとおり果たして本当によいのかは疑問も残る．

　　※有効性試験は，生物学的同等性試験〔健康成人志願者を対象として先発医薬品とジェネリック医薬品の2群によるクロスオーバー試験を行い，空腹時投与時の未変化体または活性代謝物血中濃度の時間推移（$C_{max}$やAUC）が，ジェネリック医薬品の平均値が先発医薬品の80〜125％の範囲にあることを90％信頼区間法で示す〕で行われる．しかし，この統計評価で同等性とするのは問題があるかもしれない．また，血中濃度推移（PK：pharmacokinetics）の同等性のみで，薬効作用（PD：pharmacodynamics）も担保できるのか？と疑問点も残る．

　　※特許にはない企業独自の技術力の差もあり，そもそも完全に同じ主成分の薬剤を開発できるとは限らない．

- オレンジブックの薬剤再評価は有名だが，溶出試験（試験管内で薬の溶け方が一緒だと同じ薬効とみなしているのは問題があるかもしれない）で評価されている[1]．
- 保険適応問題：先発医薬品とジェネリック医薬品で効能・効果（適応症）が異なる．

| 薬種類 | 研究数 | 被験者数 | 効果量 (95%信頼区間) |
|---|---|---|---|
| β遮断薬 | 6 | 135 | 0.00 (−0.24 to 0.25) |
| 利尿薬 | 10 | 135 | −0.03 (−0.28 to 0.22) |
| Ca拮抗薬 | 4 | 242 | 0.00 (−0.53 to 0.53) |
| 抗血栓薬 | 2 | 50 | 0.21 (−0.19 to 0.61) |
| ACE阻害薬 | 1 | 23 | −0.09 (−0.68 to 0.50) |
| スタチン | 2 | 71 | −0.25 (−0.62 to 0.12) |
| α遮断薬 | 1 | 43 | 0.06 (−0.37 to 0.50) |
| ワーファリン | 4 | 138 | −0.09 (−0.33 to 0.15) |
| 総計 | 30 | 837 | −0.03 (−0.15 to 0.08) |

**図** 文献4より引用.
ACE：アンジオテンシン変換酵素

## 3．ジェネリック医薬品へのエビデンス

　安全性・有効性に関しては，先発医薬品への非劣性試験や直接比較したの試験があればわかりやすいが，たいていの研究は製薬会社との利益相反のため，良質な比較研究はほとんどない．

　FDAから12の生物学的同等性試験のメタ解析[3]が発表されているが，前述のごとく生物学的同等性のみで測っている．

　そのなかで，8種の循環器系薬剤でのジェネリック医薬品と先発医薬品の臨床同等性に関するはじめてのシステマティックレビュー/メタ分析（38/47はランダム化比較試験）[4]が2008年に公表された．上記図の結果のとおりである．効果量（n＝837）は−0.03（95％信頼区間−0.15〜0.08）であり，一般的には先発品の優位性は認めないが，置換不可のジェネリック医薬品（今回はCa拮抗薬）が存在すると結論した．23/43人のeditorialはジェネリック医薬品に否定的見方であった．しかも，いずれも短期間（4週間以内）での評価のため，長期的副作用に関しては不明である．

## 4．最後に〜ジェネリック医薬品採用に向けて〜

　ジェネリック医薬品の採用には，①**安全性・有効性**，②**先発医薬品に対する付加価値**，③**スタッフや関係者の納得**，④**経営問題**，への配慮が必要不可欠である．

また，前述のとおり問題点も多いジェネリック医薬品だが，先発医薬品とジェネリック医薬品の違いを強調するような情報に対して，日本の公正取引委員会は「ジェネリック医薬品の批判は公正取引に反する（独占禁止法違反）」と，医薬品業界に勧告している．しかし，臨床的な同等性が担保されていない以上，これはあまりにジェネリック性善説とでもいうべき片寄った勧告ではないだろうか．

　ジェネリック医薬品≒善ではないが，ジェネリック医薬品≒悪でもない．優秀なジェネリック医薬品もある．病院経営・医学的理念などすべてはケースバイケースである．個人の価値判断だけの問題ではなく，自施設全体の問題として考えていただきたい．

> **point**
> - メリット：安い＋付加価値（取り扱いが安全，多様な剤型・味がよい）
> - デメリット：安全性と有効性への疑問／情報量不足．薬価改正時に販売中止となるジェネリック医薬品が多いという実態
> - ジェネリック医薬品採用時の確認項目：①安全性・有効性，②先発医薬品に対する付加価値，③スタッフや関係者の納得，④経営問題
> - 個人の価値判断だけの問題ではなく，自施設全体の問題である

### <文　献>

1) オレンジブック：http://www.jp-orangebook.gr.jp/
2) 厚生省医薬審487号1997「後発医薬品の生物学的同等性試験ガイドラインについて」
3) Davit, B. M. et al.：Comparing generic and innovator drugs: a review of 12 years of bioequivalence data from the United States Food and Drug Administration. Ann. Pharmacother., 43：1583-1597, 2009
4) Aaron, S. et al.：Clinical Equivalence of Generic and Brand-Name Drugs Used in Cardiovasucular Disease. A Systematic Review and Meta-analysis. JAMA, 300：2514-2526, 2008

<小林　只，名郷直樹>

# 2. 薬の投与法

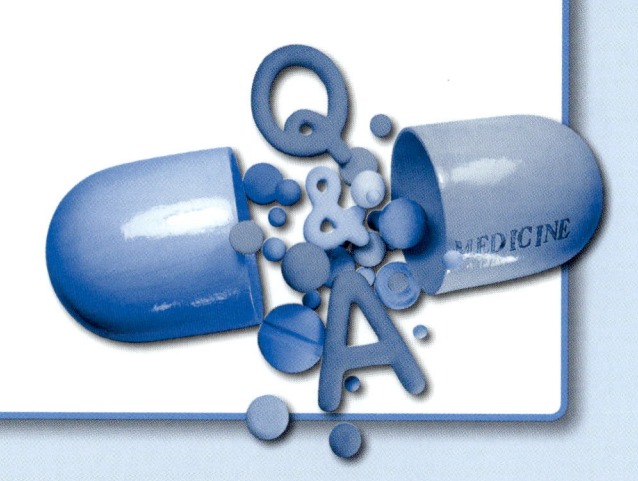

Q&A

## 2. 薬の投与法 Q&A　　　1. 投与速度

### Q31 抗菌薬の投与時間はどのように決めたらよいでしょうか？

80歳の男性が肺炎の診断で入院．グラム染色上，グラム陽性球菌が確認され，感受性結果が判明するまでPCG 200万単位×4回/日の投与で開始しました．投与時間（速度）を指示しようとしましたが，そもそも抗菌薬はどれくらいの時間で落とすのがいいのでしょうか？24時間持続で落とすと，常に抗菌薬が一定の濃度で保てるのだからいいのではないか？という疑問が湧いてきました．

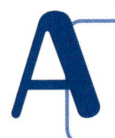

> **A** 理論上，投与時間を延ばす，24時間持続投与することで理想的な血中濃度を得ることができ，血中濃度上は理想的な結果が得られているが，臨床上は現時点では明確なエビデンスはない．

PK/PD（pharmacokinetics & pharmacodynamics）理論からは，PCGをはじめとしたペニシリンに代表されるβラクタム系の抗菌薬は，時間依存性と呼ばれる，Time above MICすなわちMICを超える濃度の時間が多いほど効果があるとされている．理論上は，T＞MICとなるように抗菌薬投与時間を延長すれば効率のよい治療効果が出るのでは，また24時間持続点滴の方がPK/PD理論からは効果的ではないか，という説もある．

いくつかエビデンスのある論文を検索したところ…，やはり数は乏しい．アウトカムが血中濃度としている文献も多い．

MSSAが起炎菌の感染性心内膜炎に対して，オキサシリン持続投与（12gを24時間投与）群と間欠投与（2gを30分かけて4時間ごとの投与）群の比較をした，後ろ向きコホート研究[1]では30日死亡率については8％ vs 10％，在院日数も20日 vs 25日と有意差ないが，30日時点での微生物学的な治癒率は94％ vs 79％と有意差ありとの結論だった．

重症敗血症患者に対して，ピペラシリンの持続投与（2gを30分で負荷投与した後に8gを24時間かけて投与）群と間欠投与（3gを30分かけて6時間ごとの投与）群との比較をしたランダム化比較試験[2]では，APACHE II（注：12の生理学的スコア，年齢スコア，慢性疾患スコアの合計点で重症度を測る）スコアで持続投与群でより改善がみられた（2日・3日・4日目の改善度は，持続群 4.1，5.1，5.2に対し間欠群 2.0，2.6，2.8）．Time above MICの割合も持続投与群，間欠投与群では100％ vs 62％

(MIC 16μg/mL)，65% vs 39%（MIC 32μg/mL）と有意差ありとの結果だった．

99人の患者をピペラシリン・タゾバクタムの持続投与群と間欠投与群に分けて比較（疾患名，投与量などは不明）したランダム化されていない比較対照試験[3]では持続投与群でも47人はあらかじめ間欠投与をし，その後持続へ変更している．臨床的治癒率は持続投与群が94%，間欠投与群が82%（p＝0.081）．体温正常化までの期間は持続投与群が1.2±0.8日，間欠投与群が2.4±1.5日と持続投与群の方が短かった．

レビュー[4]では1966〜2006年のMedline，1990〜2006年のEMBASEで，"beta-lactam" or "penicillin" or "cephalosporin" or "carbapenem" or "monobactam"（105,079件）"continuous infusion"（24,365件），"critically ill" or "critical care" or "intensive care"（88,230件）でそれぞれ検索，3領域が入っているもので調べた．このレビューはメタアナリシスされておらず，死亡率については有意差がみられていない．しかしこれらの試験は死亡率をセカンダリアウトカムとしたために検出力が低かった．1件のコホート研究で，緑膿菌感染に対するPIPC/TAZを4時間かけた投与と持続投与が比較されており，4時間かけて投与した群が14日後の死亡率が低かった．持続静注での効果はまだ不明瞭ではあるが，有用性を示すエビデンスはいくつかみられている．

持続投与を行う方がいいかもしれないという文献はあるが，数は少なく対象者も少ない．また，理論上，血中薬物濃度は持続投与の方が効果はあるし実際の濃度も高いが，臨床的に有意かどうかは不明確である．

感染性心内膜炎においてはAHA，BSAC，ESCでは連鎖球菌群を起炎菌とした治療としてペニシリンGを投与する際は投与方法として持続静注と分割投与の両方が推奨されている．

> **point** ・抗菌薬の投与時間は，24時間持続投与の方が理論上治癒率はよいが，エビデンスは現時点では少ない

### <文　献>

1） Hughes, D. W. et al.：Continuous versus intermittent infusion of oxacillin for treatment of infective endocarditis caused by methicillin-susceptible Staphylococcus aureus. Antimicrob. Agent Chemother., 53：2014-2019, 2009

2) Rafati, M. R. et al.：Clinical efficacy of continuous infusion of piperacillin compared with intermittent dosing in septic critically ill patients. Int. J. Antimicrob. Agents, 28：122-127, 2006
3) Grant, E. M. et al.：Clinical efficacy and pharmacoeconomics of a continuous-infusion piperacillin tazobactam prigram in a large community teaching hospital. Pharmacotherapy, 22：471-483, 2002
4) Roberts, J. A. et al.：Continuous infusion of $\beta$-lactam antibiotics in severe infections：a review of its role. Int. J. Antimicrob. Agents, 30：11-18, 2007

<渡邉力也>

## 2. 薬の投与法 Q&A　　1. 投与速度

## 32 心機能が低い患者や心不全の既往のある患者がショックや脱水になった場合，輸液の速度はどれくらいに設定したらよいでしょうか？

88歳男性で病院に通院したことがない患者が下血で来院しました．来院時の血圧は80/50mmHgで，両肺音は清で胸部レントゲン上肺うっ血像はありませんでしたが中等度の心拡大を認めました．出血性ショックが予想されたため，急速輸液をしようかと思いましたが，急速に輸液することで心不全になってしまわないかと不安で，とりあえず維持輸液程度の速度で開始してしまいました．もっと積極的に速度を速めた方がよかったでしょうか？

> **A** 心不全の既往がある患者や高齢者がショックになった場合の輸液の適量を決めるのは難しい．しかし，肺うっ血がないことを確認すれば250 mL生食を全開投与してもよいだろう．

　心不全の既往がある患者に輸液療法をする場合，過剰な輸液療法は医原性の心不全増悪につながる可能性がある．70歳以上の患者では医原性心不全で入院した場合，医原性でない心不全患者と比較して1年後の死亡率が最大4.3倍というコホート研究もある[1]．また無症候性も含めて年齢とともに心不全の罹患率は高くなる[2]ため，高齢者というだけでも急速輸液療法には注意しなければならない．

　しかしそういった背景の患者が，脱水状態や循環血液量減少性ショックで来院するケースは臨床上よく目にし，その際の初期輸液の速度をどうするかは難しい問題だ．難しい理由は，もともと安全な治療域が狭い中，ギリギリ害にならない最大の効果を治療目標にしているからだ．その難しさを認識した上で，心機能低下患者に対する輸液速度を決定する際の情報をいくつかまとめてみた．

### 1．ショックの定義と一般的な初期治療の目安

　ショックは全身の組織への循環が低下して酸素供給が低下した結果，細胞死，臓器に障害をきたし死に至るもので，初期は可逆性だが病態は時間

**表● ショックの分類**

|  | 心拍出量 | 末梢血管抵抗 |
|---|---|---|
| 循環血漿量減少性ショック | 低下 | 増加 |
| 心原性ショック | 低下 | 増加 |
| 分配性ショック | 増加 | 低下 |
| 混合性ショック | 低下，増加 | 低下，増加 |

単位で増悪し，臓器障害が進行すると不可逆性となる．そのため初期治療はできるだけ早い段階での決断が要求される．

臨床現場の定義としては収縮期血圧が90mmHg以下もしくは普段から40mmHg以上低下する，または乏尿という指標がよく用いられる．そのため**初期治療の目標は収縮期血圧90mmHg以上もしくは0.5 mL/kg/時の利尿がつくまで**とされることが多い．

### 2．ショックの病態

血圧は心拍出量×末梢血管抵抗で規定され，血圧の低下とはこの2つの両方またはいずれかが破綻し，代償機構が追いつかなくなった状態で，病態としては表のように主に4つに分かれる．

この病態はSwan-Ganzやカテーテル動脈ラインによる肺毛細血管楔入圧や末梢血管抵抗を測定することで評価することができるが，初療現場では病歴や理学所見や簡単な検査で病態を推測するしかない．

治療に関しては以下にまとめたが，問題になるのは**循環血漿量減少性ショック（出血性ショックなど）と分配性ショック（敗血症性ショックなど）は大量輸液が必要**なことに対して，**心原性ショックは輸液が有害になる可能性がある**ということだ．

> ・循環血漿量減少性ショック（出血性ショック）：1～2Lの急送補液．しかし急速輸液自体が害になるのではないかという指摘もある[3]
> ・分配性ショック（敗血症性ショック）：来院後6時間以内に中心静脈酸素飽和度70%以上，中心静脈圧8～12mmHg，平均血圧64mmHg，尿量0.5 mL/kgを目標に全開投与を行う．そのため通常5Lほどの輸液が必要になることから[4]，初期輸液速度は約830 mL/

> 時と大量になる
> 
> ・**心原性ショック**：肺うっ血を伴う心原性ショックに対する急速輸液は原則禁忌である．しかし心原性ショックでも右室梗塞や前壁梗塞，心タンポナーデなどは急速大量輸液が必要になる[5]．またShock trial[6]ではMI（心筋梗塞）発症後36時間以内にショックになった患者の左室収縮能，末梢血管抵抗を調べたが，心原性ショックの心拍出量の減少と末梢血管抵抗の増加という従来の予想に反して，31％の患者はEF（左室収縮能）が予想以上に高く，末梢血管抵抗にはかなりの幅が認められたという結果だった

このように病態だけで輸液量を判断するのはあまり適切でないかもしれない．心機能低下の程度や心不全の既往のある患者でのショック時の至適な輸液速度を検証した研究は見つからなかった．患者が呼吸不全ではなく，肺うっ血が理学所見，レントゲン上で否定的であることを確認してから経験的に250 mL生理食塩水を急速輸液するというガイドラインもある[3]．

## 3．モニタリング

上述のように心不全の既往のある患者や高齢者では，初期輸液速度の決定が難しく適切な速度になっていない可能性もあるため，医原性の肺うっ血をきたさないようにモニタリングすることが重要になる．特に初期輸液でも血圧や尿量の改善がみられない場合は，Swan-Ganzカテーテルや動脈ラインを留置し，肺毛細血管楔入圧18～25mmHg，$SaO_2$ 70％を維持するようにする．経過中に出現する末梢の浮腫は分配性の低アルブミン血症によることが多いため，点滴量の目安にするべきではない．

> **point**
> ・心不全の既往のある患者，高齢者に対する急速輸液療法は有害になりうる
> ・ショックは急速に進行し不可逆的に障害になりうる
> ・心機能が悪いショック患者に対する初期輸液速度を決定するのは困難だが，理学所見，胸部レントゲンで肺うっ血が否定的な場合は，生理食塩水を250 mLほど急速輸液してもよいかもしれない
> ・輸液開始後は医原性の肺うっ血をきたさないように注意深くモニタリングする．特に初期輸液でショックが改善しない場合は，状況に応じてSwan-Ganzカテーテル，動脈ラインの留置を考慮する

<文　献>

1) Rich, M. W. et al.：Iatrogenic congestive heart failure in older adults: clinical course and prognosis. J. Am. Geriatr. Soc., 44：638-643, 1996
2) Levy, D. et al.：Long-term trends in the incidence of and survival with heart failure. N. Engl. J. Med., 347：1397-1402, 2002
3) Roberts, I. et al.：Is the normalisation of blood pressure in bleeding trauma patients harmful？ Lancet, 357：385, 2001
4) Rivers, E. et al.：Early Goal-Directed Therapy Collaborative Group. Early goal-directed therapy in the treatment of severe sepsis and septic shock. N. Engl. J. Med., 345：1368-1377, 2001
5) Antman, E. M. et al.：ACC/AHA guidelines for the management of patients with ST-elevation myocardial infarction, 2006
www.acc.org/qualityandscience/clinical/statements.htm
6) Picard, M. H. et al.：SHOCK Trial. Should we emergently revascularize Occluded Coronaries for cardiogenic shock. Echocardiographic predictors of survival and response to early revascularization in cardiogenic shock. Circulation, 107：279-284, 2003

<福井　謙>

## 2. 薬の投与法 Q&A　　2. 投与量

## 33 体重，体格の違いで薬剤の投与量は変更した方がよいのでしょうか？

体重が150kgでBMI 35の心不全患者さんを心不全と診断し，ラシックスの内服で外来通院してもらうことにしました．処方する際の用量ですが，この患者さんには通常の用量より増量した方がよいのでしょうか？

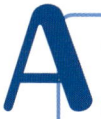

**A**
- ラシックスは脂溶性のため，肥満患者の場合は脂肪に沈着し血中濃度が下がるため効果が弱くなる
- しかし投与後は脂肪組織からゆっくり血中に放出されるため効果の持続時間は長く，連日の大量投与で中毒域に達してしまうかもしれない
- 重篤な状態でなければ理想体重に合わせて少量から開始するのが望ましいと思われる

　　薬剤の開始用量を決定する際には薬剤添付書に記される用量を参考にするが，極端に痩せている患者や高度肥満の患者などはその用量をそのまま当てはめてよいかどうか迷う．

　　このように体重，体格と薬剤の用量との関係は臨床上しばしば問題になることがある．しかしここで注意しなければならないのは，体重，体格は薬剤の用量を決める唯一の因子ではないということだ．

　　ここではさまざまな情報を統合して薬剤の開始用量を決定するポイントを体重，体格のことにも触れながらまとめてみた．

### 1．量反応関係を理解する

　　量反応関係とは，生物に対して化学物質や物理的作用（刺激やストレス）を与えたときに，物質の用量・濃度や作用強度と，生物の反応（薬効や有害性）との間にみられる関係のことをいい，その関係を表したグラフを量反応曲線といい通常図1のようになる．つまり患者がある量の薬剤を内服しその後体内に起こる反応は，内服する薬の量によって大幅に変化することになり，その時の反応は用量によって有効な領域（望ましい作用）から無効，もしくは有害な領域（望ましくない作用）に移行する．薬剤の用量

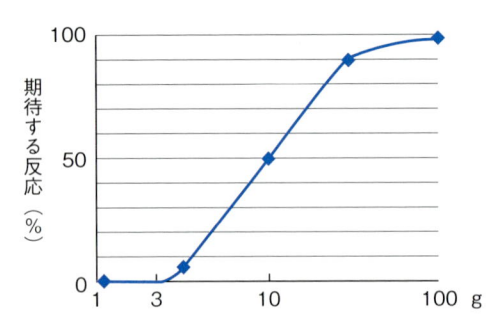

**図1 ● ある患者に薬物を投与した際の量反応曲線の例**

3gでは体に何も反応は起こっていないが，10g投与時は，期待する50％の反応が起こっている

はこのような量反応関係を元に，有用な効果が期待されかつ副作用が出現しないとされる範囲で決定される．

## 2．量反応関係に影響する因子

薬剤添付書に記される薬剤の用量は，このような量反応関係の考え方を元に決定される．しかしここで決められる用量は集団の平均であり，個々の患者に適応する際はその患者の量反応関係に影響する因子を考慮する必要がある．体重や体格もその1つだが，それ以外にもいくつか因子があることを知っておく．

- **体　重**：肥満患者は脂溶性薬剤が脂肪組織に分散されるため血中濃度は低くなる．また脂肪組織に蓄積された薬剤が徐々に血中に放出されるため，血中濃度が比較的長く維持される．また体格は腎機能，肝機能に影響があるとされるが，肥満の場合は腎機能，肝機能が増加することはない
- **年　齢**：体重あたりの水分量が多いとされる小児は，水溶性の薬剤が成人と比較してより分散されるため，同じ投与量でも血中濃度が低くなる．逆に高齢者では脂溶性がより分散される．また腎機能は年齢の影響を受け，高齢者では一見クレアチニンの値が基準範囲内でも腎機能は低下している．肝機能については新生児の場合，未熟な状態のため薬剤の蓄積による中毒

を起こしうるが，一般に高齢者で肝機能が落ちるということはない
- **性　別**：性別差による量反応関係の差は少ないと言われている
- **腎機能**：さまざまな薬剤が腎機能の影響を受ける．抗菌薬などは初回投与量をGFRの値により決定する．GFR（糸球体濾過量）を求めることが用量の参考になる
- **肝機能**：軽度肝細胞障害程度では薬剤の代謝に影響することはないが，重篤な肝硬変の場合は肝代謝の薬剤は減量する必要がある
- **遺伝的要因**：CYP2D6などの代謝遺伝子欠損などがある
- **薬剤相互作用**：サプリメントや漢方薬を含むさまざまな薬剤が相互作用をもつ
- **人　種**：ヘパリンの有効血中濃度が欧米人と比較しアジア人は少ない量だったという報告[1]や，対照となった薬剤の45％が薬物血中濃度–時間曲線下面積（AUC）の違いを認めたなどとする研究がある[2]
- **その他**：妊娠，心疾患，呼吸器疾患，感染症なども影響すると言われている

## 3．薬剤による安全域の違い

図2のように薬剤にはさまざまな安全域があり，安全域を越えると副作用が出現してしまう可能性がある．安全域は薬剤により異なり，比較的広い安全域の薬剤もあれば，狭い安全域の薬剤もある．上述のように薬剤の種類だけではなく，個々の患者の因子により量反応関係が変わりうることを考慮すると，薬剤投与は安全域を越えないように有効とされる最低量から開始し，その後状態に応じて用量を漸増するのが望ましい．しかし急速に進行する疾患（重篤な感染症や間質性肺炎など）の場合には，開始用量を比較的高く設定することを検討する[3]．

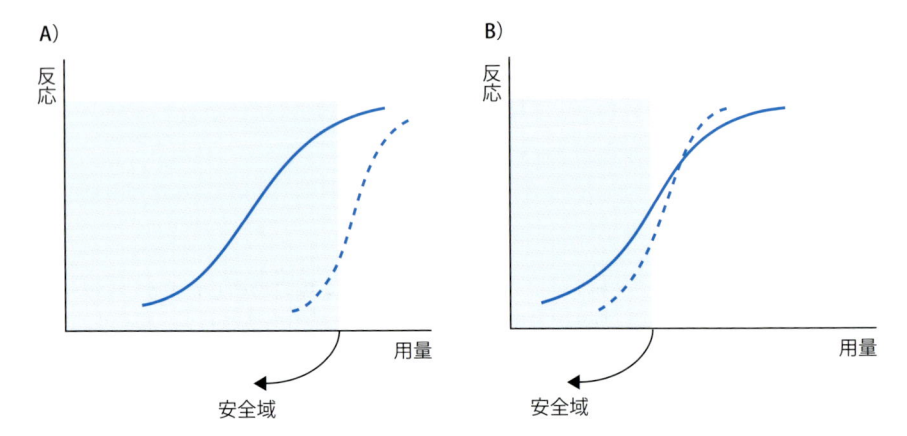

**図2● 薬剤による安全域の違い**

―― 望ましい作用，- - - - 望ましくない作用．Aは安全域の広い薬剤の場合で，Bは安全域の狭い薬剤の場合．AはBと比較し用量が多くても，望ましい作用が期待できる．逆にBは少し用量が増えただけでも望ましくない作用が起こり，すぐに望ましい作用を上回ってしまう

> **point**
> ・量反応関係を理解する
> ・個々の量反応関係に影響を及ぼす要因を検討する
> ・重篤な状況でなければ少量投与から開始し状態をみて漸増する

### <文　献>

1) Shimada, Y. J. et al.：Relation of race (Asian, African-American, European-American, and Hispanic) to activated clotting time after weight-adjusted bolus of heparin during percutaneous coronary intervention. Am. J. Cardiol., 105：629-632, 2010
2) 福永悟史，他：日本人と外国人の薬物動態の違いが日本における承認用量に与える影響
www.f.u.tokyo.ac.jp/~regsci/files/09JSCPT_Fukunaga.pdf
3) 新医薬品の承認に必要な用量-反応関係の検討のための指針
www.pmda.go.jp/ich/e/e4_94_7_25.htm

<福井　謙>

## 2. 薬の投与法 Q&A　　3. 投与順

### 34　2種以上の点耳薬を使用するときの順序や投与間隔はどのように決めればよいでしょうか？

9歳，男児．急性中耳炎で耳漏を認める患者に対して，抗菌薬の点耳薬とステロイドの点耳薬の2種類が処方されています．どちらを先に投与した方がいいのか，また，2種類の点耳薬の間隔はどれくらいあければいいのかを聞かれて困りました．点耳薬の使い方による効果の違いはあるのでしょうか？

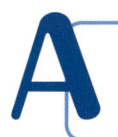

**A　複数の点耳薬の投与の順番によって効果が異なるとするエビデンスはない．むしろ，どのような患者に点耳薬を処方するかという点が重要である．**

　中耳炎に対して抗菌薬やステロイドの点耳薬が処方されることがあるが，その投与の順番によって，効果が異なるというエビデンスはない．抗菌薬単独と比較して，抗菌薬＋ステロイドの点耳薬が臨床的な効果が優れているという研究[1]はある．この文献で使用されたのはCiprodexという合剤である．日本では発売されていないが，おのおのの薬剤を同時投与したのと同じと解釈できる．何を先に点耳するかというより，**何を併用して点耳するかの方が臨床的には重要**と考えられる．一般的な点耳薬に関しては，配合の副作用が問題になることはまずないと考えられる．疼痛に関しては鎮痛薬（局所麻酔薬）の点耳が有効とするメタ解析もある[2]．

　もう一つ重要なことは，**どのような患者に対して点耳薬が有効か**ということである．前述の文献1は鼓膜換気チューブから耳漏を認める患者が対象となっている．一般的に，抗菌薬の点耳薬は経鼓膜的に浸透・吸収されることはほとんどないため，鼓膜穿孔を伴わない急性中耳炎に対して使用しても中耳腔へは移行せず，その効果は期待できないとされている．実際，鼓膜穿孔を伴わない中耳炎に対して抗菌薬の点耳薬が有効とするエビデンスはない．症例のように，耳漏/穿孔を伴う急性中耳炎ではどうかというと，自然自壊した穿孔のサイズは小さいため，その効果が不十分とする意見がある[3]．一方，慢性中耳炎の穿孔は中等度以上であり，急性中耳炎の穿孔や鼓膜切開の穿孔とは異なる．点耳薬の効果が明らかなのは，**慢性化**

膿性中耳炎，慢性中耳炎急性増悪，鼓膜換気チューブ挿入例と理解しておく．

> **point**
> ・抗菌薬単独より抗菌薬とステロイドを併用した方が治癒は早い
> ・点耳薬の順番や間隔が臨床経過を改善するかを検討したエビデンスはない
> ・慢性中耳炎や鼓膜換気チューブ挿入中の患者では点耳薬の効果を期待できるが，急性中耳炎ではその効果は十分でない可能性が高い

### <文　献>

1) Roland, P. S. et al.：Topical ciprofloxacin/dexamethasone otic suspension is superior to ofloxacin otic solution in the treatment of children with acute otitis media with otorrhea through tympanostomy tubes. Pediatrics, 113（1 Pt 1）：e40-6, 2004
2) Foxlee, R. et al.：Topical analgesia for acute otitis media. Cochrane Database Syst. Rev., 3：CD005657, 2006
3) 山内一真，他：急性中耳炎 抗菌薬治療．小児科臨床，59（12）：2497-2502, 2006

<米田博輝>

## 2. 薬の投与法 Q&A　　3. 投与順

## 35 急性虫垂炎患者を救急病院に搬送するときに，抗菌薬や鎮痛薬を先に投与してしまってもよいでしょうか？

地域診療所で研修中．心窩部痛の後に嘔吐があり，右下腹部に疼痛部位が移動してきた18歳男性．疼痛は持続痛で増悪しています．McBurneyの圧痛あり．緊急採血でWBC増多，エコーで虫垂の腫大と糞石を思わせる像がありました．「典型的な虫垂炎だ！」と意気揚々と救急車で搬送しました．こんなとき…，
① 痛がる患者にペンタゾシン（ソセゴン®，ペンタジン®）を注射し，搬送先の外科の先生に「鎮痛薬を使ってしまい理学的所見がとれないじゃないか」と叱責された．
② 何も使わず搬送し搬送先の外科の先生に「こんなに痛がってかわいそうに．鎮痛薬を使えばよかったのに」と助言された．
一体どうすればいいのでしょうか？

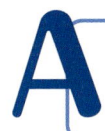

### A
鎮痛薬を使わないのは非人道的．抗菌薬に関しても診断が明らかで手術を前提とした場合は有用といえる．どちらにしても外科の先生に診断の正誤を含めて確認することが重要である．

　上述のエピソードは地域医療研修中の診療所から病院に搬送した場合であるが，総合病院の院内コンサルトでもよくある光景である．筆者も同様の経験を何度もしている．ただ最近は鎮痛薬や抗菌薬をあらかじめ使用しても怒られないことの方が多い印象で，周囲の外科の先生方からも「痛みがあるのを放置するのはよくない」との声が聞かれた．

　以前は有名なDr.Copeの『Early Diagnosis of the Acute Abdomen（邦題：急性腹症の早期診断）2nd ed.』で「鎮痛薬を使用することで診断に悪影響がある」といわれていたようである．昨今はこれを覆す多数の臨床試験が発表されている[1)2)]．多くの臨床試験は強力な麻薬性鎮痛薬であるモルヒネを0.1 mg/kg（体重）程度の量で使用している．たとえモルヒネを使用したとしても**利益（＝鎮痛や鎮痛によるバイタルサインの安定，予後）が害（＝診断の誤りや手術の遅れ）を上回る**といえる．日本ではブチルスコポラミン臭化物（ブスコパン®）1筒筋注または静注，ペンタゾシン（ソセゴン®，ペンタジン®）1筒筋注または静注がよく用いられる．

### ●抗菌薬の場合

　抗菌薬の使用に関しては，虫垂炎の診断が正しく，手術を前提としている場合は「創部感染や術後の腹腔内膿瘍を予防する効果がある」とされている[3]．処方例として，急性虫垂炎の場合，大腸内のグラム陰性桿菌と嫌気性菌のカバーが必要であり，CMZ（セフメタゾン®）1回1g　1日3回，SBT/ABPC（ユナシン-S®）1回1.5g　1日4回，CTRX（ロセフィン®）1回1g　1日2回などが用いられる．

　鎮痛薬を用いても診断の正確性に影響はなさそうだが，抗菌薬に関しては「診断に疑問が残る場合には穿孔をマスクする可能性があり，抗菌薬を投与するべきではない」という成書[4]もある．確かに，虫垂炎の診断はしばしば困難であり，抗菌薬の選択には個人の好みが影響する．日本のように搬送時間があまりかからない国では，上記[3]のようなメリットは少ないかもしれない．このため抗菌薬投与の是非は単純ではない．搬送先の医師に病歴，身体所見，検査所見を説明し，「抗菌薬を投与してよいか」「何を投与すればよい」かを伺うことが重要である．**結局，虫垂炎を疑った際や鎮痛薬を使用した際は安易に帰宅とせず，1泊程度経過観察するのが最善**と考える．そして外科医の先生を怖がらず，積極的にコンサルトすることが必要である（すべては患者さんのため！）．

> **point**
> - 急性虫垂炎の診断に自信がある場合は，鎮痛薬，抗菌薬の使用に問題はなく，むしろ有用である
> - 急性虫垂炎の診断に自信がない場合は，慎重な経過観察が必須である
>   ⇒どちらにしても，外科の先生に積極的にコンサルトし，診断や薬物投与に関して助言を求めるべきである

<文　献>

1) Thomas, S. H.：Effects of morphine analgesia on diagnostic accuracy in Emergency Department patients with abdominal pain：a prospective, randomized trial. J. Am. Coll. Surg., 196：18-31, 2003
2) Ranji, S. R.：Do opiates affect the clinical evaluation of patients with acute abdominal pain? JAMA, 296：1764-1774, 2006
3) Andersen, B.：Antibiotics versus placebo for prevention of postoperative infection after appendicectomy. Cochrane Database Syst. Rev., 3：CD001439, 2005
4)「ハリソン内科学 第3版（原著17版）」（福井次矢，他/監訳），MEDSi，2009

<山本　健>

## 2. 薬の投与法 Q&A　　4. 投与経路

## 36 どのような薬剤が気管内投与可能でしょうか？

夜中の救急外来．75歳の男性が心肺停止で搬送されてきた．心電図波形はPEAである．研修医に胸骨圧迫を指示し，あなたは気管挿管により気道を確保した．「エピネフリンを気管内投与！」と指示したが，研修医が「先生，骨髄路を確保してはどうでしょうか」と提案してきた．

**A**
- 気管内投与に使用可能とされる薬剤は限られている
- 静脈路あるいは骨髄路からの薬剤投与にくらべて，気管内投与が優れているとする研究はない
- 静脈路あるいは骨髄路の確保が困難な場合に限り，実施してみてもよいのかもしれないが，有効性については不明な点が多い

　薬剤の気管内投与は，気管挿管されている患者では，すばやく薬物を投与できる方法として知られており，主に救急などの蘇生処置を必要とする現場で実施されてきた．気管内投与の歴史は1857年のBernardの研究にまでさかのぼるとされ，以後，多くの実験，研究が行われてきた．
　現時点で気管内より投与可能な薬剤としては，以下のものが挙げられる[1]．
　アトロピン，エピネフリン，リドカイン，ナロキソン，ジアゼパム
　ジアゼパムは肺臓炎を起こす可能性があり，また坐薬としても使用可能であるので，気管内投与の際には慎重に行う必要がある．新生児に対し，ナロキソンの気管内投与は痙攣を誘発するとされており推奨されない．アトロピン，エピネフリン，リドカインについて，有用性を示す介入研究はなく，観察研究によってのみ有効性が示唆されている．

### 1. 気管内投与により体内への吸収が認められる薬剤

　また，実験レベルで，気管内投与により体内への吸収が認められる薬剤としては以下のものがある．
　フルマゼニル，メタラミノール（日本では未承認），ミダゾラム，プロプラノロール，バソプレシン
　これらの薬剤については動物実験では有用性が確認されているが，人間

において同様の効果が確認されたとする研究は少ない．

## 2．気管内投与が無効か，安全に使用できない薬剤

無効，あるいは安全に使用できないとされている薬剤としては以下のものが挙げられる．

重炭酸ナトリウム，アミオダロン，イソプロテレノール，ブレチリウム

重炭酸ナトリウムは肺胞サーファクタントを不活性化するとされている．アミオダロンは動物実験で肺臓炎や肺線維症を引き起こすことが知られており，イソプロテレノール，ブレチリウムは相当量を投与しても，循環動態に影響は与えない（投与しても意味がない）とされている．

こうしてみると，投与可能とされる薬剤が思いのほか少ないことに驚かされる．

今日，わが国でも「アメリカ心臓協会（AHA）心肺蘇生と救急心血管治療のための国際ガイドライン」に基づいた蘇生治療が普及している．「AHA心肺蘇生と救急心血管治療のための国際ガイドライン2000」[2]では，「静脈路を留置する前に気管チューブが挿入してある場合は，エピネフリン，リドカイン，アトロピンなどを気管チューブから投与できる」としている．しかしガイドライン2005[3]では，「静脈内および骨髄路を確保できない場合，気管内投与が可能な蘇生薬もある」としながらも，「一部の蘇生薬は気管内投与が可能であるが，薬剤動態と薬理効果が予測しやすいという点で，静脈内投与または骨髄内投与の方が望まれる」と結論づけている．

ガイドライン2000と2005の記述をもう少し追ってみる．気管内投与可能な薬剤としてリドカイン，アドレナリン，アトロピン，ナロキソン，およびバゾプレシンが挙げられている[3]．投与方法としては，推奨静脈内投与量の2～2.5倍で5～10 mLの蒸留水または生理食塩水で希釈（蒸留水の方が薬物の体内への吸収は良好ではあるが，$PaO_2$への悪影響が大きいとしている）．気管チューブの先端を越えてカテーテルを挿入し，胸骨圧迫心臓マッサージを一時中止し，気管チューブの先へ薬剤溶液をすばやく散布し，急速に吸収できるエアロゾルをつくるため，ただちに何回かの急速換気を行う[2]とされている．推奨されている投与量の妥当性については，未だ検討が不十分であり，特にエピネフリンについては，静脈投与量の3～

**表● 気管内投与における推奨投与量**

|  | 成人 | 小児 | 新生児[4] |
|---|---|---|---|
| 薬物容量 | 静脈投与量の2〜2.5倍 | エピネフリン0.1 mg/kg（静脈投与量の10倍）アトロピン0.03 mg/kgリドカイン2〜3 mg/kg | エピネフリン（1：10,000）：0.1 mg/kg以下を考慮（エビデンスクラス未確定） |
| 全薬液投与量 | 10 mL | 5 mL | 1 mL |
| 溶解液 | 生理食塩水あるいは蒸留水 | 生理食塩水 | 生理食塩水 |

10倍量を気管内投与しなければ，通常の静脈内投与で得られる同等効力量は得られないとし，加えて気管内投与で得られる低濃度のエピネフリンにより一過性のβ作用（低血圧，冠動脈還流圧・流量の低下，自己心拍再開率の低下を招く）が生じる可能性も示唆されている[3]．溶媒の量も確固とした根拠はなく，溶媒として蒸留水がよいのか（吸収が良好とされているが，$SpO_2$が低下するとの指摘がある），生理食塩水がよいのか（$SpO_2$が低下しないとする研究がある）も明確な根拠はない[3]．

各年代での推奨投与量を表に示す[3]．

AHAのガイドライン2005で，気管内投与が推奨されない理由としては，以下の3点にまとめられる．

① 気管内投与の場合，薬剤の至適量が不明である
② 気管内投与後の薬剤の血行動態・薬理効果の予測が困難である
③ 気管内投与の方が静脈路，骨髄路よりも優れているとするエビデンスがない

薬剤の気管内投与は150年近い歴史がありながら，使用できるとされている薬剤はごく限られている．これは動物実験で害反応が認められる薬剤が少なからずあることがおおいに関連していると思われる．また，どの程度効果があるのかについても，臨床研究（特に介入研究）が実施困難であり，ほとんどが後ろ向きの観察研究であることから，不明な点が多いと言わざるを得ない．

以上をふまえて，現時点では薬剤の気管内投与については以下のPointに集約されそうである．

> **point**
> ・薬剤の気管内投与は，静脈路，骨髄路ともに確保が困難な際に試みてもよいかもしれない（気管内投与の方が優れているとする臨床研究はない）
> ・使用できる薬剤としては，いわゆるLANE（リドカイン，アトロピン，ナロキソン，エピネフリン）が挙げられるが，至適投与量，投与後の薬物動態，薬理効果については不明な点が多い

今回本稿を執筆するにあたり，ガイドライン2005以降に発表された介入研究について検索を行ったが，残念ながら該当する論文にはたどり着けなかった．どなたかご存知の方がいらしたら，ぜひご教示いただきたい．

<文　献>

1) "Clinical procedures in emergency medicine, 5th ed."（James R. Roberts & Jerris R. Hedges），Saunders, 2009
2) 「AHA心肺蘇生と救急心血管治療のための国際ガイドライン2000日本語版」American Heart Association, Inc., 2001
3) 「AHA心肺蘇生と救急心血管治療のための国際ガイドライン2005日本語版」American Heart Association, Inc., 2006
4) American Academy of Pediatrics, American Heart Association：2005 American Heart Association Guidelines for Cardiopulmonary Resuscitation and Emergency Cardiovascular Care of Pediatric and Neonatal Patients：Neonatal resuscitation guidelines. Pediatrics, 117：e1029–e1038, 2006

<室林　治>

## 2. 薬の投与法 Q&A　　4. 投与経路

## 37　どのような薬剤が胃管から投与可能でしょうか？

　90歳の女性．経管栄養中，咳と発熱があり抗菌薬の点滴を行おうとしたところ，点滴は痛がるので，経管から投与できないかと介護者より相談をうけました．どのような薬剤が投与可能でしょうか？

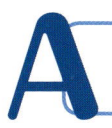

**A** 簡易懸濁法を用いることで80％以上の内服薬が経管投与可能である．

### 1. 簡易懸濁法による投与

　錠剤をつぶして経管チューブから投与した際に，薬剤によってチューブを詰まらせたり，詰まるまでいかなくてもチューブに薬剤がこびりついてうまくいかなかった経験をもつ人は多いだろう．そうした問題を一気に解決したのが**簡易懸濁法**である．

　経口投与する薬剤は，わざわざつぶさなくても消化管内において自然に崩壊し，吸収されるという当たり前の事実をふまえ，薬剤を体温に近い温度のお湯の中で自然崩壊させ，経管チューブから投与する方法である．

　実際には55℃の微温湯に，投与する1回分のすべての薬剤を最長10分間入れ放置し，崩壊後懸濁液を注入器で吸い取り，15分以内に経管チューブより投与する．倉田によれば1,003の薬剤について実験し，粉砕法では69％しか投与可能でないのに対し，簡易懸濁法では，そのままでは崩壊しないがフィルムに亀裂を入れることによって崩壊する薬剤を含めると85％が投与可能であると報告している[1]．

　簡易懸濁法で崩壊し投与可能であるかどうかについてのデータは，ハンドブックとしてまとめられている[1]．しかし，こうしたデータをいちいち調べるよりも，実際の現場では，経口投与する薬剤はすべて簡易懸濁法を試して，経管から投与できるかどうかをその場で検討してみればよい．その上で，10分間では崩壊しない薬剤についてのみ，個別の薬剤についての方法がまとめられた成書を参照すればよい[2]．10分で崩壊しないものの40％は，フィルムに亀裂を入れることで崩壊するという報告がある[2]．また崩壊しない場合も，粉砕するという従来の方法を使えば手間はかかるが，投与可能である．

## 2．経口投与との違い

崩壊中に光に当たったり，放置する時間が長くなることなどによって，経口投与と違う側面が生じる．また，配合によるpHの変化から通常投与と異なる状況になったり，55℃という温度で失活する薬剤もある．このように簡易懸濁法で安定性に問題がある薬剤では，この過程で変性，失活する可能性があり注意が必要である．

こうした問題については，個々の薬剤での検討データに注意すべきであるが，通常の経口投与でも同様な問題が生じている可能性もあり，通常の経口投与に対して重要な情報がもたらされることも今後出てくるだろう．

## 3．徐放製剤と腸溶錠

徐放製剤と腸溶錠は，粉砕投与と同様，簡易懸濁法での投与には問題を生じる．徐放製剤であっても，マルチユニットタイプといって，放出性の異なる顆粒からなる徐法製剤では簡易懸濁法によって投与可能だし，腸溶錠の場合，経管チューブが空腸や回腸に留置されていれば投与可能である．

## 4．最後に

経管から薬剤を投与できるかどうかという問題を取り扱ってきたが，**本当にその薬剤が必要かどうか**について，エビデンスとその患者の状態を照らし合わせてよく吟味することもまた同様に重要である．経管栄養を行っている患者の大部分は，寝たきりであったり，意識障害があったりする．そのような患者に，降圧薬を続けるかどうか，アスピリンを続けるかどうかなど，十分に考える必要があるだろう．

> **point**
> ・簡易懸濁法は経管からの薬剤投与を容易にし，仕事量を減らす
> ・本当にその薬剤の投与が必要かどうかの吟味を同時に行うことが重要

＜文　献＞
1）「内服薬　経管投与ハンドブック第2版」（藤島一郎/監，倉田なおみ/編）じほう，2006
2）「簡易懸濁法Q&A　Part1-基礎編　第2版」（倉田なおみ/監）じほう，2009

＜名郷直樹＞

## 2．薬の投与法 Q&A　　5．処方の工夫

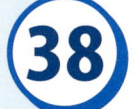

### 38　1日に何度も服薬できない患者には，どのように処方を工夫すればよいでしょうか？

2型糖尿病で通院中，αグルコシダーゼ阻害薬の食前3回投与を受けている患者さんがいます．HbA1cは7％で良好なコントロールですが，1カ月分の処方が出ているにもかかわらず，3カ月に一度しか来院しません．聞いてみると，夜しか服用していないということです．どのように処方を工夫すればよいでしょうか？

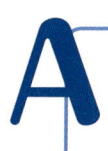

> **A**
> ・本当に複数回投与が必要か検討する
> ・その治療効果についてのエビデンスを調べてみる
> ・1回しか服薬できない理由を聞き出し，行動科学の手法を用いてアプローチする

### 1．本当に複数回投与が必要か

まず，その薬剤が本当に必要で，かつ複数回の投与が必須かどうかをよく検討すべきである．薬剤が必ずしも必要のないものであったり，1回の投与でも十分であれば，薬剤を中止するか，1回投与に切り替えればよい．問題は，その治療が必須で，どうしても複数回投与が必要な場合である．

### 2．1日に複数回服薬できない患者の背景

複数回の服薬ができない患者にはいろいろある．単に患者の希望である場合もあるし，勤務先での服薬が困難であったりする．介助がないと服薬できないような患者では介護者が不在の日中は服薬できないという場合もある．まず，上記のような1回しか服薬できない**理由についてしっかりと把握**することが重要である．

先の患者は，朝は食事を摂らないため服用せず，勤務先に薬をもっていくことに抵抗があるため昼も服用せず，結局夜だけの服用になってしまっていた．

### 3．エビデンスを調べてみる

αグルコシダーゼ阻害薬を含む薬剤によるHbA1c 6％未満を目指す厳格な治療群と7〜7.9％の標準治療群を比べた2型糖尿病のランダム化比較試験があるが，心血管疾患は厳格群で少ない傾向にあるものの，死亡では標

準治療のほうが20％少ない[1]，さらに腎症，網膜症でも差がない[2]という結果であった．こうしたエビデンスを知ることができれば，患者の希望をかなえて，薬の投与をやめてしまうというのも十分選択肢になりうるだろう．

## 4．行動科学的アプローチ

　最後にもう1つ，行動科学的アプローチ[3]に簡単に触れておこう．行動科学的アプローチといってもむつかしいことではない．まずは1回しか飲めないという**患者の希望を決して否定しない**ことが重要である．否定することなく背後にある解釈モデルを聞き出すのがスタートである．

　先の患者も，服薬が規定どおりにできていないことを把握したときに，「3回飲まないとだめです」と決して言わず，まずは患者の行為を受け止めることである．その上で，3回服薬できていない状況の情報収集をし，背後の解釈モデルを引き出し，できるだけ患者自身から解決策を引き出し，自ら3回飲んだほうがいいと思わせるように支援する，というアプローチである．もし本当に3回の服用が必要なら，必要だからこそ，**患者を否定せず，患者の行動が変わるように支援**していくほうがよい結果を生みやすい．

　この患者も，今のままでそれほど悪いコントロールでないことを伝え，3回の服用ができるようになることを少し先の目標として設定し，まずは患者本人が言い出した朝食をとるように心がけるという目標で，治療を継続した．そして，そのようなアプローチの方が，3回飲まないとだめです，というやり方よりも，最終的な服薬遵守につながっていくと思われる．

> **point**
> ・服薬できないという背景を知る
> ・エビデンスを調べ，行動科学的アプローチを行う

### ＜文　献＞

1) Action to Control Cardiovascular Risk in Diabetes Study Group, Gerstein, H. C., et al.：Effects of intensive glucose lowering in type 2 diabetes. N. Engl. J. Med., 358：2545-2559, 2008
2) Ismail-Beigi, F. et al.：ACCORD trial group. Effect of intensive treatment of hyperglycaemia on microvascular outcomes in type 2 diabetes：an analysis of the ACCORD randomised trial. Lancet, 376：419-430, 2010
3) 藤崎和彦：「行動変容を生む患者・住民アプローチ」，日本生活協同組合連合会医療部会，2002

＜名郷直樹＞

# 3. 患者に応じた薬の使い方

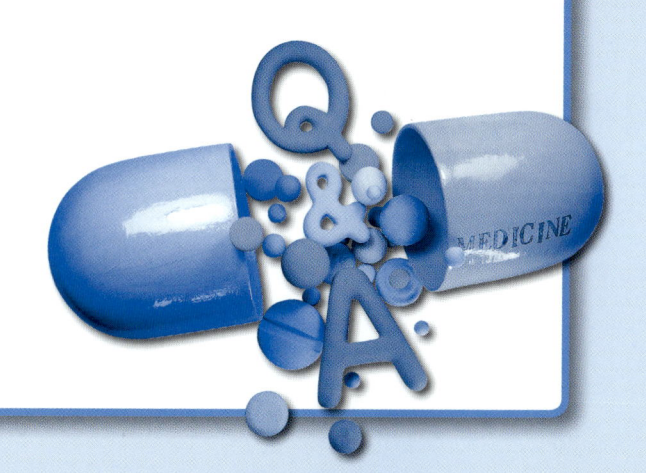

## 3. 患者に応じた薬の使い方 Q&A　　1. 肝・腎機能障害

## 39 腎機能障害があるときに，どのように抗菌薬の種類と量を決めればよいでしょうか？

先日，76歳の女性が急性腎盂腎炎で入院しました．CEZ（セファメジン®）を投与することになったのですが，上級医からCr1.2 mg/dLと高めだから投与量は減らすように言われました．腎機能低下があるときどうやって投与量を決めればよいのですか？また，避けるべき抗菌薬ってあるのですか？

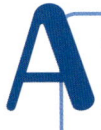

**A**
- 腎排泄性の抗菌薬は初回投与量を通常量で投与し，腎機能低下に応じて投与量を減らし，投与間隔をのばす
- 腎障害があるからといって用いることができない抗菌薬はない

### 1. 腎排泄性の抗菌薬

　　肝臓と腎臓のうち，主に腎臓から排泄される抗菌薬に関しては，腎機能に基づいて投与量を調整（Renal adjustment）する．少なすぎれば不十分な治療になるし，多すぎると中毒性の副作用を招きかねないからである．**薬物の排泄速度は糸球体濾過速度GFRに比例**するため，GFRに応じて投与量を調整する．Cockcroft-Gaultの式，改訂MDRD簡易式，日本人のGFR推算式を用いてGFRを見積もったら「Sanford Guide」などを参考にして投与量および投与間隔を決めれば良い．日本人のGFR推定式が頻用されるが，手計算で求められるものではなく，インターネット上の無料計算式や早見表，iPhone/iPod touchのアプリケーションを利用できる．上記の例では推算GFR値早見表[1]を用いるとeGFRは34.0 mL/分/1.73 m$^2$程度である．76歳の日本人女性の体表面積は，普通は1.73 m$^2$より狭いと思われ，eGFRは10～50 mL/分に収まるだろう．よって，この場合のCEZは1.0 gを12時間ごとに投与すればよい．経過中に腎機能が改善すれば，投与量を増やす．

　　なお，**初回投与量は腎機能低下の程度に関係なく通常量を投与する**．これをLoading doseと呼ぶ．腎機能低下では排泄が遅くなるだけであって，急性期に十分な抗菌薬で体内を満たす必要は変わらないのである．

　　推算式を用いるにあたって，注意すべきことがある．これら推算式は，**本来は腎機能が安定しているときにしか使えない**ことである．急性腎障害の

ような腎機能が急激に変化している病態では，血清クレアチニン濃度では刻一刻と変化しているGFRを見積もるのは困難である．仮に腎機能が急激にゼロになった場合，クレアチニンは徐々にしか血中に貯まらないため，GFRを実際より良く見積もってしまうのである．無尿や乏尿であったり，血清クレアチニンが急速に上昇している状況では，GFRを10 mL/分以下として考える場合もある[2]．

## 2．腎障害があっても抗菌薬は使える

腎障害を起こしうる抗菌薬は多く，βラクタムによる間質性腎炎やアミドグリコシドによる尿細管壊死などが知られている．ただし，実際に問題になるほどの腎障害を起こすことは少ない．腎毒性のある薬剤は抗菌薬以外にもたくさん存在するし，そもそも感染症自体が敗血症や低酸素血症などによって腎機能を障害しうる．**抗菌薬投与を中途半端に行って病態を悪化させてはならない**．適当な代替薬がなければ，Renal adjustmentを行って積極的に用いる．

アミドグリコシドは1日あたりの投与量が同じであれば投与回数を減らすほど濃度依存性の殺菌作用が高まり，高いトラフ値の持続による尿細管壊死を予防できる．よって1日1回投与法が推奨される．

バンコマイシンは，近年では単独での腎毒性は少ないとされ，多くは併用されている他薬剤の腎毒性であるとされている．アミドグリコシド系抗菌薬のような腎毒性のある薬物の腎毒性を増強するので，併用するときは腎機能の増悪に注意すべきである．トラフ濃度が最適なモニタリング方法でありピーク濃度の有用性は明らかでない．トラフを10 μg/mL以上とすることが推奨されている．

使用されている抗菌薬の大半を占めるβラクタム系抗菌薬であるが，腎障害は，現在ではほとんどがアレルギー性の間質性腎炎であるため，腎障害のために投与を避ける必要はない．

一方，腎機能低下時に投与量の調整が不要な抗菌薬も知られている（表）．投与量や投与間隔について常用量を用いる．セフェム系の大部分，ニューキノロンの大半は，腎機能低下に応じて投与量を調整する必要があるが，セフォペラゾン，セフトリアキソン，モキシフロキサシンはRenal adjustmentを必要としない．

**表　腎機能低下時に調整不要の抗菌薬**

| ベータラクタム系 | セフォペラゾン（セフォビット®），セフトリアキソン（ロセフィン®） |
|---|---|
| ニューキノロン系 | モキシフロキサシン（アベロックス®） |
| マクロライド系 | エリスロマイシン（エリスロシン®），クラリスロマイシン（クラリス®），アジスロマイシン（ジスロマック®） |
| テトラサイクリン系 | ドキシサイクリン（ビブラマイシン®），ミノサイクリン（ミノマイシン®） |
| ケトライド系 | テリスロマイシン（ケテック®） |
| その他 | クリンダマイシン（ダラシン®），メトロニダゾール（フラジール®），クロラムフェニコール（クロロマイセチン®），リネゾリド（ザイボックス®），リファンピシン（リファジン®） |

**point**
- 初回は腎機能低下によらず通常量を投与する
- 血清クレアチニンからGFRを推算し，投与量と投与間隔を決める
- 腎障害があるからといって避けるべき抗菌薬はなく，個々の感染症に対して使うべき抗菌薬を迷わず用いる
- アミドグリコシドは1日1回投与法が推奨される
- バンコマイシンの推奨トラフ値は10μg/mL以上で，15〜20μg/mLが好まれる

＜文　献＞

1) http://www.jsn.or.jp/ckd/
　　↑日本腎臓学会のホームページ．推算GFR値早見表が参照できる．
2) Martin, J. H. et al.：Therapeutic monitoring of vancomycin in adult patients: a consensus review of the american society of health-system pharmacists, the infectious diseases society of america, and the society of infectious diseases pharmacists. Clin. Biochem. Rev., 31：21-24, 2010
・「CKD診療ガイド2009」（日本腎臓学会/編），東京医学社，2009
・Sanford Guide to Antimicrobial Therapy, 2010, 40th Ed. Antimicrobial Therapy, Virginia, 2010
　　↑腎機能が正常の場合，保険適応量を超える場合がある．
・Munar, M. Y. et al.：Drug dosing adjustments in patients with chronic kidney disease. Am. Fam. Physician., 75：1487-1496, 2007

＜賀来佳男＞

## 3. 患者に応じた薬の使い方 Q&A　　1. 肝・腎機能障害

### 40　肝細胞障害があるときの薬剤投与量は，どのように決めればよいでしょうか？

65歳，男性．肺炎の診断にて入院となりましたが，入院時の検査で肺炎のほかに肝障害を認めました．アルコールの飲酒歴からアルコール性肝障害と考えられました．肝硬変ではないようです．腎障害のときと同じように，肝障害を認めたときにも薬剤投与量の調整は必要でしょうか？

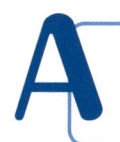

> **A** 一般に，肝の予備能力は高く，肝硬変や劇症肝炎などの広範な肝機能障害を認める場合以外には用量調節は必要ない．広範な障害を認める場合には，基本的に肝代謝型の薬剤は減量が必要．

　肝障害時に薬物動態に影響する因子として，肝血流量（門脈圧亢進），肝細胞機能の低下，低アルブミン血症，胆汁うっ滞などが挙げられる．ただ，これらの因子がどのように影響するかは十分に検討されておらず，患者による個体差も大きいため薬物動態を予測することは困難とされている．一般に，肝は大きな予備能があり，**急性肝炎や慢性肝炎，アルコール性肝炎では薬物代謝の影響を受けることは少ない．問題になるのは肝硬変や劇症肝炎などのように，肝機能が広範に障害された場合である**．肝障害時の肝予備能を推定する明確な指標はないものの，実際の臨床では，Child-Pugh分類を用いるのが妥当とする意見もある[1)2)]．

　抗菌薬を使用する場合には，**βラクタム系抗菌薬やキノロン系抗菌薬の多くが用量調節の必要がないため使用しやすい**．基本的に肝代謝型の抗菌薬は使用せず，使用する場合には投与量の減量や投与間隔の延長が必要である．肝代謝型の代表例であるマクロライド，クロラムフェニコール，クリンダマイシン，リファンピシンなどはもちろん，腎代謝型であっても注意が必要な薬もあるので注意をして使用する（**表1**）．ほかの薬剤に関しても，基本的な使い方に関して**表2**にまとめる．すべての薬剤について詳細を述べることができないため，参考文献や普段使い慣れた薬剤の添付文書を確認しておくことが，いざというときに役に立つ．

**表1** 肝機能障害時に注意が必要な抗菌薬（文献2, 3を参考にして作成）

| | |
|---|---|
| βラクタム | アンピシリンは腎障害の合併がなければ投与量の変更は必要ない．第3セフェムは一般には投与量の変更は必要ないが，通常の投与量が最適かどうかは明らかでない．オキサシリン，セフォペラゾン，セフトリアキソン，セフピラミドなどの肝排泄型の薬剤も，胆汁排出の低下を腎排出で代償するため投与量の変更は必要ないとする意見もあるが，減量が必要とする意見もある． |
| テトラサイクリン | 投与量の変更は必要ない |
| ST合剤 | 投与量の変更は必要ない |
| マクロライド | エリスロマイシンは減量が必要とする意見と必要ないとする意見があり，クラリスロマイシンでは変更の必要なし．アジスロマイシンも用量調節の必要なしという意見もあるが，高度な肝機能障害を認めるときは投与量・投与間隔に留意する． |
| クリンダマイシン | 血中濃度が上昇する場合もあり，減量が必要なこともある． |
| キノロン | シプロキサンは変更の必要なし．ノルフロキサシン，オフロキサシンも投与上の問題なし．腎機能腎機能障害を伴う場合には，すべてのキノロンで減量が必要． |
| アミノグリコシド | 肝硬変では聴力障害や腎障害が出やすいといわれている． |
| バンコマイシン | 腎代謝の薬剤だが，肝障害でも半減期は明らかに延長し，肝障害を悪化させることがあるので減量する． |
| メトロニダゾール | 血中濃度の上昇に伴い，副作用の機会が増える可能性あり． |
| クロラムフェニコール | 肝障害の程度に合わせて投与量を減量する必要あり． |
| 抗真菌薬 | アムホテリシンB，フルシトシン，ナイスタチン，フルコナゾールは慢性肝疾患でも安全に使用できる．ミコナゾール，イトラコナゾール，テルビナフィンは重症の肝障害がある場合には十分注意が必要． |
| 抗結核薬 | エタンブトール，ストレプトマイシンは腎障害がなければ通常量．イソニアジドは半減期と血中濃度の上昇を認めるため減量する．ピラジナミドは大量，長期投与で肝障害が起こりやすい．リファンピシンは半減期の延長を認め重度の慢性肝疾患では6〜8 mg/kgにとどめるべき． |

**表2** 肝機能障害時に注意が必要な薬剤

| | |
|---|---|
| 降圧薬 | β遮断薬のプロプラノロール，メトプロロールは肝血流依存性の代謝を示し，少量でも副作用が出現することもあり注意．使用する場合には腎代謝型のβ遮断薬（アテノロール，カルテオロール）を使用する方が安全．Ca拮抗薬の多くが肝代謝であり，減量が必要．ACE阻害薬のカプトプリルは腎代謝であり，原則的に投与量の減量は不要．エナラプリルやテモカプリルはプロドラッグであり，肝での代謝の影響を受けるため注意が必要．ARBのロサルタンは肝硬変ではクリアランスの低下を認めるため投与量を減量する． |

次ページに続く

前ページより続き

| | |
|---|---|
| 利尿薬 | ループ利尿薬，スピロノラクトンは常用量の投与が可能．重篤な浮腫の場合，腸管からの吸収率が低下するため静脈投与が適する．腎機能が低下している場合にはさらなる腎機能低下に注意．脱水が肝性脳症の誘引になるため，体重減少に注意． |
| 向精神薬 | 精神安定薬や睡眠導入薬は肝性脳症の誘発を起こすことがあり，十分な注意が必要．半減期も延長している．どうしても鎮静薬として使用する必要がある場合には肝障害の影響を受けにくいロラゼパムやオキサゼパムを使用すべき． |
| 鎮痛薬 | アセトアミノフェンは通常量の使用であれば問題ないが，長期間の使用には注意する．多くのNSAIDsは肝疾患の増悪や肝腎症候群の誘引となるため重症例では注意．ペンタゾシンは半減期が延長し，傾眠傾向や肝性脳症悪化の報告もあるため減量が必要．モルヒネは半減期，血中クリアランスもほとんど変わらないが，過度の鎮静に注意する． |
| 糖尿病治療薬 | SU剤は大部分が肝で代謝され，腎で排泄される．進行した肝硬変や活動期肝炎では低血糖などの重篤な副作用の危険があるため不適切．ピオグリタゾンは主に肝で代謝されるため重篤な肝障害のある患者では投与を避ける．不適切例にはインスリン治療を行うべき． |
| ステロイド | プレドニゾロンは慢性肝炎において，常用量の投与が可能であるが，肝硬変患者では作用が増強し，副作用が強く出やすい． |

文献1，2を参考にして作成

**point**
- 肝の予備能は大きいため，肝硬変や劇症肝炎など，広範な肝機能障害を認める場合以外は，特に薬剤の用量調節は必要ない
- 広範な肝機能障害を認める場合には，肝代謝型の薬剤は減量が必要
- 抗菌薬ではβラクタム系やキノロン系抗菌薬の多くが用量調節が不要
- すべての薬剤の代謝経路を熟知することは困難なため，基本を押さえたうえで，使い慣れた薬の特性を確認しておくことが役に立つ

＜文　献＞
1) 鍋島紀滋：肝障害患者の薬物治療のコツ．治療，87：732-734，2005
2)「肝機能低下時の薬剤使用ガイドブック」(石井公道/監)，じほう，2004
3) 西谷肇：抗菌化学療法薬の適正使用―肝障害時の抗菌化学療法薬の使い方．治療，82：545-550，2000

＜米田博輝＞

## 3. 患者に応じた薬の使い方 Q&A　　1. 肝・腎機能障害

### 41 腎障害がある患者で投与が必要な薬剤には，どのようなものがあるでしょうか？

75歳，男性．長年高血圧で通院中だが，1年ほど前から段々と血清クレアチニン値が上昇してきている．現在のクレアチニン値は1.2で，尿検査上いまのところ異常はない．専門医の受診をすすめたが，脳梗塞後の妻を自宅で介護していることもあって，なかなか「うん」といってもらえない．もうしばらくはこちらで様子をみることになりそうだが，処方内容を見直す必要はないだろうか？

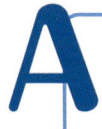

**A**
- chronic kidney disease（CKD）の治療は，CKD進行抑制，心血管系疾患の予防が目的である
- ACE阻害薬，ARBいずれかを投与する

　　chronic kidney disease（CKD）の治療目的は，CKDの進行を遅らせることと，心血管系の疾患の発症を予防することにある．ここでは薬物治療としてどのようなものがあるのかを検討したい．

### 1．CKD進行抑制

CKDの定義は，日本のガイドライン[1]によると

> ① 尿異常，画像診断，血液，病理で腎障害の存在が明らか
> 　―特にタンパク尿の存在が重要―
> ② GFR＜60 mL/min/1.73m$^2$
> ①，②のいずれか，または両方が3カ月以上持続する

としている．
　CKDの原因には治療可能なものもあり，常に念頭において診察をすることが必要である．
　また，ガイドラインではCKDの病期を以下のように分類している（**表**）．
angiotensin converting enzyme inhibitor（ACE阻害薬），angiotensin II receptor blocker（ARB）は腎保護作用を有し，糖尿病があれば（高血圧を合併していなくても）処方するようにとしている．非糖尿病性腎疾患で

**表 ● CKD のステージ分類**

| ステージ | 説明 | 進行度による分類<br>GFR　mL/min/1.73m² |
|---|---|---|
| | ハイリスク群 | ≧90<br>(CKDのリスクファクターを有する状態で) |
| 1 | 腎障害は存在するが，GFRは正常または増加 | ≧90 |
| 2 | 腎障害が存在し，GFR軽度低下 | 60〜89 |
| 3 | GFR中等度低下 | 30〜59 |
| 4 | GFR高度低下 | 15〜29 |
| 5 | 腎不全 | <15 |

文献1より引用

も腎保護作用が期待できるとし，高血圧を認めた場合の積極的な投与をすすめている．降圧目標は，130/80 mmHg（タンパク尿1 g/日以上の場合は125/75 mmHg）としているが，AIPRD研究では降圧下限について言及している[2]．このメタ分析によると，血清クレアチニン値が2倍以上になった場合を腎障害進行とし，血圧が収縮期110〜119 mmHgの群と比べて，110 mmHg以下の群では相対危険度が2.48（95％信頼区間1.07〜5.77）であったとしている．140〜159 mmHgで相対危険度2.08（95％信頼区間1.13〜3.86），160 mmHg以上で3.14（95％信頼区間1.64〜5.99）であることから考えると，**血圧の下げ過ぎに注意が必要である**．

利尿薬（サイアザイドとループ利尿薬）にはCKD進行抑制効果（いわゆる腎保護作用）が認められるとする臨床研究があり，ガイドラインでも使用が推奨されている．CKDステージ1〜3の場合はサイアザイドを，ステージ3〜5の場合はループ利尿薬を使用することを推奨している[1]．

## 2．貧血

CKD患者では，エリスロポエチン産生減少と赤血球寿命短縮のため，貧血に陥りやすく，心不全を誘発し，腎血流量減少によるCKDの悪化，生命予後へも重大な影響を及ぼす．腎性貧血の治療にはエリスロポエチンが用いられ，治療により貧血の是正のみならず，輸血回避，QOL向上，運動耐

性が改善するとされている．**ヘモグロビンの目標値を 12 g/dL 以上として治療した場合，死亡が増加するとの研究がある**[3]ため，**これを超えないよう注意が必要である**（日本ではヘモグロビン 10 g/dL 前後が治療目標とされている）．エリスロポエチンの投与量としては，K/DOQI[4]では 50〜100 U/kg/週としている（日本では，保険診療上 6,000〜12,000 U/2 週の投与が認可されている）．

　鉄欠乏性貧血の場合，鉄剤の投与は一定の効果が認められている．Ferumoxytol が CKD 患者の鉄欠乏性貧血に有用であるとの臨床研究があるが，日本では処方できない．

### 3．脂質異常症

　K/DOQI[4]では，CKD 患者における脂質治療の目標は，CKD に罹患していない患者と同様に LDL 100 mg/dL とされている（わが国のガイドラインは 120 mg/dL 以下，可能ならば 100 mg/dL 以下としている[1]）．CKD 患者におけるスタチンの投与についてのメタ分析がある[5]．これによると，スタチンを投与することにより総死亡には変わりがない〔相対危険度 0.92（95％信頼区間 0.82〜1.03）〕ものの，心血管疾患による死亡については相対危険度 0.81（95％信頼区間 0.73〜0.90）（治療必要数 77），心血管系疾患の発症は相対危険度 0.78（95％信頼区間 0.73〜0.84）（治療必要数 25）と，いずれも統計学的に有意な減少がみられたとしている．

　心血管疾患の予防以外に，スタチンにはタンパク尿を減少させる，あるいは腎機能の悪化を遅らせる効果があるとする研究や ACE 阻害薬や ARB と併用することで，腎保護作用が増強されるとの報告もある．

### 4．その他

　アロプリノールにより収縮期血圧低下，CKD 進行抑制，血清尿酸値低下が期待できるとする研究がある[6]．尿タンパク＞0.5 g/日，クレアチニン＞1.35 mg/dL，尿酸＞7.6 mg/dL で，状態が安定している患者 54 名をアロプリノール 100〜300 mg/日とプラセボにランダムに割付し，12 カ月治療を行い，プラセボと比較して収縮期血圧の減少，クレアチニン値の維持，尿酸値の減少を認めている．

## 5．抗凝固薬とビタミン，糖尿病

現時点ではCKD患者に対し，抗凝固薬を服用することにより死亡や血管系のイベントを抑制できるとする明確な根拠はない．ビタミンDにより心血管疾患による死亡が減少するというシステマティックレビューや，高用量ビタミンE（800 U/日）により心血管疾患の再発を予防できるとする研究があるが，いずれも副作用に注意し，慎重に使用する必要がある．糖尿病患者の場合，チアゾリジンやビグアナイドはCKDが進展すると使用困難になり，インスリンの導入を考慮する必要がある（インスリンの半減期が延長するため低血糖を起こしやすい）ことを付記しておく．

> **point**
> - CKDでは，ACE阻害薬かARBを使用し，血圧は110〜130 mmHgでコントロールする
> - 腎性貧血はエリスロポエチンで治療する
> - 脂質異常症がある場合，スタチンにより心血管系のイベントを減らせるかもしれない
> - アロプリノールはCKDの進展を抑制する可能性があり，投与を検討してもよい

### ＜文　献＞

1）「CKD診療ガイド」（日本腎臓学会/編）2007.05.23修正
 http://www.jsn.or.jp/jsn_new/news/CKD-web.pdf. 2007
2）Jafar, T. H. et al.：Progression of chronic kidney disease：the role of blood pressure control, proteinuria, and angiotensin-converting enzyme inhibition：a patient-level meta-analysis. Ann. Intern. Med., 139：244-252, 2003
3）Phrommintikul, A. et al.：Mortality and target haemoglobin concentrations in anaemic patients with chronic kidney disease treated with erythropoietin：a meta-analysis. Lancet, 369：381-388, 2007
4）National Kidney Foundation：K/DOQI Clinical practice guidelines for chronic kidney disease：evaluation classification and stratification. Am. J. Kidney Dis., 39：Suppl, 2003
5）Strippoli, G. M. et al.：Effects of statins in patients with chronic kidney disease：meta-analysis and meta-regression of randomized controlled trials. BMJ, 336：645-648, 2008
6）Siu, Y. P. et al.：Use of alloprinol in slowing the progression of renal disease through its ability to lower serum uric acid level. Am. J. Kidney Dis., 47：51-59, 2006

＜室林　治＞

## 3．患者に応じた薬の使い方 Q&A　　1．肝・腎機能障害

### 42 糖尿病性腎症で浮腫がある患者にラシックス®を使用して腎障害が悪化した場合には，どのように対応したらよいでしょうか？

糖尿病性腎症の患者が，数日で増強する両下腿の浮腫を主訴に来院しました．体重は普段より約3kg増えており，心拡大と両側胸水も認めます．浮腫を取るためにラシックス® 20 mg×2回/日の静注を開始したところ，Cr 1.5→2.4 mg/dLと上昇してしまいました．どうしたらよいでしょうか？

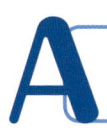

> **A** 利尿薬による血管内脱水が，腎機能悪化の原因であることが多い．緊急性を要する浮腫でなければ，利尿薬を減量/中止する．

### 1．浮腫の原因をまず明らかにする

このQuestionを考えるにあたり，まず改めて考え直さなければならないのは，「浮腫」はそれだけで治療対象になるかどうか，である．おそらく，**即座に利尿薬を使用しなければいけない状況は，急性左心不全で「肺水腫」になっている場合のみであろう**[1]．極論すれば，これ以外の状況では急いで利尿薬を投与しなくてもよい．少なくとも，「むくんでいるから利尿薬を投与する」という安易な考えは避けなければならず，浮腫の原因を明らかにすることが先決である[脚注1]．心不全はないか，肝不全はないか，甲状腺機能低下はないか，などをチェックするが，浮腫の原因として忘れがちなものとして「**薬剤性**」が挙げられる．薬剤性浮腫をきたしうる薬剤は多岐にわたるが，糖尿病性腎症患者が比較的高頻度に使用しているものとして，**Ca拮抗薬**[脚注2]，**ピオグリタゾン塩酸塩（アクトス®）**[脚注3]，**インスリン**[脚注4]がある．また糖尿病に限らず広く頻用されているものとして，**NSAIDs**も浮腫の原因となりうる点は知っておきたい[脚注5]．

### 2．腎機能悪化への対応

では実際に，利尿薬投与により腎機能が悪化した場合はどうすればよいだろうか．浮腫改善の目的で利尿薬を投与したら血管内脱水になり腎機能

が悪化してしまったわけなので，さしあたっては浮腫の改善よりも腎機能の改善が優先される．そのためには，利尿薬を減量/中止して，場合によっては血管内ボリューム確保のために補液も必要かもしれない（補液により浮腫は多少増強するかもしれないが）．

### ❶利尿薬の減量・中止

「腎機能の悪化がどの程度なら利尿薬は継続してよい，ここまで悪化したら中止しなければならない」という点について明確な指針があるとよいのだが，今回文献を検索した範囲では見つけられなかった．利尿薬で腎機能が悪化するというのは比較的よく経験される状況だが，おそらく「経験的に」「さじ加減」で利尿薬を減量/中止せざるを得ないのが現状であろう．その際には，「**クレアチニンの値そのもの**」だけではなく，「**前値からの悪化の程度**」も参考にして判断するのがよいだろう．

### ❷尿タンパクの確認

腎機能と並行して必ず確認しなければいけないのは，「**尿タンパクの程度**」である．糖尿病性腎症が早期腎症期（第2期）から顕性腎症期（第3期）に移行する際に，**ネフローゼ症候群**を合併することがある[2]．また，ネフローゼ症候群までは呈さずとも，持続的に尿タンパクが出ている場合には血清アルブミン濃度が低値となり，膠質浸透圧低下により浮腫が形成されやすくなる．尿タンパクを抑えるための治療は，① **アンジオテンシン変換酵素阻害薬（ACE-i）** または**アンジオテンシン受容体拮抗薬（ARB）**と，② **血圧コントロール**である．前者は腎糸球体の輸出細動脈を拡張させ，後者は糸球体濾過圧を低下させ，ともに糸球体内圧を下げることで尿タンパクを減少させる効果がある．ただし，ACE-i/ARBは糸球体濾過を下げるため，腎機能悪化急性期の投与には慎重を要する．

また，血圧コントロールに関しても，日本腎臓病学会の**CKDガイドライン**[3]では，130/80未満（尿タンパク1g/日以上では，125/75未満）が推奨されているが，「収縮期血圧110 mmHg未満の降圧は慢性腎臓病における腎機能悪化に関連している」というメタアナリシス[4]が糖尿病性腎症を除いたCKD患者群で示されており，糖尿病性腎症においても過度の降圧療法には注意が必要かもしれない．

さらに，薬物治療以外に，食事療法（タンパク制限食），血糖コントロールといった糖尿病性腎症に対する一般的な治療がなされているかを確認す

ることも重要である[5]．

> **point**
> - ほかに腎機能が悪化する原因がなければ，利尿薬による血管内脱水が原因のことが多いので，利尿薬を減量/中止する
> - 浮腫の原因がほかにないかどうか，チェックする（心原性，肝性，甲状腺機能，薬剤性など）
> - 治療が必要な浮腫でなければ放置してもよい（浮腫は必ず治療しなければいけないものではない）
> - タンパク尿/ネフローゼ症候群の有無を確認する．尿タンパク（＋）なら，血清Crや血清Kに注意しながらACE-i/ARBを投与する
> - 背景に高血圧があれば，これも治療する（ただし，収縮期血圧110 mmHg未満の過度の降圧は好ましくないかもしれない）
> - 糖尿病性腎症の病期分類を再確認し，適切な治療が行われているかどうか検討する

＜脚注＞
1　詳細は成書に譲る[6]
2　アムロジピン5 mg内服群で0.6％，10 mg内服群で3.3％に，ニフェジピン徐放剤では0.1～5％未満の患者に浮腫の副作用が認められた（添付文書による）
3　アクトス®の添付文書によれば，8.2％という高い確率で副作用としての浮腫が認められ，女性やインスリン併用時，糖尿病合併症を有する場合などはより高い確率であった．また，海外の総説論文[7]でも，4～6％で浮腫を認めるとの記載がある
4　インスリンによる血糖低下に伴う血清浸透圧低下により，サードスペースとの浸透圧差が生じることで，一過性の浮腫が生じるようである．多くは一過性で自然消失する
5　広く使用されているロキソプロフェン（ロキソニン®）では0.1～1％に，ジクロフェナク（ボルタレン®）では0.95％に浮腫の副作用が認められた（添付文書による）

＜文　献＞
1) Rose, B. D. et al.：General principles of the treatment of edema in adults. UpToDate
2) 上掘勢位嗣，他：糖尿病における浮腫．総合臨床，55：2648-2653，2006
3) 「エビデンスに基づくCKD診療ガイドライン2009」（日本腎臓学会/編），pp87-104，2009
4) Jafar, T. H. et al.：Progression of chronic kidney disease：The role of blood pressure control, proteinuria, and angiotensin-converting enzyme inhibition. A patient-level Meta-analysis. Ann. Inter. Med., 139：244-252, 2003
5) 糖尿病性腎症．「CKD診療ガイド2009」（日本腎臓学会/編），2009
6) 浮腫．「ハリソン内科学（第3版）」（Branwald, E.），pp238-242，2009
7) Yki-jarvinen, H.：Thiazolidinediones. N. Engl. J. Med., 351：1106-1118, 2004
・臓器障害を合併する高血圧．「高血圧治療ガイドライン2009」（日本高血圧学会），pp53-58，2009

＜原田高根，名郷直樹＞

## 3. 患者に応じた薬の使い方 Q&A

2. 小児

### 43 小児の感染症では，薬剤選択や投与量をどのように考えたらよいでしょうか？

小児の感染症で，抗菌薬の種類や量を決める際に注意することはなんでしょうか？また，知らずに禁忌薬を使ってしまいそうで怖いのですが．

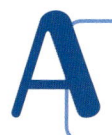

**A** 原則は成人と同じ．用量はmg/kg単位で決まっているのでその都度確認する．年齢によって変化する起因菌やワクチン接種歴に注意する．

小児といえども，感染症診療の原則は，成人のそれと基本的には変わらない．成人の感染症診療に関しては成書を参照してほしい．まず念頭に置くべきファクターは，**感染のフォーカス・想定される起因菌・患者背景**である．ここではそれぞれの項目をごく簡単に俯瞰しながら，小児ならではのポイントを述べる．

### 1. 量・投与間隔

抗菌薬の量・投与間隔は，PK（pharmacokinetics）/PD（pharmacodynamics）に基づいて決定されるが，小児においてはPK/PDがよくわかっていないものも少なくない[1]．そこで，体表面積を用いて成人の投与量から外挿し，小児の投与量・投与間隔を決めていることが多い．大まかには6カ月で成人量の1/5，1歳で1/4，3歳で1/3が目安になるが，ほとんどの薬剤は小児用量がmg/kg単位で記載されているので，体重から投与量を求める．その際，**体重が20～25 kgを超えた場合は，mg/kgで計算すると成人量を上回ってしまうこともあるので，成人量を超えないように注意する**．また，薬物動態が個体や年齢で大きく変化するため，血中濃度を測定し，投与量を調整することが必要になることもある．

### 2. 感染のフォーカス

小児は訴えが非特異的で，感染のフォーカスがはっきりしないことがよくある．そのため，必然的に大人よりも経験的治療を要することが多くなる．感染のフォーカスとしては，**髄膜炎・尿路感染・関節炎/骨髄炎**を常に

**表1 ● 年齢・感染源ごとの原因菌（頻度順．ウイルスは除く）**

| 感染源 | 年齢 | 代表的な原因菌 |
|---|---|---|
| 肺炎 | 新生児 | B群溶連菌，大腸菌，肺炎球菌，インフルエンザ桿菌 |
| | 1〜3カ月 | 肺炎球菌，インフルエンザ桿菌，*Chlamydia trachomatis*, *Mycoplasma hominis*, *Ureaplasma urealyticum* |
| | 3〜12カ月 | 肺炎球菌，インフルエンザ桿菌，*Chlamydia trachomatis* 肺炎マイコプラズマ，A群溶連菌 |
| | 2〜5歳 | 肺炎球菌，インフルエンザ桿菌，肺炎マイコプラズマ *Chlamydophila pneumoniae*，黄色ブドウ球菌，A群溶連菌 |
| | 5〜18歳 | 肺炎マイコプラズマ，肺炎球菌，肺炎クラミジア，インフルエンザ桿菌 |
| 髄膜炎 | 新生児 | B群溶連菌，大腸菌，腸球菌，リステリア |
| | 2カ月〜12歳 | 肺炎球菌，インフルエンザ桿菌（Hib），髄膜炎菌 |
| 腎盂腎炎 | | 大腸菌，クレブシエラ，プロテウス |

文献1 p1796 Table 397-2 より引用

考慮に入れる．特に皮膚・関節は身体所見から抜けてしまうことが多く，診察時には注意が必要である．経験的治療を開始する前，またはその後でも，グラム染色や培養を積極的に行い，フォーカス・起因菌・感受性を決定するように努めることが大切である．また，起因菌と感受性が明らかになったにもかかわらず，広域スペクトラムな抗菌薬を漫然と継続することは避ける．フォーカスと起因菌に基づいた標準的な治療期間を守るべきであろう．

### 3．起因菌

年齢によって想定する起因菌が変わることは，小児における特徴的なファクターである．代表的な起因菌を年齢別に表1にまとめた．経験的治療を行う場合は，これらの菌を念頭に置くことになる．

### 4．患者背景

患者背景としては，基礎疾患や体内人工物の有無に加えて，ワクチンの接種歴に左右されることも小児の大きな特徴である．2010年の時点で任意接種であるb型インフルエンザ桿菌ワクチン（アクトヒブ®）や小児用7価

表2 ● 小児禁忌の薬剤

| 時期 | 薬剤 | 代表的な商品名 | 理由 |
|---|---|---|---|
| 新生児 | サルファ剤 | バクタ® | 新生児黄疸 |
|  | セフォペラゾン | セフォペラジン® | 新生児黄疸 |
|  | セフトリアキソン | ロセフィン® | 新生児黄疸 |
|  | クロラムフェニコール | クロロマイセチン® | Gray baby 症候群 |
| 小児 | キノロン系 | クラビット® | 骨関節障害 |
| 8歳以下 | テトラサイクリン系 | ミノマイシン® | 歯牙着色 |

肺炎球菌ワクチン（プレベナー®）の接種の有無を確認することは大切である．また，集団生活を行っていることが多く，感染症が広がりやすいため，地域における菌の感受性パターンや周囲の流行状況もぜひ押さえておきたいポイントである．

　小児に用いられる抗菌薬の剤形は，注射薬か散薬・ドライシロップがほとんどである．小児は血管の細さ・皮下脂肪の厚さ・固定の難しさなどから，静脈ルートとして使える血管が限られており，抗菌薬投与のために頻繁に静脈ルート確保を行うことが困難で，内服を選択せざるを得ない状況も多い．経口第3世代セフェム系のように，内服しやすい味に調整されているものもあるが，アジスロマイシン（ジスロマック®）に代表されるマクロライド系など，苦みが強いものもある．特にジスロマック®は，オレンジジュースなどの酸味のあるものに溶かしてしまうと非常に苦みが強くなってしまうため，処方の際には注意する．苦い薬をなかなか飲んでもらえない場合は，味の濃いバニラアイスやのり佃煮などと一緒にするといった工夫が必要である．静注も内服も困難である場合，半減期の長いセフトリアキソン（ロセフィン®）などを筋注するという方法もあるが，日本では一般的とはいえない．

## 5．禁忌

　これまで小児には禁忌または使用を控えるとされてきた抗菌薬はいくつかある．表2にその代表的なものを記載した．このうち，キノロン系について若干の補足をしておく．キノロン系のすべてが小児に禁忌なわけではない．動物実験で幼体の荷重軟骨に障害を起こしたことから，シプロフロ

キサシン（シプロキサン®）をはじめとしたキノロン系の多くは小児に使用されてこなかったが，実際には人間への影響はほとんどないとの報告もある[2]．ちなみに，レボフロキサシン（クラビット®）は添付文書上では禁忌のなかに小児が含まれているが，「炭疽等の重篤な疾患に限り，治療上の有益性を考慮して投与する」との記載もあり，全く使えないというわけではない．考えてみれば，本来キノロン系を使用しなければならないのは，他の抗菌薬では感染のコントロールができないといった状況に限られるはず（もしくはそうあるべき）であり，それを踏まえたうえでの使用であれば，添付文書の記載にも反しないことになろう．

　2010年現在，小児に禁忌となっていないキノロン系としては，ノルフロキサシン（バクシダール®）とトスフロキサシン（オゼックス®）がある．トスフロキサシンについては，肺炎・中耳炎に対しての使用が認められているため，Penicillin-Resistant *Streptococcus pneumoniae*（PRSP）やβ-Lactamase negative ampicillin resistant（BLNAR）型 *Haemophilus influenzae* に対する効果を期待して，濫用されがちになる可能性はある．しかし，これまでの抗菌薬と同様，やみくもな使用を続けていては早晩耐性菌が広まることは必至である．これまでキノロンが小児に汎用されてこなかった状況を幸いとし，ごく限定された状況下の切り札として温存していくことが，長い目で見ると利益につながると考える．

**point**
- 抗菌薬選択の原則は基本的には成人と同じ
- 用量はmg/kgで記載されているので，その都度確認する
- 年齢によって起因菌が変わる
- 周囲流行歴・ワクチン接種歴を確認する
- 年齢によって禁忌となる薬剤がある

<文　献>
1)「Nelson textbook of pediatrics」(Kliegman, R. & W.E. Nelson), Saunders, 2007
2) Noel, G.J. et al.: Comparative safety profile of levofloxacin in 2523 children with a focus on four specific musculoskeletal disorders. Pediatr. Infect. Dis. J., 26：879-891, 2007
・「ここがポイント 抗菌薬療法ガイド」（堀井俊伸，矢野邦夫/編），日本医学館，2007
・「レジデントのための感染症診療マニュアル」（青木眞/著），医学書院，2007
・「抗菌薬の考え方，使い方 ver.2」（岩田健太郎，宮入烈/著），中外医学社，2006

<金井慎一>

## 3. 患者に応じた薬の使い方 Q&A　　2. 小児

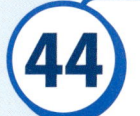

## 44 高熱を呈する患児には，熱源が不明でも抗菌薬を投与すべきでしょうか？

小児科の外来では，発熱の児を診ることがとても多く，病歴や身体所見だけでは熱源がはっきりしないことも少なくありません．体温が39℃を超えているときは，菌血症のリスクが高いと聞いたことがありますが，全身状態が良好にみえても抗菌薬を投与した方がよいのでしょうか？

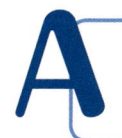

**A** 2010年時点での日本の状況では，体温が39℃以上の場合，全例もしくは血液検査の結果により抗菌薬を投与することが望ましい．

発熱を主訴に受診する児は非常に多い．なかでも，病歴や身体診察のみでは熱源がはっきりしないものを fever without source（FWS）と呼び，そのなかで菌血症をきたしているものを occult bacteremia（OB）という．FWSに対しては月齢によって対応を分けることが多いが，ここでは頻度が高い3〜36カ月に対象を絞って記述する．

**FWSで体温が39℃以上である場合には，OBのリスクは4％に達する**[1]．基本的には体温が高くなるにつれ，OBもしくは重症細菌感染症（severe/serious bacterial infection：SBI）のリスクは高まるとされている[2]．ただし，40℃を超えるとリスクは頭打ちになる．ちなみにSBIには，菌血症・髄膜炎・尿路感染症・肺炎・関節炎/骨髄炎・腸炎を含むことが一般的である．

39℃以上の発熱にWBC≧15,000という条件を加えると，OBについての検査特性は多少改善するものの，それのみでOBを確定・除外するには不十分である．その他の非特異的な炎症所見，例えばCRPや好中球数・赤血球沈降速度を用いても，OBの除外はできないとされる[1]．また，解熱薬に対する反応や発熱期間の短さもOBを否定する材料にはならず，むしろ発熱から24時間以内に検査を行った方がOBについての感度はわずかに高くなるという報告もある[3]．

**OBに対して，抗菌薬を投与せずに経過観察することのリスクは高い．** OBを無治療で経過観察した場合，56％で発熱が遷延し，21％で菌血症が持

**表● 菌血症から髄膜炎に進展する割合**

| 原因菌 | 無治療 | 抗菌薬経口 | 抗菌薬筋注 |
|---|---|---|---|
| S. pneumoniae | 5.8% | 0.4% | 0.4% |
| H. influenzae | 26.6% | 19.2% | 1.8% |

続,さらに9%は髄膜炎に進展する[1].

では,OBに対して経験的に抗菌薬を投与した場合はどうか.菌血症から髄膜炎へ進展するリスクは原因菌によって異なる.それを治療方針ごとにまとめたメタアナリシス[4]の結果を表に示した.別の文献では,FWSへの対応と予後についてのdecison analysisを行っており[5],100,000例のFWSに対して,検査を行わずに抗菌薬治療を行った場合,WBC≧15,000のケースに抗菌薬を投与した場合よりも20例多く,経過観察した場合よりも60例多く死亡が防げるという結果になっている.

## 1.ワクチンの普及による変化

OBのリスクはワクチンの普及状況によっても変わる.2010年現在の日本では,Hibワクチン(アクトヒブ®)はまだ十分に普及したとは言い難く,小児用7価肺炎球菌ワクチン(PCV7:プレベナー®)もようやく発売されたところである.これは,欧米における1990年代前半の状況に相当する.冒頭で述べたOBのリスク4%は,これに基づいたものである.Hibワクチンが普及した国々では,FWSの診療において,もはやHibは原因菌として考慮されなくなった.OBに占めるHibの割合は決して高いものではないが,Hibによる髄膜炎は経口抗菌薬による予防が困難[4]で,かつその18%に後遺症を残すとされるものであり[6],ワクチンの普及によってこれを考慮せずにすむようになることのインパクトは大きい.さらに,PCV7が普及した場合,OBが89.1%減少するとされ,こうした状況下では,経験的抗菌薬投与と経過観察との差はほぼなくなり,血液検査でWBCの数値を確認することの意味も限りなく小さくなる.

## 2.耐性菌の蔓延状況

ワクチンの普及状況だけでなく,耐性菌の蔓延状況によっても治療戦略

は変わりうる．1990年代半ば以降，ペニシリン耐性肺炎球菌（Penicillin-Resistant *Streptococcus Pneumoniae*：PRSP）やBLNAR（β-lactamase negative ampicillin resistant）型Hibの蔓延が大きな問題となっている．そのため，以前のように抗菌薬の効果が期待できなくなっている可能性も高い．しかし，だからといって経過観察した場合の絶対的なリスクが低下するわけではない．

　まとめると，現在の日本の状況では，体温が39℃以上であるFWSの児を無治療で経過観察することは妥当ではない．血液培養と尿培養を提出したうえで，全例またはWBC≧15,000の症例に対して経験的に抗菌薬投与を行うべきであろう．もちろん，FWSと診断する以上，明らかな熱源がないことを確認することが前提である．特に，**鼓膜所見や皮膚・関節所見は日常診療でおろそかにしがちでもあるので，要注意である**．
　将来的には，ワクチンの普及に伴って，経過観察が最も妥当な戦略となることも十分考えられる．今後，OBの治療には大きな転換が起こりうる．情勢の変化に注意しておくことが重要である．

> **point**
> ・FWSで体温が39℃以上の場合，菌血症のリスクが高い
> ・菌血症を経過観察することのリスクも高い
> ・2010年時点の日本では，抗菌薬投与が妥当である
> ・HibワクチンやPCV7の普及により，状況が変わる可能性がある

### <文　献>

1) Baraff, L. J. et al.：Practice guideline for the management of infants and children 0 to 36 months of age with fever without source. Agency for Health Care Policy and Research. Ann. Emerg. Med., 22：1198-1210, 1993
2) 「Nelson textbook of pediatrics. 18th ed.」（Kliegman, R. et al.）Saunders, 2007
3) Girodias, J.B. et al.：Approach to the febrile child：A challenge bridging the gap between the literature and clinical practice. Paediatr. Child Health, 8：76-82, 2003
4) Baraff, L. J. et al.：Outcomes of bacterial meningitis in children：a meta-analysis. Pediatr. Infect. Dis. J., 12：389-394, 1993
5) Downs, S. M. et al.：Management of infants at risk for occult bacteremia：a decision analysis. J. Pediatr., 118：11-20, 1991
6) 坂田佳子, 他：インフルエンザ菌b型感染症の過去10年間における入院例の検討．日本小児科学会雑誌, 113：58-63, 2009

<金井慎一>

## 3. 患者に応じた薬の使い方 Q&A

3. 妊　婦

### Q45 解熱鎮痛薬を処方した後，妊娠とわかった患者さんにはどう対応したらよいでしょうか？

感冒症状でかかった患者さんに，NSAIDsを処方した3週間後に妊娠6週2日と判明しました．患者さんにはどう対応したらいいでしょうか？

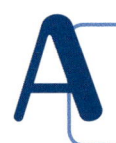

### A NSAIDsの危険性は妊娠週数によって異なり，妊娠初期は胎児の催奇形性の報告もなく比較的安全な薬剤であるが，後半期にはさまざまな影響が出る

　妊娠に気付かずに倦怠感や微熱，感冒症状で病院にかかった患者に内服薬を処方してしまうケースは少なからずあるであろう．そのときにその患者の妊娠週数を正確に把握し，胎児や新生児への薬剤の影響について説明できる必要がある（表1）．

　まず，妊娠の診断と妊娠週数の計算法を再確認しよう．通常妊娠週数および分娩予定日の計算は，**妊娠成立前の最後の月経開始日を0週0日として40週0日を分娩予定日と設定する**．これは，月経周期を28日型で計算しており，第14日目に卵巣から排卵，受精成立という仮定での計算であり，明らかに第14日目前後に排卵していないと考えられる場合，超音波検査での胎児の大きさ（頭殿長）より得られる週数を優先して分娩予定日を修正する．この予測は通常3カ月以内に行われるが，妊娠している患者の薬物療法を考える際には，まずその時点における正確な妊娠週数を把握することが第一である．

### 1. 胎児への薬剤の影響について

#### ❶ 受精前から妊娠3週6日まで

　この時期は妊娠を診断するのは事実上不可能である．この時期に薬剤の影響を強く受けた場合，着床しないか流産するか，あるいは完全に修復されて後遺症のない健児を出産する（**all or noneの法則**）とされている．

　また，催奇形性がある薬剤を非妊時投与しなければならないことがある．この場合は基礎体温を記録し，**高温相が14日以上持続したら薬剤をすぐに**

表1 ● 妊婦への感冒薬，抗菌薬投与

**妊婦への感冒について**

感冒薬にもいろいろあるが，妊婦，胎児に絶対安全という薬はない．感冒であれば，一般的に3～7日で症状が改善するため（咳は2週間続くことがあるが），リスクとベネフィットを考え処方すること．
FDAカテゴリーB：アセトアミノフェン，経鼻吸入用抗コリン薬，経鼻吸入用ステロイド
FDAカテゴリーC：血管収縮薬や抗ヒスタミン薬，コデイン

**妊婦への禁忌の抗菌薬**

万が一抗菌薬が必要な場合でも下記の薬は禁忌．
FDAカテゴリーC：クラリスロマイシン，クロラムフェニコール，フルオロキノロン
FDAカテゴリーD：テトラサイクリン，アミノグリコシド，バンコマイシン

中止させる．

❷ **妊娠4週0日から妊娠15週6日まで**

　胎児の器官形成期にあたる．妊娠8週までに大部分の臓器は形成され，それ以降は胎児形態の微調整（外性器の分化や口蓋の完成）が行われる．特に**妊娠8週までは薬剤の催奇形性に最も敏感な時期**（臨界期critical period）である．

❸ **妊娠16週から分娩まで**

　薬剤の投与によって奇形のような形態的異常は起こらないが，胎児に対するさまざまな影響（発育の抑制や胎児環境の悪化など）を及ぼす．これらを胎児毒性という．ただし例外もあり，**ワルファリンやACE阻害薬，サイトテック®ではこの時期でも形態的異常が起こる**．

## 2．薬剤の危険度評価について

　日本では，医療用医薬品添付文書があるが，妊娠に気付かずに服用してしまい，奇形の危険度や妊娠継続の可否について問われた場合には，この記載は必ずしも参考にならない．

　米国ではFDAによって胎児に対する薬剤の危険度を分類する基準が示されている（http://www.fda.gov/）．この「FDA Pregnancy Category：薬剤胎児危険度分類基準」（表2）は，カテゴリーA，B，C，D，Xの5段階に分かれている．動物の生殖試験，ヒトの催奇形情報をもとに薬剤の危険度をランク付けしているが，分類基準がFDAのものであっても，その割り

**表2 ● 米国FDA基準**

| | |
|---|---|
| A | ヒトの妊娠初期3カ月間の対照試験で，胎児への危険性は証明されず，またその後の妊娠期間でも危険であるという証拠もないもの |
| B | 動物生殖試験では胎仔への危険性は否定されているが，ヒト妊婦での対照試験は実施されていないもの．あるいは，動物生殖試験で有害な作用（または出生数の低下）が証明されているが，ヒトでの妊娠期3カ月の対照試験では実証されていない．またその後の妊娠期間でも危険であるという証拠はないもの |
| C | 動物生殖試験では胎仔に催奇形性，胎仔毒性，その他の有害作用があることが証明されており，ヒトでの対照試験が実施されていないもの．あるいは，ヒト，動物ともに試験は実施されていないもの．<u>注意が必要であるが投薬のベネフィットがリスクを上回る可能性はある</u>（ここに分類される薬剤は，潜在的な利益が胎児への潜在的危険性よりも大きい場合にのみ使用すること） |
| D | ヒトの胎児に明らかに危険であるという証拠があるが，<u>危険であっても，妊婦への使用による利益が容認されることもありうる</u>（例えば，生命が危険にさらされているとき，または重篤な疾病で安全な薬剤が使用できないとき，あるいは効果がないとき，その薬剤をどうしても使用する必要がある場合） |
| X | 動物またはヒトでの試験で胎児異常が証明されている場合，あるいはヒトでの使用経験上胎児への危険性の証拠がある場合，またはその両方の場合で，この薬剤を妊婦に使用することは，ほかのどんな利益よりも明らかに危険性の方が大きいもの．<u>ここに分類される薬剤は，妊婦または妊娠する可能性のある婦人には禁忌である</u> |

付けが製薬会社に任されている場合は注意が必要である．また，日本人にその基準が合うかどうかの検討も必要である．日本では，国立成育医療研究センターの「妊娠と薬情報センター」（http://www.ncchd.go.jp/kusuri/index.html）や虎の門病院の「妊娠と薬相談外来」があり，電話相談や外来，主治医による相談などいろいろな形で相談できる．

妊娠中のNSAIDsの内服について，**基本的にはどんな種類のNSAIDsも週数に問わず使用は避けるべき**とされている．ヒトでは催奇形性が報告されていないが，Koren, G.らが行ったメタアナリシス[1]では，third trimester（妊娠27週以降）でのNSAIDs曝露群217例とプラセボまたは非NSAIDs群221例との比較では，胎児動脈管閉鎖の発生数は22例と0例であり，オッズ比は15.04（95％信頼区間3.29〜68.68）であった．つまり，妊娠初期は胎児の催奇形性の報告もなく比較的安全な薬剤であるが，妊娠後半期には羊水量の減少，胎児動脈管収縮，子宮収縮抑制のため，分娩時期の延長などの影響が出る．

今回の症例の場合，患者へは，「NSAIDs内服時は，妊娠3週2日であり，器官形成期以前であるため，赤ちゃんに影響がある場合は着床しないか早期に流産する．妊娠継続しているならば，赤ちゃんにはNSAIDs服用は影響しないでしょう．」と説明するのがいいだろう．

> **point**
> ・「女性を見たら妊娠と思え」
> ・処方後に妊娠に気付いた場合，妊娠週数を把握し，きちんと説明をすること（その際，薬を服用していない健康な妊婦の児にも自然発生的な奇形の頻度は2～3％あることも説明する必要がある）

<文　献>
1 ) Koren, G. et al.：Nonsteroidal Antiinflammatory Drugs During Third Trimester and the Risk of Premature Closure of the Ductus Arteriousus：A Meta-Analysis. Ann. Pharmacother., 40：824-829, 2006
・佐藤孝道, 他：妊婦と薬剤．産婦人科治療, 96：85-90, 2008
・山根律子, 他：妊娠と薬相談外来．産科と婦人科, 74：271-280, 2007
・牧田和也：妊娠・授乳期と頭痛．診断と治療, 95：611-615, 2007
・Larson, L. et al.：Treatment of respiratory infections in pregnant women. UpToDate, 2010

<中津みどり>

# 4. 疾患別薬の使い方

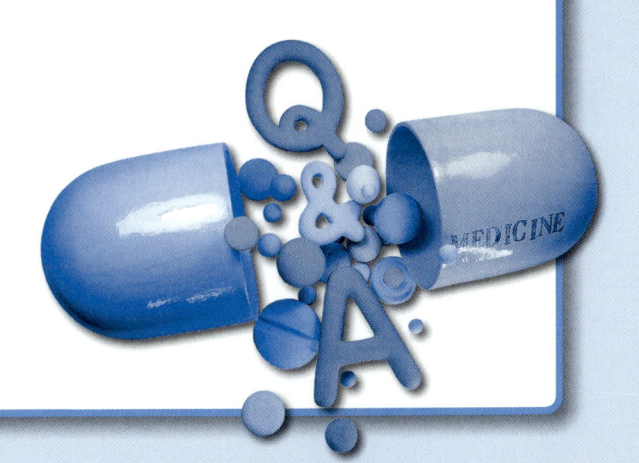

Q&A

## 4. 疾患別薬の使い方 Q&A　　1．糖尿病

### Q46 さまざまな種類のインスリンが発売されていますが，どのように使い分けたらよいでしょうか？

インスリンにはどんな種類のものがあるのでしょうか？ それぞれの特徴と，どのように使い分けられているかを教えて下さい．

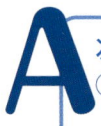

> **A** 次の3点を踏まえてインスリンの投与方法を決める．
> ①患者の状況に応じた投与法の選択：基礎分泌を補充するのか，追加分泌を補充するのか
> ②ヒトインスリン製剤かインスリンアナログ製剤かの選択：速効型か超速効型か，中間型か持効型か
> ③どの剤型を用いるか

　製剤は表のとおり4種あり，効果発現時間などの作用動態が異なる．基礎分泌を補うために用いるのが中間型または持効型，追加分泌を補うのが速効型または超速効型である．中間型と速効型は内因性インスリンと同一の構造をもつためヒトインスリン製剤と呼ばれ，持効型と超速効型はヒトインスリンのアミノ酸配列を一部変えたものでインスリンアナログ製剤と呼ばれる．

### 1．1型糖尿病と2型糖尿病それぞれのインスリンの使い方

　1型糖尿病では膵β細胞機能が廃絶して内因性インスリン分泌が障害されているため，基礎分泌と追加分泌の両方を補う強化インスリン療法が標準的な投与法である．例えば，中間型または持効型を1～2回，速効型または超速効型を毎食前に皮下注する．

　2型糖尿病では，残存する内因性インスリン分泌能に応じて，次のような方法が用いられる．

- Basal supported Oral Therapy（BOT）：経口血糖降下薬を継続し，持効型のインスリンを上乗せする治療である．基礎分泌を補う
- インスリン単独療法：BOTと比べると体重増加や低血糖をよりまねく．基礎分泌を補い，必要に応じて追加分泌も補充する

表 ● 4種のインスリン製剤

| | ヒトインスリン製剤 | インスリンアナログ製剤 |
|---|---|---|
| 基礎分泌補充 | 中間型　NPH<br>効果発現…2時間<br>最大効果…6〜10時間<br>持続時間…18〜28時間 | 持効型　L<br>効果発現…2時間<br>最大効果…なし<br>持続時間…グラルギン；20〜24時間，<br>　　　　　デテミル；6〜24時間 |
| 追加分泌補充 | 速効型　Regular<br>効果発現…20分<br>最大効果…2〜4時間<br>持続時間…5〜8時間 | 超速効型　Q（Very-Rapid Acting）<br>効果発現…5〜15分<br>最大効果…45〜75分<br>持続時間…2〜4時間 |

※混合型；速効型あるいは超速効型と中間型とを混合したもの

- **インスリン強化療法**：発症間もない2型糖尿病患者では，初めからインスリン強化療法を行うことで内因性インスリン分泌とインスリン感受性が改善し，その後の良好な血糖コントロールが得られる場合がある

## 2．その他のインスリンの用いられ方

- **糖尿病妊婦**：糖尿病合併妊娠，妊娠糖尿病ともにインスリンを用いた厳格な血糖コントロールが必要である
- **重症患者**：効果と安全性を裏づける研究はほとんどないが，スライディングスケールが用いられることが多く，速効型を皮下注射する．末梢循環不全，血管透過性亢進などにより皮下注射では効果が不安定な場合，持続静注を用いる．糖尿病性昏睡では，速効型を急速静注し，ついで持続静注を開始する．なお一般病棟に入院しているような患者は，絶食中か経口摂取中かを問わず基礎分泌を補うだけで良好な血糖コントロールが得られる場合が多い．中間型や持効型を皮下注射する，あるいはブドウ糖を含んだ輸液ボトルに速効型を混注することもある（速効型のみが静注可能）

## 3．超速効型・速効型・中間型・持効型・混合型の使い分け

### ❶ 速効型か超速効型か

　超速効型は，速効型を改良して発現時間，最大作用時間，持続時間を短くしたもので，食事摂取に応じた追加分泌をより模倣できるようになった．速効型は食事30分前に注射しなければならないが，超速効型は食直前に注

射すればよい．さらに作用時間が短いため低血糖を起こしにくいこと，食後高血糖が抑えられることが期待できる．

### ❷ 中間型か持効型か

中間型が用いられる時は朝食前と就寝前の1日2回になるが，作用時間が短いために早朝高血糖をまねいたり，ピークがあることによって夜間の低血糖を起こす危険があった．持効型はピークをもたず，24時間近くにわたって一定の安定した効果をもつよう開発された．1日1回の注射で済むことが売りであるが，特に1型糖尿病では2回打つ必要がある場合がある．比較的持続時間が短めのデテミル（レベミル®）で多い．

### ❸ 混合型

速効型または超速効型と中間型との混合製剤．朝夕食前の1日2回の注射で基礎分泌だけでなく朝食と夕食分の追加分泌も補う．追加分泌分だけを増やすなどの調整はできないので強化インスリン療法では用いない．患者に見合った混合比率のものがあれば選択肢となる．

インスリンアナログ製剤の長期的な安全性については議論があり，網膜症などの合併症や発癌性との関連が指摘されており，さらなる検討が待たれる．妊婦に対しては，胎児に関する安全性は未確立であるためFDAではリスプロ（ヒューマログ®）とアスパルト（ノボラピッド®），デテミルはカテゴリーB，グラルギン（ランタス®）はカテゴリーCに分類されている．

## 4．剤型について

剤型は3種ある．

① **バイアル製剤**：専用シリンジで吸引して使う（院内で使用）
② **カートリッジ製剤**：ペン型注入器に交換可能なカートリッジを装着して使う
③ **プレフィルド/キット製剤**：製剤と注入器が一体になった使い捨て製剤（院外での主流）

> **point**
> - 製剤は4種（混合型を含めると5種），剤型は3種ある（ちなみに製薬会社は3社）
> - 中間型，持効型で基礎分泌を補充し，速効型，超速効型で追加分泌を補充する
> - 超速効型は食事直前に打てばよいので便利，持効型は1日1回で済むので便利
> - 速効型のみ静注が可能
> - インスリンアナログ製剤のうち特に持効型のグラルギンは妊婦では用いない

＜文　献＞
- General principles of insulin therapy in diabetes mellitus, UpToDate 18.2, 2010
- Insulin therapy in type 1 diabetes mellitus, UpToDate 18.2, 2010
- Insulin therapy in type 2 diabetes mellitus, UpToDate 18.2, 2010
- Management of diabetes mellitus in hospitalized patients, UpToDate 18.2, 2010

＜賀来佳男＞

## 4．疾患別薬の使い方Q&A　　1．糖尿病

### Q47　2型糖尿病患者でHbA$_{1c}$はどれくらいにコントロールすべきでしょうか？

糖尿病ガイドラインには2型糖尿病患者の血糖のコントロール目標として，HbA$_{1c}$ 6.5％未満が望ましいとされているようですが，実際の診療ではHbA$_{1c}$が8～10％を超える患者ばかりです．本当に6.5％未満にしなければならないのでしょうか？

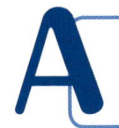

### A　2型糖尿病が発症8～10年未満の場合はHbA$_{1c}$ 6.6％程度に，それ以上の場合はHbA$_{1c}$ 7％台にコントロールすべきである．

2009年に発表された2型糖尿病の血糖コントロールの効果についてのシステマティックレビュー[1]では，UKPDS33，UKPDS34，ACCORD，ADVANCE，VADTの5件のランダム化比較試験が採用され，メタアナリシスが行われた．その結果は，血糖の厳格なコントロールにより心血管疾患，冠動脈疾患では有意に減少したが，脳卒中，心不全，心血管疾患による死亡，総死亡では減らなかったというものだった（図1）．

ところが，これらの結果にはバラツキがあった．5件のうち，最も効果があるという結果を示したのはUKPDS34であり，この研究は，"新規"発症肥満2型糖尿病患者がメトホルミンを中心とした厳格な血糖コントロールを行うというものだった．また，UKPDS33は，"新規"発症非肥満2型糖尿病患者でSU剤とインスリンを中心とした厳格な血糖コントロールを行うもので，大血管障害は減らせなかったが，細小血管障害は減らせるという結果だった．一方，厳格な血糖コントロールにより死亡率が有意に増えるという結果を唯一示したのはACCORD，有意ではないが死亡率が3倍に増えるという結果を示したのはVADTだった．ADVANCEでは，厳格な血糖コントロールにより，大血管障害と細小血管障害の複合エンドポイントを有意に減らしたが，実際には，糖尿病性腎症の指標であるタンパク尿の増加を有意に減らしたことが全体の結果を引き上げているだけで，大血管障害，糖尿病性網膜症の発症，進展予防には効果はなかった．そして，ACCORD，VADT，ADVANCEの3件はいずれも，発症から8～11年程度経過した患者を対象とした研究だった．

総死亡

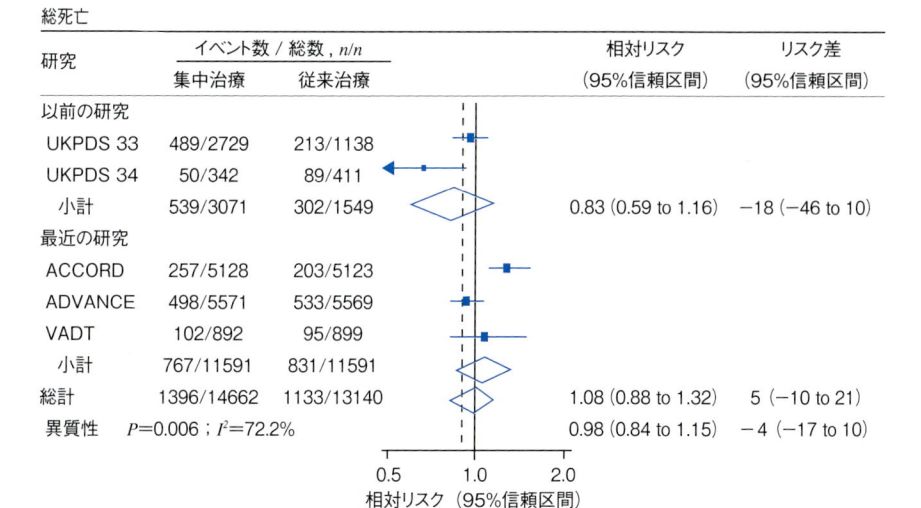

| 研究 | イベント数 / 総数, n/n | | 相対リスク<br>(95%信頼区間) | リスク差<br>(95%信頼区間) |
|---|---|---|---|---|
| | 集中治療 | 従来治療 | | |
| 以前の研究 | | | | |
| UKPDS 33 | 489/2729 | 213/1138 | | |
| UKPDS 34 | 50/342 | 89/411 | | |
| 小計 | 539/3071 | 302/1549 | 0.83 (0.59 to 1.16) | −18 (−46 to 10) |
| 最近の研究 | | | | |
| ACCORD | 257/5128 | 203/5123 | | |
| ADVANCE | 498/5571 | 533/5569 | | |
| VADT | 102/892 | 95/899 | | |
| 小計 | 767/11591 | 831/11591 | | |
| 総計 | 1396/14662 | 1133/13140 | 1.08 (0.88 to 1.32) | 5 (−10 to 21) |
| 異質性 | $P=0.006$ ; $I^2=72.2\%$ | | 0.98 (0.84 to 1.15) | −4 (−17 to 10) |

**図1● 2型糖尿病における血糖コントロールの総死亡に対する効果**
文献1より引用

　以上から，新規発症2型糖尿病患者では血糖コントロールを厳格にするのが望ましいが，発症から8〜10年以上経過した2型糖尿病患者では，厳格な血糖コントロールは逆に有害となる可能性があり，少し甘めにコントロールすべきと考えられた．

　こうした結果は，その後'10年に発表された後ろ向きコホート研究[2]でも裏付けられた（図2）．平均糖尿病罹病期間7.8年の患者集団で，最も死亡率の低い$A_{1c}$は7.5%であり，しかも，メトホルミンとSU剤の経口血糖降下薬による治療では$A_{1c}$ 7.0〜9.0%の間でほとんどリスクが変わらないが，インスリン使用ではリスクが低いのは7.5〜8.0%の狭い範囲に限られた．なお，ここでいう$A_{1c}$は欧米で一般的に測定されているNGSP値と呼ばれる値である．日本ではJDS値という値が用いられており，これはNGSP値より0.4%低いという関係にある．日本では，慣習としてNGSP値は$A_{1c}$と表記し，JDS値はHbA$_{1c}$と表記している．

　つまり，このコホート研究の結果からは，経口血糖降下薬による治療を行う場合にはHbA$_{1c}$ 6.6〜8.6%と少し甘めに，かつ目標とする血糖コントロールの範囲も広く設定することができるが，インスリン治療を行う場合

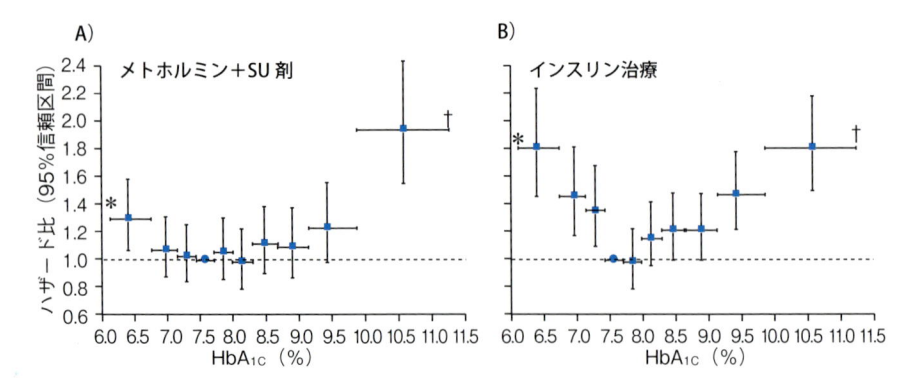

**図2** A$_{1c}$と死亡率についての後ろ向きコホート研究

経口血糖降下薬とインスリン治療患者におけるHbA$_{1c}$別の総死亡の調整ハザード比．Cox比例ハザードモデルを用いた．垂直のエラーバーは95％信頼区間を，水平のバーはHbA$_{1c}$の範囲を表している．青丸は基準の十分位である．＊は四分位の下限，†は四分位の上限を示す．A) メトホルミン＋SU剤，B) インスリン治療
文献2より引用

にはHbA$_{1c}$ 7.1〜7.6％に厳密にコントロールすべきで，それより高くても低くてもよくないと考えられる．

> **point**
> - 2型糖尿病患者の血糖コントロール目標は，糖尿病罹患年数と治療内容によって変える
> - 発症から8〜10年未満では，HbA$_{1c}$ 6.6％程度を目標とすべき
> - 発症から8〜10年以上では，経口血糖降下薬で治療中の患者はHbA$_{1c}$ 6.6〜8.6％を，インスリンで治療中の患者はHbA$_{1c}$ 7.1〜7.6％を目標とすべき

### <文　献>

1) Kelly, T. N. et al.：Systematic review：glucose control and cardiovascular disease in type 2 diabetes. Ann. Intern. Med., 151：394-403, 2009
2) Currie, C. J. et al.：Survival as a function of HbA（1c）in people with type 2 diabetes：a retrospective cohort study. Lancet, 375：481-489, 2010

<南郷栄秀>

## 4. 疾患別薬の使い方 Q&A　　1. 糖尿病

## 48 SU剤は作用機序から考えて，冠動脈に対しどのような影響があるでしょうか？

先日，糖尿病で通院中の患者が心筋梗塞となり，救急外来を受診，直ちに心臓カテーテル治療が行われ入院となりました．数年にわたりSU剤で加療されていたのですが，先輩医師からSU剤は心筋梗塞を誘発する可能性があると言われました．

**A**
- SU剤は膵β細胞のATP依存性Kチャネルを抑制し，インスリン分泌を促進する
- ATP依存性Kチャネルは冠動脈にも存在し，SU剤により冠動脈の拡張が阻害される可能性があると考えられている
- 古い世代のSU剤は虚血性心疾患を増加させる可能性がある

　SU剤（sulfonylurea）は，2型糖尿病患者に対して最も広く使用されている経口糖尿病薬の1つである．SU剤は，大別すると1950～'60年代にかけて発売された第1世代（トルブタミド，アセトヘキサミド，トラザミド，グリクロピラミド），'70～'80年代に発売された第2世代（グリベンクラミド，グリクラジド，グリブライドなど），2000年以降発売された第3世代（グリメピリド）に分類される．単なる年代別の分類でなく，**第1世代は比較的力価が弱く，腎排泄があり，第2世代は比較的力価が強く，胆汁排泄もあり，第3世代にはインスリン分泌作用に加えて糖抵抗改善作用がある**といった特徴があるとされている．

　SU剤は膵臓ランゲルハンス島のβ細胞に存在するATP依存性Kチャネル上のSUR1レセプターと結合し，チャネルの抑制と細胞内へのCaの流入を促し，インスリン分泌を促進する作用がある．

　ATP依存性Kチャネルは冠動脈にも存在し，冠動脈の拡張にかかわっている．SU剤は冠動脈のATP依存性Kチャネルも抑制し，その結果冠動脈の拡張を阻害するとの説がある．そのため，SU剤により心筋梗塞時には広範囲に心筋障害を引き起こす可能性が指摘されているのであるが，実際の臨床研究ではどうなのだろうか？

## 1. University Group Diabetes Program（UGDP）

1970年に発表された糖尿病の大規模臨床試験である[1]．糖尿病と診断されたことがある1,027人の患者を対象に，①トルブタミド1.5 g/日（1 g/朝＋0.5 g/夕），②フェンフォルミン100 mg/日（朝50 mg＋夕50 mg），③インスリン固定量10～16単位/日，④インスリン調節量（空腹時＜110 mg/dL，経口ブドウ糖50 g摂取1時間後血糖および朝インスリン注射1.5時間後血糖それぞれ＜210 mg/dL），⑤プラセボ，の5群にランダムに割付，心血管死亡をアウトカムとして実施された．結果はトルブタミド群で最も心血管関連死亡が多いというものであった（プラセボとの比較でそれぞれ12.7％，4.9％，有害必要数12）．

UGDP研究がきっかけとなり，SU剤の冠動脈に及ぼす作用に注目が集まることとなったが，以後の大規模介入試験による検討はUKPDS発表まで待たなければならなかった．

## 2. United Kingdom Prospective Diabetes Study（UKPDS）

UKPDSは，2型糖尿病患者で，①厳格な血糖コントロールが心血管系イベント発生に及ぼす影響と，②いずれの治療が優れているのか，を検討するため，'77年にイギリスで開始された．'83年にUKPDS 1，2008年にはUKPDS 81が発表されている．UKPDSはランダム化比較試験ではあるものの，研究手法が複雑で結果の解釈に苦しむ部分もあるのだが，誤解を恐れずに総括すると，SU剤（グリベンクラミド）の使用により心血管系のイベントは増加しないということになる（が，UKPDS 34[2]ではSU剤をメトホルミンと併用した際，心血管系のイベントが増える傾向がある）．

## 3. 観察研究

第1世代および第2世代（グリブライド）のSU剤が高用量投与されるほど，虚血性心疾患による死亡が増加していたとするカナダでのコホート研究や[3]，心筋梗塞時にSU剤を服用している患者の方が，服用していない患者よりも治療後の死亡が多かったとするアメリカのコホート研究[4]などUGDPの見解を支持する観察研究がある．

その一方で，心筋梗塞の既往がある患者に対し，第2世代SU剤を使用した方が，インスリンで治療するよりも，死亡を減少させたとする後ろ向き

コホート研究も存在する[5].

## 4．SU剤と虚血性心疾患

'02年に発表された Impact Of Nicorandil in Angina (IONA) study は，Kチャネルオープナーであるニコランジルの虚血性心疾患抑制効果を検討した研究だが，SU剤服用中の患者は対象から除外されている．また，'08年に発表された The Action in Diabetes and Vascular Disease：Preterax and Diamicron Modified Release Controlled Evaluation (ADVANCE) trialでは，SU剤の使用はグリクラジドのみに限定されている．こうしたことから鑑みると，臨床研究上は明らかではないものの，SU剤には何らかの冠動脈への影響があり，世代が古いものほど虚血性心疾患との関連が強いと考えられているようである．

SU剤には，心筋梗塞時に内因性の血栓溶解を抑制するという説や，ATP依存性Kチャネルが冠動脈だけではなく心筋にも存在し，SU剤の常用により虚血に陥りやすくなっているとする説，催不整脈作用があるとする説もある．また，SU剤による体重増加が心疾患の発症に関与しているとの見解もある．

## 5．SU剤を使用する場合

糖尿病自体が虚血性心疾患のリスク因子であることを考えると，SU剤の使用には慎重にならざるを得ない．糖尿病治療の目的の1つが血管系疾患の発生予防であることも考えると，ますますSU剤の使用には慎重にならざるを得ない．新しい世代のSU剤は，従来のSU剤と比べ，より膵臓に選択的に作用するとされているが，冠動脈疾患の発生については未だ不明であることを念頭において使用する必要がある．

**point**
- SU剤は膵β細胞のATP依存性Kチャネルを抑制しインスリンを分泌している．同様のメカニズムで冠動脈の拡張を阻害している可能性がある
- 古い世代のSU剤は使用しない方が無難である
- 新しいSU剤については冠動脈への影響は不明である

＜文　献＞

1 ) Meinert, C. L. et al. : A study of the effects of hypoglycemic agents on vascular complications in patients with adult-onset diabetes. II. Mortality results. Diabetes, 19 : 10 Suppl : 749-830, 1970
2 ) UK Prospective Diabetes Study (UKPDS) Group : Effect of intensive blood-glucose control with metformin on complications in overweight patients with type 2 diabetes (UKPDS 34). Lancet, 352 : 854-865, 1998
3 ) Simpson, S. H. et al. : Dose-response relation between sulfonylurea drugs and mortality in type 2 diabetes mellitus : a population-based cohort study. CMAJ, 174 : 169-174, 2006
4 ) Garratt, K. N. et al. : Sulfonylurea drugs increase early mortality in patients with diabetes mellitus after direct angioplasty for acute myocardial infarction. J. Am. Coll. Cardio., 33 : 119-124, 1999
5 ) Arruda-Olson, A. M. et al. : Effect of second-generation sulfonylurea on survival in patients with diabetes mellitus after myocardial infarction. Mayo Clin. Proc., 84 : 28-33, 2009

＜室林　治＞

## 4. 疾患別薬の使い方 Q&A　　2. 脂質異常症

### Q49 LDLコレステロールと中性脂肪の両方が高値を示す脂質異常症患者に，スタチンとフィブラート系薬を併用してもよいでしょうか？

65歳で糖尿病のある男性，LDLコレステロール値が高いため，スタチン製剤を処方されています．最近，食事・運動療法を行っても中性脂肪値が高いため，フィブラート系薬を追加すべきか悩んでいます．併用療法は副作用が出やすいと聞いたことがあるのですが．

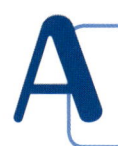

### A
スタチン単独より横紋筋融解症の発症率が高く，特に腎機能障害があれば禁忌．併用を考慮する場合，症例を吟味して副作用の発現に注意をすること．

脂質異常症治療ガイド2008年版では，LDLコレステロール値と中性脂肪値が高い場合，①スタチン，エゼミチブあるいはフィブラート系薬，②スタチンとフィブラート系薬の併用，③スタチンとニコチン酸誘導体の併用（肝障害には要注意）が選択肢として示されている[1]．LDLコレステロール値が高い場合，エビデンスの最も豊富にあるスタチンが第1選択となり，中性脂肪値が高い場合，中性脂肪値降下作用の最も強いフィブラート系薬が選択されやすい．**スタチンとフィブラート系薬の併用は横紋筋融解症のリスクが上昇するとされ，腎機能障害者では併用禁忌である**．フィブラート系薬単独でも，血清クレアチニン値1.5 mg/dL以上では少量投与または投与間隔を延長する，2.0 mg/dL以上では投与禁忌とされている．海外ではスタチンとフィブラートの合剤も開発されているが，**併用する場合には不自然な筋肉痛や脱力感，褐色尿など横紋筋融解症を疑わせるような症状に十分注意するように伝えておくべきであろう**．

### 1. 横紋筋融解症の発症率

横紋筋融解症の発症率はどのくらいだろうか？コホート研究では，CKの正常上限10倍以上を基準とした場合，スタチン（アトルバスタチン，プラ

バスタチン，シンバスタチン）単独での発症率は1万人年で0.44人（95％信頼区間：0.20〜0.84），スタチン（アトルバスタチン，プラバスタチン，シンバスタチン）・フィブラート併用での発症率は1万人年で5.98人（95％信頼区間：0.72〜216.0）という結果であった[2]．信頼区間の幅は広いが，副作用に関しては過大評価をして，かなり（10倍以上）危険性が増すという認識をもつべきであろう．

## 2．スタチンとフィブラート併用の効果

スタチンとフィブラート併用の効果はどれくらいあるのだろうか？ ACCORD Lipid試験では，心血管疾患のハイリスク2型糖尿病患者に対して，スタチン（シンバスタチン）単独療法とスタチン（シンバスタチン）・フィブラート（フェノフィブラート）併用療法にランダム割付けし，その効果を検討した[3]．一次アウトカム（初回発症の非致死的心筋梗塞や非致死的脳卒中，心血管疾患による死亡）に関して，両群で有意な差はなかった（単独群2.4％対併用群2.2％）．サブグループ解析では，男性には利益があっても女性には害になる可能性があること，高中性脂肪値（204 mg/dL以上）かつ低HDLコレステロール値（34 mg/dL以下）の患者では利益となる可能性があることが示唆された．症例を選べば併用療法を行う利点もありそうだが，ハイリスク患者にルーチンに併用療法を行うことは支持されない．

**point**
- 横紋筋融解症のリスクが上昇するとされ，腎機能障害者では併用禁忌
- 併用する場合，横紋筋融解症を疑わせる症状に十分注意すること
- スタチン単独よりも併用療法が有効なのは，ハイリスク患者の一部であり，リスクとベネフィットをよく考慮すること

### <文　献>

1) 「動脈硬化性疾患予防のための脂質異常症治療ガイド2008年版」（日本動脈硬化学会），協和企画，2008
2) Graham, D. J. et al.：Incidence of hospitalized rhabdomyolyis in patients treated with lipid-lowering drugs. JAMA, 292：2585-2590, 2004
3) ACCORD Study Group：Effects of combination lipid therapy in type 2 diabetes mellitus. N. Engl. J. Med., 362：1563-1574, 2010

<桐ケ谷大淳>

## 4. 疾患別薬の使い方 Q&A　　2. 脂質異常症

### 50 薬物療法を開始してすぐにコレステロール値が改善したため，食事療法を積極的に行わない脂質異常症患者には，どのように対応したらよいでしょうか？

健康診断でLDLコレステロール値が180 mg/dLあり受診した62歳女性．3カ月ほど食事・運動療法をがんばってもらったのですが，検査データは改善せず薬物療法を開始しました．その後，コレステロール値は改善したのですが，生活は元に戻ってしまいました．このまま漫然と薬だけ続けていてよいのでしょうか？

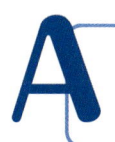

> **A** 食事療法は脂質異常症治療の基本である．患者の食習慣や周囲の環境，その問題点を考慮し，再度食事療法について話し合いたい．

　脂質異常症に限らず，生活習慣病の治療の基本は生活習慣の改善である．しかし，長い間かけてできた生活習慣を改善しようと努力し続けることはなかなか難しい．薬物療法をはじめたら生活習慣は元に戻ってしまった，というのは本末転倒であるが，よくある話である．人によっては，我慢をして好きな食事を制限するよりも，さっさと薬を飲んでコレステロールを下げてしまいたいと思うかもしれない．

　**食事療法が遵守されれば，総コレステロール値10～15％程度の減少が期待できる**[1]．また，普通の日本食は脂質異常症にはとてもよい食事である．海外での生活習慣改善による効果をみたランダム化比較試験に，MRFIT試験がある．12,866人の男性にコレステロール値を減らすため，食事療法などの生活習慣改善という介入が行われた．結果としては，冠疾患死亡や総死亡に差はなく，非介入群と比べて総コレステロール値に5～10 mg/dLの違いしか出なかった[2]．一般的に研究への参加者は治療への遵守度は高いが，それでも効果が出るほどの生活習慣改善を長く続けることは難しいのである．

　薬とてそれほど大きな恩恵のあるものではない．日本人脂質異常症患者を対象に，プラバスタチン（メバロチン®）の心血管イベント一次予防効果をみたMEGA試験がある[3]．プラバスタチンによりLDLコレステロール

**表 ● 脂質異常症における食事療法の基本**

### 第1段階（総摂取エネルギー，栄養素配分およびコレステロール摂取量の適正化）

1）総摂取エネルギーの適正化

　　適正エネルギー摂取量＝標準体重＊×25〜30（kcal）　＊標準体重＝［身長（m）］$^2$×22

2）栄養素配分の適正化

　　炭水化物：60％
　　タンパク：15〜20％（獣鳥肉より魚肉，大豆タンパクを多くする）
　　脂肪：20〜25％（獣鳥性脂肪を少なくし，植物性・魚類性脂肪を多くする）
　　コレステロール：1日300 mg以下
　　食物繊維：25 g以上
　　アルコール：25 g以下（他の合併症を考慮して指導する）
　　その他：ビタミン（C，E，B$_6$，B$_{12}$，葉酸など）やポリフェノールの含有が多い野菜，果物などの食品を多くとる（ただし，果物は単糖類の含量も多いので摂取量は1日80〜100 kcal以内が望ましい）
　　第1段階で血清脂質が目標値とならない場合は第2段階へ進む

### 第2段階（病型別食事療法と適正な脂肪酸摂取）

1）高LDL-C血症（高コレステロール血症）が持続する場合

　　脂質制限の強化：脂肪由来エネルギーを総摂取エネルギーの20％以下
　　コレステロール摂取量の制限：1日200 mg以下
　　飽和脂肪酸／一価不飽和脂肪酸／多価不飽和脂肪酸の摂取比率：3/4/3程度

2）高トリグリセリド血症が持続する場合

　　アルコール：禁酒
　　炭水化物の制限：炭水化物由来エネルギーを総摂取エネルギーの50％以下
　　単糖類：可能な限り制限，できれば1日80〜100 kcal以内の果物を除き調味料のみでの使用とする

3）高コレステロール血症と高トリグリセリド血症がともに持続する場合

　　1）と2）で示した食事療法を併用する

4）高カイロミクロン血症の場合

　　脂肪の制限：15％以下

文献4より引用

値は約15％減り，心筋梗塞や狭心症などの複合アウトカムを約3割減らした．しかし，日本人では心血管イベントの絶対リスクは低いため，平均5.3年の治療で治療必要数119と治療の恩恵を受ける人は少ない．一次予防に関して，高血圧症や糖尿病，喫煙，家族歴など，ほかの動脈硬化性疾患の

リスクがない場合，薬物療法を受ける意義はさらに小さくなる．リスクを評価して，薬を続けるべきかを検討したい．

　薬を続けようが続けまいが，食事療法について再度話し合っておきたい．動脈硬化性疾患予防ガイドライン（2007年版）では，はじめから複雑な食事療法を指示するよりも，2段階からなる食事療法を推奨している（表）[4]．原則のみの指導では十分な効果を得られないことも多く，個々の患者の食習慣や周囲の環境，その問題点を考慮し，上手に行動変容を促したい．難しくはあるが，生活習慣を改善していくためには，本人のやる気が重要である．食事療法とて，絶対的な効果のあるものではない．上手くいかなくても，厳しく叱るなど苦痛を強いるものにはしたくない．

**point**
- 食事療法は脂質異常症治療の基本である
- 食事療法を含めた生活習慣の改善を長く続けることは難しい
- 心血管リスクを評価して，薬を続けるべきかを検討しよう
- 本人のやる気を出すように，上手に行動変容を促そう

### <文　献>

1) Dynamed：http://www.ebsco.co.jp/medical/dynamed/index.html
2) Multiple Risk Factor Intervention Trial Research Group：Multiple risk factor intervention trial. Risk factor changes and mortality results. JAMA, 248：1465-1477, 1982
3) Nakamura, H. et al.：Primary prevention of cardiovascular disease with pravastatin in Japan（MEGA Study）：a prospective randomised controlled trial. Lancet, 368：1155-1163, 2006
4) 「動脈硬化性疾患予防ガイドライン2007年版」（日本動脈硬化学会/編），協和企画，2007

<桐ケ谷大淳>

## 4. 疾患別薬の使い方 Q&A　　2. 脂質異常症

### 51 コレステロール値の高い女性はどのように治療したらよいでしょうか？

58歳の女性が健康診断でLDL-C170 mg/dLと高コレステロール血症を指摘されて，外来を受診しました．特に既往歴・家族歴なく，喫煙歴もありません．どう治療したらいいでしょうか？

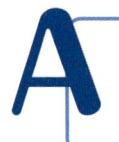

**A** リスクはない女性の高コレステロール血症で，LDL-Cも190 mg/dL未満なので，まずは生活習慣を見直し，LDL-Cを160 mg/dL以下にする．10年間の冠動脈疾患の発症リスクは1％と低い．

#### 1. コレステロール値の高い女性に治療は必要か？

多くの方が健康診断で高コレステロール血症を指摘され，医療機関を受診する．しかし，コレステロール値の異常を指摘されたからといって，すべての患者に治療が必要なのだろうか？特に女性は，閉経が近づきエストロゲンが下がると，コレステロール値は上がってくるが，男性と同様な治療が必要であるのかどうか調べてみた．

まず，高コレステロール血症の合併症として，一般的に虚血性心疾患や脳血管障害があげられる．しかし，HDLの低下やT-Cho/HDLの上昇は，動脈硬化のリスクを上昇させることはわかっているが，脳血管障害のリスクについては高脂血症ははっきりしていない．Isoらの論文ではT-Choが160 mg/dL以下で脳出血，280 mg/dL以上で脳梗塞のリスクが増加すると言っているが，あるアジア人を対象にした論文では，コレステロール低下と脳血管障害の減少について相関性は認められなかった．

このように**コレステロール値と脳血管障害との相関については，いまだ議論されるべき点が多い**ので，今回は女性のコレステロール値と虚血性心疾患について調べた．

#### 2. コレステロール値と虚血性心疾患の関連

Judithらのメタ分析によると，心疾患の既往のない女性では，高脂血症治療群とコントロール群では，全死亡率，冠動脈疾患による死亡率，非致死的冠動脈疾患発症率，全冠動脈疾患発症率には有意な減少は認められな

表1 ● 治療目標

| リスク別 | 目標LDL-C | TLC※開始 LDL-C | 薬物治療開始LDL-C |
|---|---|---|---|
| 冠動脈疾患または冠動脈疾患危険群（10年間のリスク＞20％）注1 | ＜100mg/dL | ≧100mg/dL | ≧130mg/dL |
| 複数の危険因子（10年間のリスク≦20％） | ＜130mg/dL | ≧130mg/dL | 10年間のリスク10〜20％では≧130mg/dL<br>10年間のリスク＜10％では≧160mg/dL |
| 1個以下の危険因子注2 | ＜160mg/dL | ≧160mg/dL | ≧190mg/dL（160〜189mg/dLで場合により薬物治療） |

- 注1）冠動脈疾患危険群：他の動脈硬化病変（症候性頸動脈疾患，閉塞性動脈硬化症，腹部大動脈瘤），糖尿病，10年間の冠動脈発症リスク＞20の多重危険因子群（**表2**：色文字）がある．
- 注2）危険因子：喫煙，高血圧（BP≧140/90mmHgまたは降圧剤内服中），HDL-C低値（＜40mg/dL），冠動脈疾患早期発症の家族歴（一親等での55歳未満の男性または65歳未満の女性），年齢（男性45歳以上，女性55歳以上），HDL-Cが60mg/dL以上は"negative" risk factorとしてリスク数を1つ減じる

※TLC＝Therapeutic lifestyle changes（運動食事療法）

かった．しかし，心疾患の既往のある女性では，全死亡率は有意差が出なかったものの（相対危険度1.00　95％信頼区間0.77〜1.29），冠動脈疾患による死亡率（相対危険度0.74　95％信頼区間0.55〜0.89），非致死的冠動脈疾患発症率（相対危険度0.71　95％信頼区間0.58〜0.87），全冠動脈疾患発症率（相対危険度0.80　95％信頼区間0.71〜0.91）は有意に減少すると報告された．

治療方法については，Adapted from Adult Treatment Panel III（ATP III）ガイドライン（http://www.nhlbi.nih.gov/guidelines/cholesterol/index.htm）の10年間の治療目標と冠動脈疾患発症率を**表1，表2**に示した．これらは**既往歴，喫煙，年齢，各コレステロール値，血圧**によって決定されている．

しかし，これらは欧米人を対象にした研究である．欧米人より冠動脈疾患発症率が低い日本人を対象にした論文で，松本らのThe JMS Cohort Studyがある[1]．日本人の10年間冠動脈疾患発症率について，**表3**に示した．

### 表2 ● Framinghamの10年間の冠動脈疾患発症率のスコア表（女性）

| 年齢 | ポイント | 総コレステロール | 20〜39歳 | 40〜49歳 | 50〜59歳 | 60〜69歳 | 70〜79歳 |
|---|---|---|---|---|---|---|---|
| 20〜34 | −7 | ＜160 | 0 | 0 | 0 | 0 | 0 |
| 35〜39 | −3 | 160〜199 | 4 | 3 | 2 | 1 | 1 |
| 40〜44 | 0 | 200〜239 | 8 | 6 | 4 | 2 | 1 |
| 45〜49 | 3 | 240〜279 | 11 | 8 | 5 | 3 | 2 |
| 50〜54 | 6 | 280＋ | 13 | 10 | 7 | 4 | 2 |
| 55〜59 | 8 | | | | | | |
| 60〜64 | 10 | 喫煙 | 20〜39歳 | 40〜49歳 | 50〜59歳 | 60〜69歳 | 70〜79歳 |
| 65〜69 | 12 | 非喫煙者 | 0 | 0 | 0 | 0 | 0 |
| 70〜74 | 14 | 喫煙者 | 9 | 7 | 4 | 2 | 1 |
| 75〜79 | 16 | | sBP | 未治療 | 治療中 | | |
| HDL | ポイント | | ＜120 | 0 | 0 | | |
| 60＋ | −1 | | 120〜129 | 1 | 3 | | |
| 50〜59 | 0 | | 130〜139 | 2 | 4 | | |
| 40〜49 | 1 | | 140〜159 | 3 | 5 | | |
| ＜40 | 2 | | 160＋ | 4 | 6 | | |

| ポイント合計 | 10年間のリスク | ポイント合計 | 10年間のリスク | ポイント合計 | 10年間のリスク | ポイント合計 | 10年間のリスク |
|---|---|---|---|---|---|---|---|
| ＜9 | ＜1％ | 12 | 1％ | 16 | 4％ | 20 | 11％ |
| 9 | 1％ | 13 | 2％ | 17 | 5％ | 21 | 14％ |
| 10 | 1％ | 14 | 2％ | 18 | 6％ | 22 | 17％ |
| 11 | 1％ | 15 | 3％ | 19 | 8％ | 23 | 22％ |
| | | | | | | 24 | 27％ |
| | | | | | | 25以上 | ≧30％ |

表2中の色文字で示した部分に該当する多重危険因子群患者はLDL≧130 mg/dL以上なら薬物治療を開始するべきである

> **point**
> ・心疾患の既往がある女性の高脂血症は，コレステロールを下げるべきである
> ・病歴聴取で患者のリスクファクターを聞き出し，リスクによって治療方法を決定する

**表3● 女性の10年間心筋梗塞発症率**

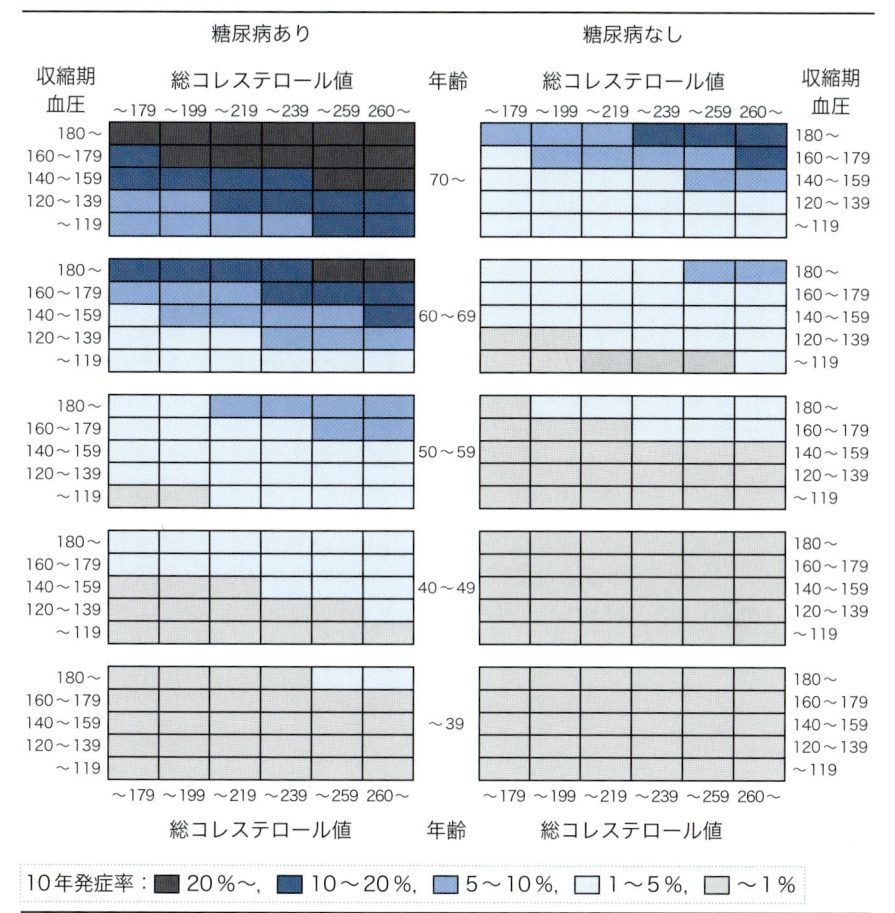

10年発症率：■ 20%〜, ■ 10〜20%, ■ 5〜10%, □ 1〜5%, ■ 〜1%

文献1より引用

## <文　献>

1) Matsumoto, M. et al. : Risk Charts Illustrating the 10-year Risk of Myocardial Infarction among Residents of Japanese Rural Communities : The JMS Cohort Study : J. Epidemiol., 19 : 94–100, 2009
・Judith, M. E. W. et al. : Drug Treatment of Hyperlipidemia in Women. JAMA, 291 : 2243-2252, 2004
・Robert, S. R. : Screening guidelines for dyslipidemia. UpToDate : 2010
・Karen, L. F. et al. : Secondary prevention of stroke : Risk factor reduction. UpToDate : 2010

<中津みどり>

## 4. 疾患別薬の使い方 Q&A

**2. 脂質異常症**

### 52 スタチンで十分LDLが下がらない場合にエゼチミブの追加投与は妥当でしょうか？

70歳, 男性. 高血圧と脂質異常症で加療中です. 血圧のコントロールは良好ですが, アトルバスタチン（リピトール®）20 mg/日にもかかわらずLDL-C 158 mg/dLと上昇しています. 喫煙歴, 冠動脈疾患の家族歴, 糖尿病, 低HDL-C血症, 肥満はありません. エゼチミブ（ゼチーア®）を投与した方がよいでしょうか？

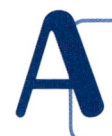

> **A** エゼチミブを追加することにより, 臨床イベントを改善したというエビデンスはない. 心血管イベントのハイリスクと判断される症例に対しては効果を認める可能性はある.

エゼチミブを投与することにより, 確かにLDL-C値を下げることは可能である. しかしながら, **治療の目的は, 脂質の改善ではなく, 臨床イベントの抑制**であることを忘れてはいけない. 少々古い論文[1]ではあるが, 心筋梗塞のリスクが少ない集団では, コレステロールの治療により死亡が増加したというメタ解析もある（図）.

スタチン単独群とスタチン＋エゼチミブを比較したENHANCE試験[2]は, 代替エンドポイントである頸動脈内膜中膜複合体厚（intima media thickness：IMT）が減少するかどうかを検討した研究だが, IMTに差がないば

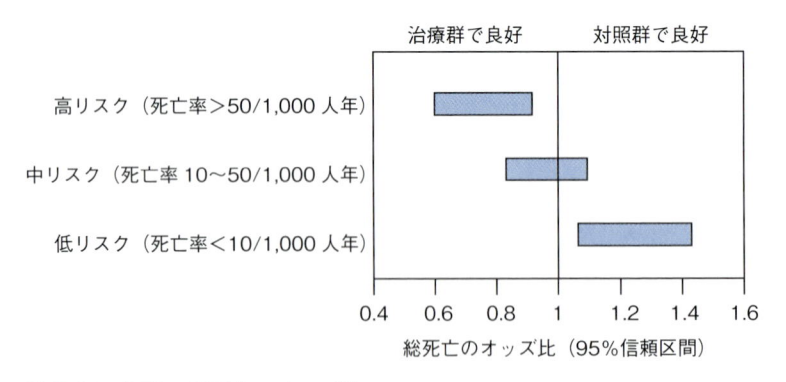

**図● リスク別の総死亡のオッズ比**
文献1より引用

**表● コレステロール治療における心血管死とがんによる死亡の比較**

|  | プラセボ | 介入群 | ハザード比 | 95％信頼区間 |
|---|---|---|---|---|
| 心血管死 | 56人（6.0％） | 47人（5.0％） | 0.83 | 0.56-1.22 |
| がんによる死亡 | 23人（2.5％） | 39人（4.1％） | 1.67 | 1.00-2.79 |

文献3より引用

かりか，心血管イベントは併用群で多い傾向であった．スタチン＋エゼチミブの併用群とプラセボを比較したSEAS試験[3]は，心血管イベントが減少するかどうかを検討した研究であるが，この試験でも有意差はなかった．心筋梗塞，CABG，PCI，狭心症などの心血管イベントは，有意差がないものの，併用群で少ない傾向であり，心血管イベントのハイリスク患者であればそれなりの効果は期待できるのかもしれない．しかし，併用群で明らかにがんによる死亡が多く，心血管イベントの死亡は減るが，がんによる死亡で相殺されているようにも判断できる試験内容であった（**表**）．

二次予防の場合や複数の危険因子をもつハイリスク群であれば，LDL-C低下による効果が期待できるのかもしれないが，それを示すはっきりとしたエビデンスはない．患者のリスク評価を行い，心血管リスクが高いのか，がんのリスクが高いのかを評価して総合的に判断することが必要と思われる．

**point**
- エゼチミブを投与することにより，LDL-Cは減少するが，心血管イベントを抑制するという明らかなエビデンスはない
- 二次予防や複数の危険因子をもつ心血管イベントのハイリスク群であれば，イベントを抑制する可能性はある
- 心血管病リスク，がんのリスクを評価し，総合的に投与を決定する

＜文　献＞
1 ) Smith, G.D. et al. : Cholesterol lowering and mortality : the importance of considering initial level of risk. BMJ, 306 : 1367-1373, 1993
2 ) Kastelein, J. J. P. et al. : Simvastatin with or without ezetimibe in familial hypercholesterolemia. N. Engl. J. Med., 358 : 1431-1443, 2008
3 ) Rossebø, A. B. et al. : Intensive lipid lowering with simvastatin and ezetimibe in aortic stenosis. N. Engl. J. Med., 359 : 1343-1356, 2008

＜米田博輝＞

## 4. 疾患別薬の使い方 Q&A　　3. 痛風・抗尿酸血症

### Q53 尿酸降下薬はどのような基準で減量, 中止したらよいでしょうか？

痛風発作の既往がある60歳の男性．5年近く尿酸降下薬を内服しており血清尿酸値は5 mg/dL台で落ち着いています．特に症状もないため，薬をやめることはできないかと相談を受けましたが，中止してまた痛風発作を起こさないか心配です．

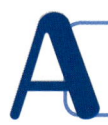

**A** 今までの痛風発作の回数や合併症の有無，現在の血清尿酸値, 生活習慣の改善状況をみて，薬の減量・中止を検討していくこと．

### 1. 減量・中止の基準

現在の日本では，成人男性の4人に1人程度は高尿酸血症（女性では5％未満）であり，痛風で通院中の患者はおよそ90万人程度いると思われる[1]．高尿酸血症の集団で痛風発作がどれくらいの頻度で生じるかについて，米国のコホート研究では，血清尿酸値7.0未満，7.0〜8.0，9.0 mg/dL以上の場合，それぞれ年間発症率は0.1，0.5，4.9％であった[2]（日本では報告なし）．報告や人種によって発症頻度は違うが，血清尿酸値が高くなるほど痛風発作のリスクは高くなる．

くり返す痛風発作や痛風結節，尿酸結石がある場合，尿酸降下薬による薬物療法の適応となる．尿酸降下治療は，痛風発作の防止や痛風結節の縮小，腎障害の改善にも効果がある．痛風は常にくり返すとは限らないが，発作1回だけで尿酸降下薬の処方がはじまっている症例も多い．**痛風発作をくり返すかは血清尿酸値の高さと持続期間に依存し，重症の痛風ほど予防投与期間は長くなる**．薬の減量・中止を検討するためには，今までの痛風に関するエピソード（発作の回数，痛風結節の有無など），腎障害などの合併症に関して詳しく病歴をとる必要がある．

痛風発作の発症を一次アウトカムにしたランダム化比較試験は実施されていないが，尿酸の体液中での溶解限界が6.4 mg/dLと考えられており，過去の観察研究からも血清尿酸値6.0 mg/dL以下を治療目標値とすべきと考えられている．痛風が軽度なら，尿酸降下薬を中止したのちに何年も再発を起こさない場合もある．1件の観察研究では，少なくとも6年以上薬物療法を受けた患者で，薬物療法中の平均血清尿酸値5.05 mg/dL未満，中止後に8.75 mg/dL未満の症例で最も再発率が低かった[3]．長期間血清尿酸値

が低い場合，体内の尿酸プールが少ないため，内服中止後も長期間発作を起こさないことが期待できる．急に中止するのが不安な場合はまず減量してみて，血清尿酸値がどれだけ上昇するかを注意しながらフォローしてはどうだろう．ただし，減量・中止を試みると痛風をくり返すようなら，治療は無期限に続けられることもある（痛風発作再燃時には，発作がおさまるまで尿酸降下薬は再開・増量しないこと）．

## 2．生活習慣の是正

尿酸降下薬以外の，食事療法や飲酒制限，運動の推奨といった**生活習慣の是正（非薬物療法）にも尿酸を低下させる効果が期待できる**．薬の減量・中止を希望する患者には，生活習慣の見直しを一緒に考えていく機会にもなるだろう．

## 3．処方の見直し

高尿酸血症・痛風は生活習慣病の1つであるが，高血圧症などほかの生活習慣病や腎障害などの合併症・併発症を有する例が少なくない．**利尿薬など血清尿酸値を上昇させる薬剤は中止**できないか検討しよう．また，**降圧薬ARBの1つであるロサルタン，高トリグリセライド血症治療薬フェノフィブラートには尿酸降下作用がある**と報告されている．

> **point**
> ・薬をやめることができるかは，痛風の既往歴や合併症の有無，生活習慣の改善状況によって変わってくる
> ・薬をやめたいと患者が言ったときは，生活習慣を見直してもらうチャンス
> ・尿酸降下薬以外の薬の処方も見直してみること

### ＜文　献＞

1）「高尿酸血症・痛風の治療ガイドライン第2版」（日本痛風・核酸代謝学会ガイドライン改訂委員会/編），メディカルレビュー，2010
2）Campion, E. W. et al.：Asymptomatic hyperuricemia. Risks and consequences in the normative aging study. Am. J. Med., 82：421-426, 1987
3）Perez-Ruiz, F. et al.：Using serum urate levels to determine the period free of gouty symptoms after withdrawal of long-term urate-lowering therapy：a prospective study. Arthritis rheum., 55：786-790, 2006

＜桐ケ谷大淳＞

## 4. 疾患別薬の使い方 Q&A　　3. 痛風・抗尿酸血症

## 54　無症候性の高尿酸血症患者は，どのように治療したらよいでしょうか？

会社での検診結果を持参した45歳の男性会社員が受診しました．血清尿酸値が高い（7.5 mg/dL）以外，これといって特に異常はありませんでした．「医療機関を受診するように言われたのですが，なにも症状がないのに薬を飲まないといけないのでしょうか？」と患者さんに質問されました．

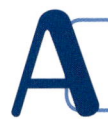

> **A** 著明な高値（9.0 mg/dL以上）の場合を除いて，無症状の高尿酸血症に対し，薬物治療は基本的に不要である．

現在，わが国では年齢・性別を問わず，血漿中の尿酸溶解濃度が7.0 mg/dL以上を高尿酸血症としている．高尿酸血症の原因として薬剤（利尿薬，サリチル酸など）や慢性腎疾患など二次性のものを除外する必要がある．高尿酸血症に関連した疾患といえば，痛風と尿路結石が有名であるが，これら以外にも慢性腎疾患（CKD），心血管系疾患などとの関連が指摘されている．今回のように，症状がない高尿酸血症患者に対して，どのようなアプローチが適切なのだろうか．高尿酸血症に関連する疾患ごとに検討してみたい．

### 1．痛風について

無症候性の高尿酸血症患者を約15年間追跡した研究[1]では，研究開始時の尿酸値を9.0 mg/dL以上，7.0～8.9 mg/dL，7.0 mg/dL以下の3群に分類し，観察期間中の痛風発生頻度について検討している．痛風の年間発生頻度はそれぞれ4.9%，0.5%，0.1%であり，他の研究でも同様な結果が得られている．9.0 mg/dL以下であれば，痛風を発症するリスクは低いものと思われる．仮に，9.0 mg/dLであっても，痛風の年間発生頻度は低く，発作を起こすまで治療をせず経過をみることも可能かもしれない．また，痛風発症の既往がある場合は，血清尿酸値を6.0 mg/dL以下に維持することが望ましいとされている．

## 2. 尿路結石について

　　血清尿酸値の上昇が尿路結石の危険因子であることは一般的に知られているところではあるが、具体的にどの程度尿路結石のリスクを高めるのかについての詳細は不明である．尿中への尿酸排出量の増加に伴い，結石の頻度が増加するとされてきたが，尿中尿酸排出量と結石の形成には関連がなかったとする研究がある[2]．Nurse's Health Study (NHS) I，NHS II，Health Professionals Follow-up Study (HPFS) の Nested case-control 研究で，尿pHを3群に分類（＜5.5，5.5-5.9，6.0-6.4），尿中尿酸含有量＜400 mgでの尿管結石患者/対照患者数の比を1とし，それぞれの尿pHごとに尿中尿酸含有量100 mgごとに尿管結石患者/対照患者数の比を算出したが，いずれの尿pHにおいても，また3つのコホートのいずれでも量反応関係はみられなかった．

## 3. CKDについて

　　病態生理学的には高尿酸血症との関連が指摘され，腎機能の低下に伴い，血清尿酸値が上昇，さらに腎機能の悪化を引き起こすとされているが，CKDの原因としての高尿酸血症の占める割合は低いといわれている．21,475人の健康な成人を7年にわたり追跡したコホート研究では，新規腎疾患発症における高尿酸血症の相対危険度は，7.0～8.9 mg/dL，9.0 mg/dL以上で，それぞれ1.74（95%信頼区間 1.45～2.09），3.12（95%信頼区間 2.29～4.25）と量反応関係がみられた[3]．

## 4. 心血管系疾患について

　　これまで小規模のランダム化比較試験やいくつかの観察研究より，血清尿酸値と心血管系疾患との関連について指摘されていたが，2005年に発表されたメタ分析では，高尿酸血症と心血管系疾患との間に関連はないとしている[4]．この研究では，血清尿酸値により3群に分類〔男性：＜286 umol/L（4.8 mg/dL），286～339 umol/L（4.8～5.7 mg/dL），≧339 umol/L（5.7 mg/dL），女性：＜232 umol/L（3.9 mg/dL），232～280 umol/L（3.9～4.7 mg/dL），≧280 umol/L（4.7 mg/dL）〕，年齢，喫煙，収縮期血圧，血清総コレステロール値，中性脂肪，BMI，FEV1，糖尿病の病歴，社会経済的状況で調整し，血清尿酸値が最も低値の群と高値の群で

**表● 年齢で調整した相対危険度**

| 血清尿酸値<br>(mg/dL) | 0.3〜4.9 | 5.0〜6.4 | 6.5〜8.4 | 8.5〜13.0 |
|---|---|---|---|---|
| 総死亡 | 1.05 (0.89〜1.23) | 1.0 | 1.17 (1.00, 1.37) | 1.62 (1.21, 2.17) |
| 虚血性心疾患 | 0.97 (0.54〜1.74) | 1.0 | 1.44 (0.86, 2.41) | 1.52 (0.54, 4.30) |
| 他の心疾患 | 0.69 (0.40〜1.21) | 1.0 | 1.10 (0.68, 1.76) | 2.97 (1.53, 5.74) |
| 脳卒中 | 0.49 (0.28〜0.86) | 1.0 | 1.16 (0.77, 1.74) | 2.33 (1.22, 4.44) |
| 腎不全 | 0.60 (0.12〜2.98) | 1.0 | 1.50 (0.46, 4.93) | 8.52 (2.40, 30.28) |
| がん | 1.28 (0.99〜1.65) | 1.0 | 1.12 (0.86, 1.46) | 0.60 (0.28, 1.29) |
| 肝疾患 | 1.82 (1.00〜3.34) | 1.0 | 0.78 (0.36, 1.69) | 3.58 (1.44, 8.87) |

相対危険度（95%信頼区間）

の虚血性心疾患の発生を比較している．男女のオッズ比は，それぞれ1.12（95%信頼区間 0.94〜1.33），1.12（95%信頼区間 0.85〜1.46）であった．研究開始時に冠動脈疾患がないことを確認された患者でのオッズ比は，男女それぞれ1.00（95%信頼区間 0.75〜1.33），1.06（95%信頼区間 0.90〜1.23）であり，血清尿酸値と虚血性心疾患の発症については関連を認めなかった．

血清尿酸値そのものが死亡のリスクを高めるとする日本でのコホート研究がある[5]．25〜60歳の成人男性49,413人を平均5.4年間追跡し，死亡と血清尿酸値との関連について検討している．血清尿酸値が8.5 mg/dL以上で総死亡との関連が認められた〔相対危険度1.62（95%信頼区間 1.21〜2.17）〕．また，心疾患（虚血性心疾患を除く），脳卒中，腎疾患，肝疾患による死亡も，血清尿酸値の上昇との間に統計学的に有意差をもって上昇を認めた．意外にも虚血性心疾患については，血清尿酸値との間に統計学的有意な関連はみられなかった（**表**）．

基礎疾患のない無症候性高尿酸血症患者への介入試験は，現時点ではほとんど存在しない．そのため，治療効果については判然としない．虚血性心疾患や心血管系疾患による死亡が増加するという可能性は捨て切れないが，日本人の場合，特に男性においては（女性は男性よりも尿酸値が低いといわれている），少なくとも極端に血清尿酸値が高くなければ（8.5 mg/

dL以下であれば），いまのところ積極的な薬物療法は不要であるといってよいのではないだろうか．

### 5．いわゆる生活習慣病を合併している場合

耐糖能異常や高血圧，脂質異常症の合併が多いのも高尿酸血症の特徴だが，血清尿酸値が耐糖能異常や高血圧，脂質異常症発症の危険因子かどうかについては議論のあるところである．これらの疾患がある場合，生活習慣の改善はもちろんのこと，無症状であっても，高尿酸血症に対しては何らかの薬物治療を考慮する必要があるのかもしれない．

> **point**
> ・無症候性の高尿酸血症において，血清尿酸値が著しく高値（8.5 mg/dL以上）でなければ，基本的に薬物療法は不要である
> ・心血管系疾患の発症が高尿酸血症により増加する可能性はあるが，日本人の成人男性での観察研究では，関連は認められない

### ＜文　献＞

1 ）Campion, E. W. et al.：Asymptomatic hyperuricemia. Risks and consequences in the normative aging study. Am. J. Med., 82：421-426, 1987
2 ）Curhan, G. C. et al.：24-h uric acid excretion and the risk of kidney stones. Kidney Int., 73：489-496, 2008
3 ）Obermayr, R. P. et al.：Elevated uric acid increases the kidney disease. J. Am. Soc. Nephrol., 19：2407-2413, 2008
4 ）Wheeler, J. G. et al.：Serum uric acid and coronary heart disease in 9458 incient cases and 155084 controls：prospective study and meta-analysis. PLOS Med., 2：236-243, 2005
5 ）Tomita, M. et al.：Does hyperuricemia affect mortality ? A prospective cohort study of Japanese male workers. J. Epidemiology, 10：403-409, 2000

＜室林　治＞

## 4．疾患別薬の使い方 Q&A

**4．循環器**

### Q55 ACE阻害薬とARBの有効性や副作用には差があるのでしょうか？

糖尿病でかかりつけの60歳男性に，最近血圧が高いため降圧薬の処方を考慮しています．高血圧症のガイドラインをみると，ACE阻害薬またはARBが第1選択と記載されていますが，両者の有効性や副作用に違いはあるのでしょうか？

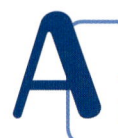

**A** 心血管ハイリスク患者の一部で，ACE阻害薬の方が有効な可能性がある．咳などの副作用はARBの方が少ないものの，ACE阻害薬の方が安価である．

ACE阻害薬とARBは，両者とも，レニン・アンジオテンシン系を抑制することにより降圧作用を示す薬剤である．同系統の降圧薬として，ガイドラインなどでは並列して紹介されることが多い．発売されたのはACE阻害薬の方が10年以上前であるが，製薬企業の営業努力の成果もあり，今やARBの使用頻度が圧倒的に高くなっている．薬価は下がってきているものの，ACE阻害薬に比べるとARBはまだまだ高価である．副作用が少なく使いやすいなどの理由からARBが選ばれることが多いが，両者の違いにはどのようなものがあるのだろうか．

### 1．メタ分析によるACE阻害薬とARBの比較

ACE阻害薬とARBの有効性を比較したメタ分析がいくつか発表されている．そのうち，ACE阻害薬の有効性が見直された研究としてBPLTTCのメタ分析がある[1]．15万人ほどの高血圧もしくは心疾患のあるハイリスク患者において，脳卒中と冠動脈疾患，心不全イベント（約23,000例）を分析した研究である．ACE阻害薬には血圧非依存性に冠動脈疾患を減らす効果がみられたが（降圧を超えた予防効果），ARBでは同様の効果はみられなかった（脳卒中や心不全は差がない）．

本態性高血圧症患者の治療に関して，ACE阻害薬とARBを比較したメタ分析では，長期的な降圧効果は似ていたが，ACE阻害薬で咳が多く，ARBで副作用による中断率が少なかった．また，死亡や心血管イベント，左室機能，糖尿病や腎疾患への進展といったアウトカムには，一貫した効果の

違いは出なかった[2]．

　安定虚血性心疾患で左室機能の保たれている患者を対象として，ACE阻害薬とARBを比較したメタ分析が2009年に発表されたが，標準的薬物療法にACE阻害薬を追加すると全死亡や心血管死などのリスクを減らしたが，ARBでは効果に乏しかった[3]．

　心不全のない血管疾患またはハイリスク糖尿病患者約26,000人を対象に，ACE阻害薬〔ラミプリル（本邦未承認）〕とARB〔テルミサルタン（ミカルディス®）〕，ACE阻害薬/ARBの併用を比較したONTAGET試験が'08年発表された．心血管死や心筋梗塞，脳卒中，心不全による入院発生率に差はなかった．副作用に関しては，ARBで低血圧症状が1.54倍多かったが（ACE阻害薬：ARB，1.7％：2.7％），咳は約1/4（4.2％：1.1％），血管浮腫は約1/3であった（0.3％：0.1％）．なお，この研究においてACE阻害薬/ARBを併用しても有効性に差はない一方で，副作用（腎障害の発生，低血圧症状など）が増加したため，両者の併用はすすめられないとされた[4]．

　以上のように，最近のデータからは，**心血管ハイリスク患者の一部ではACE阻害薬がARBに優る可能性が示唆されている**．副作用に関しては，ARBはACE阻害薬に比べて発現頻度が低い．また，費用の面でみるとACE阻害薬は先発品でもARBの約1/2程度，後発品ならさらに安くなる．降圧薬は長期にわたって服用する薬剤であり，この費用の差は見逃せない．

　費用の面を考えると，なるべくACE阻害薬を先に使用してみたい．**ACE阻害薬に忍容性がある場合，ARBへ変更する根拠となるデータはほとんどない**．

## 2．ACE阻害薬に忍容性のない場合

　咳の副作用などによりACE阻害薬に忍容性のない患者で，代わりにARBを使う場合はどうであろうか．TRANSCEND試験では，心血管疾患または糖尿病を有し，ACE阻害薬に忍容性のない患者約6,000人を，ARB〔テルミサルタン（ミカルディス®）〕投与かプラセボ投与にランダム割付けし，心血管の複合エンドポイント（心血管死や心筋梗塞，脳卒中，心不全による入院）が減少するかを検討した[5]．56カ月のフォローアップ後，ARB群

では収縮期/拡張期血圧を4.0/2.2 mmHg下げたが（低血圧症状の頻度は上昇），心血管の複合エンドポイントには有意な違いはなかった．**ACE阻害薬に忍容性のない場合，ARBは安全な代替薬になりうるが，効果には乏しい．**

> **point**
> - 心血管ハイリスク患者の一部では，ACE阻害薬がARBに優る可能性が示唆されている
> - 咳などの副作用は，ARBの方が発現頻度は低い
> - 費用の面では，ACE阻害薬の方が安価である
> - ACE阻害薬/ARBの併用は，有効性に差はなく副作用が増加するため勧められない

### ＜文　献＞

1) Blood Pressure Lowering Treatment Trialists' Collaboration : Blood pressure-dependent and independent effects of agents that inhibit the renin-angiotensin system. J. Hypertens., 25 : 951-958, 2007
2) Matchar, D. B. et al. : Systematic review : comparative effectiveness of angiotensin-converting enzyme inhibitors and angiotensin II receptor blockers for treating essential hypertension. Ann. Intern. Med., 148 : 16-29, 2008
3) Braker, W. L. et al. : Systematic review : Comparative effectiveness of angiotensin-converting enzyme inhibitors or angiotensin II -receptor blockers for ischemic heart disease. Ann. Intern. Med., 151 : 861-871, 2009
4) ONTARGET Investigators. : Telmisartan, ramipril, or both in patients at high risk for vascular events. N. Engl. J. Med., 358 : 1547-1559, 2008
5) TRANSCEND Investigators : Effects of the angiotensin-receptor blocker telmisartan on cardiovascular events in high-risk patients intolerant to angiotensin-converting enzyme inhibitors : a randomised controlled trial. Lancet, 372 : 1174-1183, 2008

＜桐ケ谷大淳＞

## 4．疾患別薬の使い方 Q&A　　4．循環器

## 56 無症候性の心房細動には，どのような治療をしたらよいのでしょうか？

先日，69歳の女性が，健康診断の心電図で心房細動を指摘されて来院しました．外来で再度心電図をとったのですが，心房細動は続いていました．動悸など症状はないようですが，放っておいてもいいのでしょうか？脳塞栓の原因にならないか，心配です．

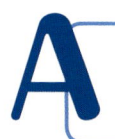

**A** 予後を見極めるために，心房細動以外の背景因子も把握しよう．$CHADS_2$スコアからワルファリン療法を適応すべきか判断しよう．

現在，日本で心房細動を有するものは70万人以上（有病率0.6％程度）で，2050年には100万人を超えていると推定されている．発作性心房細動まで含めるとさらに多くなり，心房細動はcommon diseaseの1つである．心房細動診療は，次の3つのステップに分けて考えると理解しやすい（**表1**）[1]．

### 1．患者の全体像を把握する

心房細動患者をみると心房細動自体に目が向きがちであるが，**まず患者の全体像を把握することが重要**である．ほかの背景因子（心不全，糖尿病，高血圧）などを適切に治療することで，心房細動患者の予後は改善する．また，脳梗塞予防が必要な患者や専門医に紹介すべき患者を知る手がかりにもなる（**表2**）．

**表1 ● 心房細動診療の3つのステップ**

| |
|---|
| ステップ1　患者の全体像を把握する<br>　心房細動患者の予後には，心房細動自体よりも背景因子（心不全，糖尿病，脳梗塞の既往など）が強い影響を及ぼしている |
| ステップ2　脳梗塞を予防する<br>　心房細動があっても脳梗塞にならないようにする |
| ステップ3　症状を取り除く<br>　心房細動による動悸などを治療して，患者のQOLを向上させる |

## 2. 脳梗塞を予防する

　心房細動が起こす重大な合併症として脳梗塞（血栓塞栓症）がある．心房内で血栓が形成されやすく，それが全身に飛ぶと脳塞栓など重症化しやすい．心原性脳梗塞は1年生存率約50％程度といまだに予後が悪い．心房細動のタイプ（発作性，慢性）によって脳梗塞の発症率に差はなく[2]，心電図で心房細動が確認されれば脳梗塞予防を検討する必要がある．

　脳梗塞を発症する可能性を判定するものとして，$CHADS_2$スコアがある（表3）．$CHADS_2$スコアが大きいほど脳梗塞を発症する可能性が上がり，0

**表2● 専門医に紹介すべき患者**

| |
|---|
| ①脳梗塞やTIAによる症状から，はじめて心房細動が見つかった患者 |
| ②心不全を呈して心房細動が見つかった患者 |
| ③狭心症・心筋梗塞，心筋症，弁膜症などの器質的心疾患を有する患者 |

**表3● $CHADS_2$スコア，非弁膜症性心房細動患者の血栓塞栓症リスクとワルファリンの効果**

| |
|---|
| C：Congestive Heart Failure（心不全） |
| H：Hypertension（高血圧症） |
| A：Advanced Age > 75（75歳以上） |
| D：Diabetes Mellitus（糖尿病） |
| S：History of Stroke（脳梗塞，TIAの既往） |
| 合計0～6点で表される（Sは2点，他は1点） |

| $CHADS_2$スコア | イベント発症率（100人年） | | 治療必要数 |
|---|---|---|---|
| | ワルファリン | 非ワルファリン | |
| 0 | 0.25 | 0.49 | 417 |
| 1 | 0.72 | 1.52 | 125 |
| 2 | 1.27 | 2.50 | 81 |
| 3 | 2.20 | 5.27 | 33 |
| 4 | 2.35 | 6.02 | 27 |
| 5, 6 | 4.60 | 6.88 | 44 |

文献7より引用

点は低リスク，1〜2点は中等度リスク，3点以上は高リスクとされる．日本においてもスコアの有用性が報告されており，脳梗塞またはTIA（transient ischemic attacks，一過性脳虚血発作）の既往があるか，C/H/A/Dのうち2つ以上のリスクに該当する場合にはワルファリン療法をすすめ，1つの場合は同療法を考慮してよいとガイドラインに記されている[3]．ワルファリン療法を行う場合は，PT-INR 2.0〜3.0（70歳以上では1.6〜2.6）でのコントロールがすすめられる．

　ワルファリンより塞栓予防効果は劣るが，低リスク心房細動患者に対してアスピリンが使用される場合がある．日本で行われた，低リスク心房細動患者に対してアスピリン投与による脳卒中予防効果を検討したランダム化比較試験では，アスピリンによる脳卒中予防効果は示されず，むしろ重篤な出血合併症が増加するという結果であった[4]．

　現在，心房細動患者の脳卒中予防にはワルファリンが第1選択であるが，出血リスクが増加するため，PT-INRの定期的なモニタリングと投与量調整，ほかの薬剤や食べ物との相互作用に注意する必要がある．直接トロンビン阻害作用を有する経口抗凝固薬dabigatran（日本未承認）は，1つ以上のリスクをもつ心房細動患者に対して，ワルファリンと同等以上の有効性と安全性があることが示された[5]．モニタリング不要であり，今後新しい選択薬として期待される．

## 3．症状を取り除く

　心房細動自体による症状（動悸など）に対しては，リズムコントロール（抗不整脈薬などにより洞調律の維持をめざす）またはレートコントロール（ジギタリスやβ遮断薬，Ca拮抗薬などで心拍数を調節する）のどちらかの治療方針がとられる．両者の間に死亡率や心不全発症率に差はなく[6]，どちらを選択するかは患者とよく相談をするべきである．

> **point**
> - 心房細動患者の予後には背景因子が強い影響を及ぼすため，患者の全体像を把握する必要がある
> - CHADS₂スコアから脳梗塞を発症する可能性を判定，ワルファリン療法の適応を検討する
> - リズムコントロールとレートコントロールの間には，死亡率や心不全発症率に差はない

<文 献>

1) 「心房細動に出会ったら」(山下武志/著), メディカルサイエンス社, 2008
2) Hohnloser, S. H. et al.: Incidence of stroke in paroxysmal versus sustained atrial fibrillation in patients taking oral anticoagulation or combined antiplatelet therapy: an ACTIVE W Substudy. J. Am. Coll. Cariol., 50: 2156-2161, 2007
3) 「心房細動治療(薬物)ガイドライン(2008年改訂版)」, Circulation journal, 72 (Suppl. IV): 1581-1638, 2008
4) Sato, H. et al.: Low-dose aspirin for prevention of stroke in low-risk patients with atrial fibrillation: Japan Atrial Fibrillation Stroke Trial. Stroke, 37: 447-445, 2006
5) Connolly, S. J. et al.: Dabigatran versus warfarin in patients with atrial fibrillation. N. Engl. J. Med., 361: 1139-1151, 2009
6) Wyse, D. G. et al.: A comparison of rate control and rhythm control in patients with atrial fibrillation. N. Engl. J. Med., 347: 1825-1833, 2002
7) Warren, J. M. et al.: Antithrombotic therapy to prevent embolization in nonvalvular atrial fibrillation. UpToDate online 18.1
http://www.uptodate.com/home/index.html

<桐ケ谷大淳>

## 4. 疾患別薬の使い方 Q&A　　4. 循環器

### Q57 心不全に対してβ遮断薬はどのように使用すればよいでしょうか？

68歳，男性．心不全の診断でβ遮断薬（カルベジロール：アーチスト®）を増量中でしたが，患者さんは調子がいいのであまり薬を増量したくないといいます．20 mg/日程度まで増量した方が心不全の再発に対して効果があるという意見も聞いたことがあるのですが，心不全症状がなく，検査で安定している患者でも増量した方がいいのでしょうか？

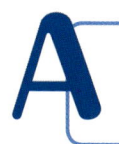

### A
増量することにより，イベントが抑制できるというエビデンスと変わりがないとするものがある．保守的に考えると増量が望ましいが，少量でもイベント抑制効果は期待できる．

　高血圧に関するβ遮断薬の使い方については「Q60 降圧薬は何を第1選択にすべきでしょうか？」を参照していただくことにして，ここでは心不全に対するβ遮断薬の使い方について解説する．

　現在では，**心不全に対するβ遮断薬が，症状の改善のみならず，総死亡，心血管死，突然死などの有害イベントを減少させることは常識**となっている．もちろん，急激に大量のβ遮断薬を投与することは心不全の悪化の危険があるため，安定している患者に，ごく少量より時間をかけて数日～2週間ごとに段階的に増量させていくのが一般的である（NYHAⅢ度以上の患者では入院して導入することが望ましいとされる）．

　その効果について，欧米のメタ解析[1]では，100人を1年間治療すると，3.8人の死亡を減らし，4人の入院を減らすという結果も示されている．しかしながら，欧米で使用されるβ遮断薬の用量は日本で使用できる用量よりはるかに多く，カルベジロールを例にすると50 mg/日が目標投与量とされている．**日本人に対する至適用量に関して，十分なエビデンスは確立されてはいない**．日本人の心不全患者に対するβ遮断薬の効果を検討したMUCHA試験[2]では，プラセボ，カルベジロール5 mg/日，20 mg/日の3群で比較を行っており，用量依存的に心不全の改善や心血管イベントの改善を認めている．2009年のAHAで発表された日本人の心不全患者を対象としたJ-CHF[3]では，より少量のβ遮断薬の効果を検討している．この

プライマリエンドポイントに対するカプランマイヤー曲線
フォローアップ：3.0±1.3 年

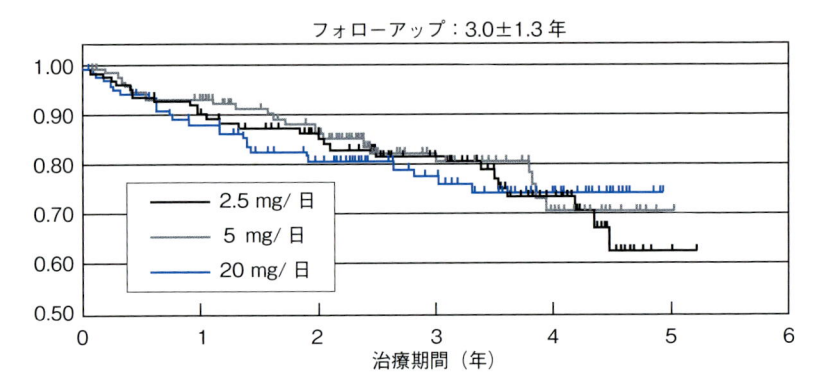

- 2.5 mg/日
- 5 mg/日
- 20 mg/日

| 治療群 | 患者(n) | イベント(n) | ハザード比(95％信頼区間) | Log-rank テスト | P |
| --- | --- | --- | --- | --- | --- |
| 2.5 mg/日 | 118 | 27 | reference | | |
| 5 mg/日 | 116 | 22 | 0.862 (0.491-1.514) | 2.5 mg vs. 5 mg $x^2=0.2383$ | P=0.625 |
| 20 mg/日 | 118 | 25 | 1.004 (0.583-1.731) | 2.5 mg vs.20 mg $x^2=0.0002$ | P=0.990 |

図● カルベジロールによる死亡/心血管イベント抑制効果

文献3のホームページより引用

　試験では，カルベジロール 2.5 mg/日，5 mg/日，20 mg/日で死亡，心血管イベントを評価しているが，どの群でもイベント抑制効果は同等であった（図）．2010年6月時点でまだ論文として発表されておらず公式ホームページで情報が公開されている．詳細な検討はできないが，少量でも十分に効果を期待できるという解釈もできる．

**point**
- イベント抑制という観点からは，β遮断薬は少量より開始して，十分量まで増量することが望ましい（MUCHA試験）
- カルベジロール 2.5 mg という少量でも 20 mg と同等の効果を認めるという日本人の試験（J-CHF試験）もあり注目される
- 心不全治療の目的（症状の軽減，イベント抑制効果）について患者と話し合う必要がある

<文　献>
1) Brophy, J. M. et al. : Beta-blockers in congestive heart failure. A Bayesian meta-analysis. Ann. Intern. Med., 134 : 550-560, 2001
2) Hori, M. et al. : Low-dose carvedilol improves left ventricular function and reduces cardiovascular hospitalization in Japanese patients with chronic heart failure ; the multicenter carvedilol heart failure dose assessment (MUCHA) trial. Am. Heart. J., 147 : 324-330, 2004
3) J-CHF ホームページ：http://poppy.ac/j-chf/

<米田博輝>

## 4．疾患別薬の使い方 Q&A　　4．循環器

### 58 低血糖を起こしやすい降圧薬はどれでしょうか？

先日，高血圧症を既往にもつ65歳男性が低血糖発作で救急外来を受診しました．糖尿病を合併しておらず，感染症など明らかな低血糖を起こす原因もありませんでした．内服薬はカンデサルタン（ブロプレス®）8 mg 1×のみでした．もしかして唯一飲んでいる降圧薬が低血糖発作を引き起こすことなんてあるのでしょうか？

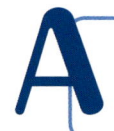

**A** 降圧薬のうち，アンギオテンシン変換酵素阻害薬（ACE阻害薬），アンギオテンシンⅡ受容体拮抗薬（ARB），β遮断薬などでは低血糖発作を起こしうる．

2009年のMuradらによるシステマティック・レビュー[1]では薬剤性の低血糖発作を起こした患者の原因薬剤と，その背景が検討されている．代表的な薬剤と低血糖発作を起こす**オッズ比**または頻度，それぞれのエビデンスの質を表にあげる．

表でのエビデンスの質とは，集められた研究の質を評価したものである．この研究ではACE阻害薬，ARB，β遮断薬などの降圧薬ではエビデンスの

**表 ● 低血糖の原因となりうる代表的な薬剤とオッズ比または頻度，それぞれのエビデンスの質**

| 薬剤（群） | オッズ比（95％信頼区間），または出現頻度 | エビデンスの質 |
|---|---|---|
| ニューキノロン類 | ガチフロキサシン：2.0（0.9〜4.1）<br>その他の薬剤：1〜6％ | ガチフロキサシン：中等度<br>その他の薬剤：とても低い |
| ペンタミジン | 41.9（7.7〜227.7） | 中等度 |
| キニン | 1.71（0.72〜4.02） | 中等度 |
| インスリン成長因子-1 | 46％ | 低い |
| β遮断薬 | 1.9（0.4〜9.4） | とても低い |
| ACE阻害薬 | 3.0（1.7〜5.3） | とても低い |
| ARB | ロサルタン：1.3（0.9〜1.7）<br>テルミサルタン，バルサルタン：1〜3％ | とても低い |

質は低かった．しかし，エビデンスの質が低いといっても，**治療の効果を検討する場合と違い，副作用では"Do no harm"の観点から一段階重くとらえるべき**である．そのため，これらの薬剤では低血糖発作を起こしうると考えるべきだろう．なお，近年ACE阻害薬やARBが糖尿病の新規発症を抑制するという報告[2]もあるため，これらの薬剤により低血糖発作が起こるとする考えでも矛盾はない．

また，低血糖発作の原因で代表的なのは，糖尿病患者でのインスリンやスルホニル尿素剤によるものだが，他にも重症感染症，絶食・飢餓，アルコール多飲，過度の運動，腎不全，肝不全，副腎不全などの可能性もあるため，単に薬剤性と考えるだけではなく，それらの病態も視野に入れて検討するべきである．

> **point**
> ・薬剤性の低血糖発作は糖尿病治療薬以外にもACE阻害薬，ARB，β遮断薬などの降圧薬でも起こりうる
> ・低血糖発作は薬剤性以外にも重篤な原因疾患があることがあるため，精査が必要

### <文　献>

1) Murad, M. H. et al. : Clinical review: Drug-induced hypoglycemia: a systematic review. J. Clin. Endocrinol. Metab., 94 : 741-745, 2009
2) Gillespie, E. L. et al. : The impact of ACE inhibitors or angiotensin II type 1 receptor blockers on the development of new-onset type 2 diabetes. Diabetes Care, 28 : 2261-2266, 2005

<岡田　悟>

## 4．疾患別薬の使い方 Q&A　　　4．循環器

## Q59 血圧の低い心不全患者であっても，β遮断薬やACE阻害薬は投与した方がよいでしょうか？

65歳，女性．慢性心不全で通院中．心不全の増悪で救急外来を受診した．受診時，血圧が90/50 mmHgと低く，現在服用中のβ遮断薬，ACE阻害薬の継続は無理なように思われた．しかし，β遮断薬，ACE阻害薬ともに降圧効果以外にも，心不全治療には利点が多いはず．果たしてこのままβ遮断薬やACE阻害薬を使い続けてよいのだろうか？

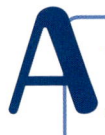

### A
- 許容できる範囲で，β遮断薬の使用は継続した方がよさそうである
- ACE阻害薬は継続した方がよいかどうかは判然としないが，許容できる範囲で使用した方が生命予後はよさそうである

心不全治療においては，ACE阻害薬，β遮断薬は，心不全患者において，降圧効果以外にも心不全の予後を改善することが知られており，治療のうえでは重要な位置づけになっている．一般的に慢性心不全では，病状が末期に近づくと血圧が低下してくることが知られている．低血圧の心不全患者の予後は不良とされており，わが国のガイドライン[1]上も血圧が低い患者への適応については触れられていない．血圧の低い心不全患者に，β遮断薬やACE阻害薬の処方は行わない方がよいのだろうか？

### 1．β遮断薬

心不全患者におけるβ遮断薬の副作用について検討したシステマティックレビューがある[2]．β遮断薬とプラセボについて比較したランダム化比較試験を対象に，心不全患者を6～24カ月フォローアップ，その間に出現した副作用について調べられている．結果は，低血圧がβ遮断薬では7.6％，プラセボでは6.1％，相対危険度1.41（95％信頼区間0.96～2.06），有害必要数/年91で統計学的に有意差は認められなかった．服薬中止群についての検討で，低血圧が，β遮断薬では0.68％，プラセボが0.33％，相対危険度1.96（95％信頼区間1.01～3.77），有害必要数/年286と統計学的

に有意差を認めた．しかしながら，低血圧による服薬中止が1％以下と低率であり，有害必要数も1年間に286との結果は注目に値する．

ちなみに本研究での心不全による入院は，β遮断薬とプラセボでそれぞれ17.3％，22.9％，相対危険度は0.74（95％信頼区間0.66〜0.83）と統計学的に有意にβ遮断薬が良好な結果であった（治療必要数25）．心不全の悪化も同様で，β遮断薬で26.3％，プラセボで33.5％，相対危険度0.83（95％信頼区間0.71〜0.98），治療必要数19であった．この研究では治療開始時の血圧は不明だが，治療の経過のなかで血圧が下がったとしても，許容できる範囲であればβ遮断薬での治療を継続した方がよいのかもしれない．

## 2．ACE阻害薬

収縮期血圧が90 mmHg以下，または血清クレアチニン値が2.5 mg/dL以上，または血清K値が5.5 mmol/L以上，または重症大動脈弁狭窄（これらに合致する症例をcontraindication群：CI群とする）の高齢患者（65歳以上）で，ACE阻害薬を服用していた患者の予後について検討した後ろ向き研究がある[3]．ACE阻害薬服用者と非服用者での退院1年後死亡率はそれぞれ32％，53％で，相対危険度は0.60（95％信頼区間0.45〜0.78）でACE阻害薬を服用している方が良好な結果であった．CI群で検討した場合，ACE阻害薬服用者と非服用者での退院1年後死亡はそれぞれ43％，74％で，相対危険度は0.58（95％信頼区間0.34〜0.99）でこちらもACE阻害薬を服用している方が良好な結果であった．研究開始時にCI群と認定された患者のうち，収縮期血圧が90 mmHg以下の患者についての検討はされていないため，詳細は不明なのが残念なところである．

急性心筋梗塞後の心不全について検討したシステマティックレビューがある[4]．ACE阻害薬とプラセボのランダム化比較試験について検討しているこの研究では，急性心筋梗塞後1週間以内で左心室機能低下あるいは心不全の患者が対象となっている．研究開始時の参加者の平均血圧は，収縮期で116〜125 mmHg，拡張期で72〜78 mmHgであった．ランダム割付から4年後の死亡/心筋梗塞/慢性心不全での再入院の複合アウトカムでは，Odds比が0.72（95％信頼区間0.67〜0.78）とACE阻害薬治療群で有意な低下を認めた（複合アウトカムの各項目ごとに検討した場合でも，ACE

阻害薬治療群で有意に良好な結果が得られた）．特に死亡については，ACE阻害薬はランダム割付から6週後，1年後，2年後，4年後のいずれにおいても有意にACE阻害薬治療群で良好な結果が認められた．

　急性心不全において，治療開始時の血圧が高くない場合であっても，ACE阻害薬の服用により，死亡だけでなく，再入院，再梗塞の発生を抑制する可能性がある．

### 3．ARB

　心不全患者において，治療開始時の血圧とその後の治療について検討している研究がある[5]．研究で用いられている薬剤はARB（カンデサルタン）であるが，治療開始時の低血圧のリスクを考えるうえで有用と思われるのでここで取り上げたい．

　Candesartan in Heart failure：Assessment of Reduction in Mortality and morbidity（CHARM）trialとして実施された3つの独立した研究のサブグループ解析として実施されており，対象はNew York Heart Association（NYHA）のⅡ～Ⅳ，EF≦0.40の心不全患者4,576人で，ランダムにカンデサルタン32 mg/日とプラセボに割付を行い，研究開始当初の血圧と心血管関連死，心不全の悪化による予定外の入院，総死亡について検討を行っている．

　研究開始時の収縮期血圧が100 mmHgより低い群では，カンデサルタン（+4.6 mmHg），プラセボ（+8.3 mmHg）ともに上昇，101 mmHg以上の群でカンデサルタンに降圧効果を認めた．研究開始時の収縮期血圧，拡張期血圧が低い群ほど，心血管関連死，心不全による入院のリスクが高まる傾向があるが（プラセボと比較して統計学的有意差はない），全体の治療効果としては，プラセボと比較するとカンデサルタンの方がハザード比0.82（95%信頼区間 0.74～0.90）と良好な結果であった〔総死亡についてもハザード比0.88（95%信頼区間 0.79～0.98）と同様である〕．服薬の中止については，カンデサルタン，プラセボともに，研究開始時の収縮期血圧が低い群が最も多かった．治療開始時の血圧が低い患者はもともと高リスクであるが，注意してカンデサルタンを使用することで，予後の改善が見込めるかもしれない．

> **point**
> - β遮断薬は，許容できる範囲で，治療に用いてもよさそうである
> - ACE阻害薬は，血圧が低い場合の適応については不明であるが，生命予後を改善させる効果が見込めるため，許容できる範囲で治療に用いてもよさそうである
> - ARBは，許容できる範囲で，治療に用いてもよさそうである

### <文　献>

1) 循環器病の診断と治療に関するガイドライン（2004年度合同研究班報告）慢性心不全ガイドライン（2005年改訂版）Guidelines for treatment of chronic heart failure（JCS2005）（http://www.j-circ.or.jp/guideline/）
2) Ko, D. T. et al.：Adverse effect of beta-blocker therapy for patients with heart failure：a quantitative overview of randomized trials. Arch. Intern. Med.,164：1389-1394, 2004
3) Ahmed, A. et al.：Survival benefits of angiotensin-converting enzyme inhibitors in older heart failure patients with perceived contraindications. J. Am. Geriat. Soc., 50：1659, 2002
4) Flather, M, D. et al.：Long-term ACE-inhibitor therapy in patients with heart failure or left-ventricular dysfunction：a systematic overview of data from individual patients. Lancet. 355：1575-1581, 2000
5) Meredith, P. A. et al.：Clinical outcomes according to baseline blood pressure in patients with a low ejection fraction in the CHARM（Candesartan in Heart failure：Assessment of reduction in mortality and morbidity）Program. JACC, 52：2000-2007, 2008

<室林　治>

## 4. 疾患別薬の使い方 Q&A　　　4. 循環器

## Q60 降圧薬は何を第1選択にすべきでしょうか？

先日，62歳の男性が健康診断で高血圧を指摘されて受診しました．血圧は154/88 mmHgで，そのほかの健診項目には異常は指摘されていませんでした．症状もなく，基礎疾患もないようですので，二次性高血圧の可能性は低いと考えました．受診する前に，ある程度，食事と運動は努力してきたようですが，なかなか血圧は改善しないといいます．降圧薬を処方しようと思いますが，どのような薬剤からスタートするのがよいでしょうか？

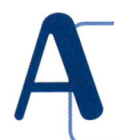

## A
基礎疾患がなければ，基本的にどの薬剤からスタートしてもいい．ただ，高齢者に対してβ遮断薬は第1選択薬に適さないというエビデンスもある．

　**基礎疾患がない場合には，いずれの薬剤も第1選択となりうる**．どの薬剤の効果も，イベント抑制に関しては同等という報告[1]もあり，薬剤の選択による効果を期待するより，より降圧することがイベントを抑制するという点が重要視されている．いわゆるThe lower, The betterとする考え方である．

　ただし，β遮断薬に関しては第1選択薬として否定的なメタ解析もある[2]．脳卒中をやや減らすが，総死亡や冠動脈疾患はプラセボと同等の効果で，他剤と比較してもイベント抑制の効果は劣っているとしている．別の論文[3]では60歳以上の患者，60歳未満の患者というサブグループで解析しているが，60歳以上ではプラセボと変わらないが，60歳未満ではほかの薬剤と同等の効果を認めるという結果であった．

　近年，ARBの処方が増えていると思われるが，ARBだからといってほかの薬剤よりイベント抑制効果が優れているというわけではない．BPLTTCのメタ解析[4]が発表され，ARBとACE阻害薬で脳卒中や心不全のイベント抑制効果に差がないことが示された（Q55参照）．冠動脈疾患の抑制効果に関しては，ARBよりむしろACE阻害薬の方がイベント抑制に優れているという結果も示された．

　少量利尿薬に関しては，ほかのファーストラインで用いられている薬剤と比較して，心血管イベント抑制効果において勝るとも劣らない効果があ

ることを示すメタ解析もある[5]．コストベネフィットを考えた場合も，価格の安い利尿薬の利用を積極的に考慮してもよいと思われる．JSH2009では「降圧目標を達成するためには，多くの場合2，3剤の併用が必要となる．その際，少量利尿薬を積極的に併用すべきである」と記載されている．第7次改訂米国高血圧ガイドライン（JNC7）[6]では，コストベネフィットの高いサイアザイド系利尿薬をファーストラインで使用することを推奨している．利尿薬が1錠6〜9円程度なのに対し，ARBやACE阻害薬は1錠150円前後であり，差が歴然としている．

薬剤の選択にあたっては，基礎疾患のみならず，患者の嗜好や経済状況も考慮して処方する余裕があってもいいと思う．

## ●基礎疾患がある場合

基礎疾患がある場合，薬剤の選択にあたり，積極的な適応や禁忌/慎重投与を考慮して処方する．高血圧治療ガイドライン2009（JSH2009）[7]とJNC7での薬剤選択の指標は表1〜3のように示されている．

**表1● JSH2009による主要降圧薬の積極的適応**

|  | Ca拮抗薬 | ARB/ACE阻害薬 | 利尿薬 | β遮断薬 |
|---|---|---|---|---|
| 左室肥大 | ● | ● |  |  |
| 心不全 |  | ●[*1] | ● | ●[*1] |
| 心房細動（予防） |  | ● |  |  |
| 頻脈 | ●[*2] |  |  | ● |
| 狭心症 | ● |  |  | ●[*3] |
| 心筋梗塞後 |  | ● |  | ● |
| 蛋白尿 |  | ● |  |  |
| 腎不全 |  | ● | ●[*4] |  |
| 脳血管障害慢性期 | ● | ● | ● |  |
| 糖尿病/MetS[*5] |  | ● |  |  |
| 高齢者 | ●[*6] | ● | ● |  |

*1 少量から開始し，注意深く漸増する　*2 非ジヒドロピリジン系Ca拮抗薬　*3 冠攣縮性狭心症には注意　*4 ループ利尿薬　*5 メタボリックシンドローム　*6 ジヒドロピリジン系Ca拮抗薬

文献7より引用

**表2 ● JSH2009による主要降圧薬の禁忌もしくは慎重使用例**

|  | 禁忌 | 慎重使用例 |
|---|---|---|
| Ca拮抗薬 | 徐脈（非DHP系） | 心不全 |
| ARB | 妊娠<br>高K血症 | 腎動脈狭窄症＊ |
| ACE阻害薬 | 妊娠<br>血管神経性浮腫<br>高K血症 | 腎動脈狭窄症＊ |
| 利尿薬（サイアザイド系） | 痛風<br>低K血症 | 妊娠<br>耐糖能異常 |
| β遮断薬 | 喘息<br>高度徐脈 | 耐糖能異常<br>閉塞性肺疾患<br>末梢動脈疾患 |

＊両側性腎動脈狭窄の場合は禁忌
文献7より引用

**point**
- 基礎疾患の有無の評価を行い，処方の検討をする
- 基礎疾患がない場合にはいずれの薬剤も第1選択薬となり得る
- 高齢者に対して，β遮断薬は第1選択薬にはなりにくい
- 医療経済，患者の経済状況を考慮すると，利尿薬は第1選択である

＜文 献＞

1) Turnbull, F. et al.：Effects of different blood pressure-lowering regimens on major cardiovascular events in individuals with and without diabetes mellitus：results of prospectively designed overviews of randomized trials. Arch. Intern. Med., 165：1410-1419, 2005
2) Wiysonge, C. S. U. et al.：Beta-blockers for hypertension. Cochrane Database of Syst. Rev., 1：CD002003, 2007
3) Khan, N. & McAlister, F. A.：Re-examining the efficacy of beta-blockers for the treatment of hypertension：a meta-analysis. CMAJ, 174：1737-1742, 2006
4) Blood Pressure Lowering Treatment Trialists' Collaboration, et al.：Blood pressure-dependent and independent effects of agents that inhibit the renin-angiotensin system. J. Hypertens., 25：951-958, 2007
5) Psaty, B. M. et al.：Health outcomes associated with various antihypertensive therapies used as first-line agents：a network meta-analysis. JAMA, 289：2534-2544, 2003

表3 ● 各クラスの薬剤の積極適応とするための根拠となる臨床試験とガイドライン

| 積極的な適応 | 推奨される薬剤 | | | | | | 根拠となる臨床試験 |
| --- | --- | --- | --- | --- | --- | --- | --- |
| | 利尿薬 | β遮断薬 | ACE阻害薬 | ARB | Ca拮抗薬 | アルドステロン受容体拮抗薬 | |
| 心不全 | ○ | ○ | ○ | ○ | | ○ | ACC/AHA Heart Failure Guideline, MERIT-HF, COPERNICUS, CIBIS, SOLVD, AIRE, TRACE, ValHEFT, RALES |
| 心筋梗塞後状態 | | ○ | ○ | | | ○ | ACC/AHA Post-MI Guideline, BHAT, SAVE, Capricorn, EPHESUS |
| 冠動脈疾患のハイリスク | ○ | ○ | ○ | | ○ | | ALLHAT, HOPE, ANBP$_2$, LIFE, CONVINCE |
| 糖尿病 | ○ | ○ | ○ | ○ | ○ | | NKF-ADA Guideline, UKPDS, ALLHAT |
| 慢性腎疾患 | | | ○ | ○ | | | NKF Guideline, Captopril Trial, RENAAL, IDNT, REIN, AASK |
| 脳卒中の再発予防 | ○ | | ○ | | | | PROGRESS |

- 降圧薬の積極適応は臨床試験または現存のガイドラインの有効性に基づく:血圧治療と平行して積極適応の疾患の管理を行う
- ACEI:ACE阻害薬, ARB:アンギオテンシンⅡ受容体拮抗薬, Aldo ANT:アルドステロン受容体拮抗薬, BB:β遮断薬, CCB:Ca拮抗薬
- 特定のクラスの降圧薬の有効性が臨床試験で実証された状態

文献6より引用

6) Chobanian, A. V. et al.:The Seventh Report of the Joint National Committee on Prevention, Detection, Evaluation, and Treatment of High Blood Pressure:the JNC 7 report. JAMA, 289:2560-2572, 2003
7) 「高血圧治療ガイドライン2009」(日本高血圧学会高血圧治療ガイドライン作成委員会/編), ライフサイエンス出版, 2009

＜米田博輝＞

## 4. 疾患別薬の使い方 Q&A　　5. 消化器

### 61 胃薬はどのように使えばよいでしょうか？

40歳の女性が胃もたれを訴えて初診外来で受診されました．上級医に相談したところ，「症状が強ければPPIのような強い胃薬から使用してH$_2$ブロッカーにtaperingしていけばいいよ」と言われたのですが，本当でしょうか？

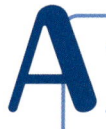

**A**
- PPIからH$_2$ブロッカーにtapering（漸減）していく必要は必ずしもない
- コストとして考えても粘膜保護薬から使用していく方が費用は安い

消化不良症（dyspepsia）に対して，このようなオランダで行われた研究[1]がある．

P：18歳以上で新規に消化不良症を訴える患者
E：粘膜保護薬→H$_2$ブロッカー→PPIの順に4週ごとにstep-upしていく
C：PPI→H$_2$ブロッカー→粘膜保護薬の順に4週ごとにstep-downしていく
O：症状の改善に差があるか？費用に差があるか？

なお，4週投与した時点で症状改善していれば治癒と判断し，投薬終了としている．しかし，再発があれば次のstepへと移っている．

結果は，6カ月経過した時点での治癒率は，step-up群は72％，step-down群は70％（オッズ比0.92，95％信頼区間0.7〜1.3）であり，有意差はなかった．また，費用については，step-up群は228€，step-down群は245€（$p=0.0008$）とstep-up群が安いという結果を示している．〔使用薬剤は，パントプラゾール，ラニチジン（ザンタック®），酸化アルミニウム／水酸化マグネシウム〕

日本における代表的な薬剤の薬価と1日あたりの費用は表のとおりである（後発品などを入れるとかなりの種類になるので割愛する）．日本の場合も粘膜保護薬からstep-upしていく方が費用が安いといえる．

### ●消化性潰瘍のない患者の消化器症状（non-ulcer dyspepsia：NUD）において H.pylori 陽性の場合，除菌する意義があるか？

21のランダム化比較試験を含んだシステマティックレビューがある．酸

**表● 各薬剤の薬価の比較**

| | 商品名 | 薬価（円） | 1日あたり（円） |
|---|---|---|---|
| PPI | オメプラール 20 mg | 188.5 | 188.5 |
| | パリエット 10 mg | 184.7 | 184.7 |
| | タケプロン 30 mg | 199.4 | 199.4 |
| H₂ブロッカー | ガスター 20 mg | 59.3 | 118.6 |
| | アシノン 150 mg | 48.5 | 97.0 |
| | タガメット 400 mg | 35.8 | 71.6 |
| | ザンタック 150 mg | 50.1 | 100.2 |
| 粘膜保護薬 | 酸化マグネシウム 1 g | 1.47 | 1.47 |
| | アルミゲル 1 g | 8.7 | 26.1 |

2010年7月現在

分泌抑制薬2～3剤による治療にプラセボと抗菌薬で比較，3～12カ月後での消化不良を評価している試験であった．

　プラセボと比較し，*H.pylori*除菌では10％の相対リスク減少がみられた（95％信頼区間6～14）．治療必要数は14（95％信頼区間10～25）であった．

　*H.pylori*陽性の消化不良症で，除菌はわずかではあるが統計的に有意な効果があるかもしれない．上記レビューの著者はまだ研究が必要であると結論づけている．

> **point**
> ・消化不良症に対して，PPIから徐々にstep-downしても，粘膜保護薬から徐々にstep-upしても効果は変わらない
> ・コストで考えるならばstep-upの方がお得！

### <文　献>

1) van Marrewijk, C. J. et al. : Effect and cost-effectiveness of step-up versus step-down treatment with antacids, H2-receptor antagonists, and proton pump inhibitors in patients with new onset dyspepsia (DIAMOND study) : a primary-care-based randomized controlled trial. Lancet, 373 : 215-225, 2009
2) Moayyedi, P. et al. : Eradication of Helicobacter pylori for non-ulcer dyspepsia. Cochrane Database Sys. Rev., 2 : CD002096, 2006

<渡邉力也>

## 4. 疾患別薬の使い方 Q&A　　　　5. 消化器

## 62 出血性胃潰瘍の患者に対して，胃薬はどのように使用したらよいでしょうか？

38歳男性が吐血とタール便を主訴に救急車で搬送されました．既往歴なし，内服薬なし．血圧110/64 mmHgで平常時よりやや低め，心拍数は94 bpm．その他のバイタルサインに特記事項はありませんでした．緊急上部消化管内視鏡検査で，胃角にForrest Ⅰb露出血管（湧出性出血）を伴うA1 stageの潰瘍を認めました．クリッピングで止血処置を行いました．この後胃薬として何を投与すればよいのでしょうか？

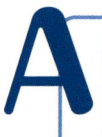

> **A** 出血性胃潰瘍には，*H.pylori*除菌療法，PPIまたはH₂RAが第1選択となる．一部の防御因子増強薬や止血薬に明確なエビデンスはないが，患者，医師，施設の好みや考え方などを考慮し投与することもある．

　出血性胃潰瘍は，吐血の原因としてしばしば遭遇する救急疾患である．輸液や輸血などでバイタルサインの安定化をはかり，緊急上部消化管内視鏡で診断・治療されることが多い．

　日本のガイドライン2冊[1)2)]では，まず*H.pylori*除菌がすすめられ，除菌療法によらない場合はPPI（proton pump inhibitors，プロトンポンプ阻害薬），$H_2RA$（histamine $H_2$ receptor antagonist，ヒスタミン$H_2$受容体拮抗薬）が第1選択となっている．また，スクラルファート（アルサルミン®）など一部の防御因子増強薬の有用性も示されている．ガイドラインの概略としては表の通りである．

**表● ガイドラインによる薬物治療の概略**

- PPI ＞ $H_2RA$（PPIの方が$H_2RA$より効果がある）
  PPI間の比較による明確な差は認められない
- $H_2RA$ ≒ 一部の防御因子増強薬（スクラルファートやミソプロストールなど）
  $H_2RA$間の比較による明確な差は認められない
- $H_2RA$ ＞ その他の防御因子増強薬
- PPI＋防御因子増強薬による上乗せ効果は現在のところ認められない
- $H_2RA$＋防御因子増強薬による上乗せ効果は一部認められる

## 1．薬物療法のポイント

- PPI，H₂RAともに常用量を8週間の投与が保険上認められている（治癒しなかった場合はこの限りではない）．
- 前述の日本のガイドラインでは「*H.pylori*の除菌はいつ行ってもよい」とされている．現実には，出血性胃潰瘍直後に*H.pylori*の存在を証明することはPPI投与や胃内出血による感度低下（偽陰性が増える）の問題があり，血液検査か便検査によるものとなりがちである．結局，全身状態安定後（退院後）に除菌する場合も多いだろう．
- PPIには静注のエビデンスが多い．「静注の方が胃内pHの上昇は早い」という報告も散見されるが，胃内pHと臨床的なアウトカム（再吐血，死亡など）との相関は不明である．
- 深夜の入院では，内視鏡前にPPIを静注することで，翌朝の内視鏡で出血の徴候を減らす（6.4％ vs 14.7％）という報告[3]もある．ただ，緊急内視鏡を遅らせてもよいというエビデンスではないので要注意！
- NSAIDs（nonsteroidal anti-inflammatory drugs，非ステロイド性抗炎症薬）を内服している場合：高齢者が整形外科でNSAIDsを，循環器・脳神経外科でアスピリン（バイアスピリン®など）を長期服用していることはよくある．**高齢者，ステロイドの使用，潰瘍の既往，抗凝固薬の使用などはNSAIDsに起因した胃腸障害のリスクファクターであり，このような場合はNSAIDsに起因した潰瘍を想定しなければならない．**胃粘膜のプロスタグランジンの欠乏が原因であり，ミソプロストール（サイトテック®）1回200μg 1日4回（毎食後＋眠前）の投与が行われる[4]．ミソプロストールはfull doseでないと無効で頓用処方は効果がない．軟便や下痢などの副作用に注意する必要がある．PPIも有効だがNSAIDs潰瘍という病名では保険が通っていないので注意．ただ，長期的にミソプロストールやPPIを内服するのは通院や経済的な面で大変である．**中止できるNSAIDsを中止するのは当たり前であり，急性上気道炎などの自然に改善する疾患に安易にNSAIDsを処方しないことが重要**である．アセトアミノフェン（カロナール®）の処方をおすすめする．
- 腎機能低下の場合：PPIが第1選択となる．H₂RAは減量が必要（例：Ccr（mL/分）＞60で1回20 mg 1日2回内服または注射，60≧Ccr≧30で1回10 mg 1日2回内服または注射，30＞Ccrで1回10 mg 1日1回内服 または1回20 mg 2日に1回注射など）（詳細は添付文書参照のこと）．

## 2．止血薬・防御因子増強薬のエビデンス

なお，カルバゾクロム（アドナ®）やトラネキサム酸（トランサミン®）などのいわゆる「止血薬」を使用する施設も多い．カルバゾクロムは細血管の血管透過性亢進を抑制することで，トラネキサム酸は抗プラスミン作用によりフィブリン分解を抑制することで，それぞれ止血作用をもつと考えられている．カルバゾクロムに関する明確なエビデンスは発見できず，トラネキサム酸も輸血量を減らしたというエビデンスが散見される程度である．少なくとも単独で使用する薬物ではない．

同様に，防御因子増強薬の海外でのエビデンスは多くない．また今後もPPIやH₂RAによる治療がメインとなり，防御因子増強薬を用いた比較試験は多くないと思われる．ただ，「エビデンスがないから使わない」というのは短絡的であり，患者の好みや希望，医師の経験，施設の考え方などを総合して考え，患者に害のない範囲ならば許容されるだろう（Q86参照）．ただし，エビデンスに乏しい止血薬や防御因子増強薬を出血性胃潰瘍に単独で用いるのはきわめて危険と考える．

> **point**
> ・バイタルサインに注意することが第一である
> ・*H.pylori* によるものであれば除菌がすすめられる
> ・*H.pylori* によるものでなければPPI，H₂RAが使われる
> ・NSAIDsの関連が考えられればミソプロストールが使われる．安易なNSAIDsの処方は慎む
> ・一部の防御因子増強薬やいわゆる止血薬に関しては十分なエビデンスがない．使用の是非は医師，患者，施設の考え方を総合する必要がある．ただ，出血性胃潰瘍に単独で使用する薬物ではない

### ＜文　献＞
1）「EBMに基づく胃潰瘍診療ガイドライン」（胃潰瘍ガイドラインの適用と評価に関する研究班），じほう，2007
2）「消化性潰瘍診療ガイドライン」（日本消化器病学会），南江堂，2009
3) Lau, J. Y.: Omeprazole before endoscopy in patients with gastrointestinal bleeding. N. Engl. J. Med., 356：1631-1640, 2007
4) Raskin, J. B.: Misoprostol dosage in the prevention of nonsteroidal anti-inflammatory drug-induced gastric and duodenal ulcers: a comparison of three regimens. Ann. Intern. Med., 123：344-350, 1995

＜山本　健＞

## 4. 疾患別薬の使い方 Q&A　　5. 消化器

## 63　慢性的な便秘に対して，どのように下剤を使い分ければよいでしょうか？

外来通院している70歳の女性．いつ頃からか便秘を訴えるようになり，求めに応じて下剤を処方している．下剤処方が長期化するにおよび，先月に近くの総合病院で大腸内視鏡検査を受けてもらったが異常なしといわれた．最近，下剤の処方希望が頻繁になってきている．下剤の種類を変えてみた方がよいのだろうか？

**A**
- 危険な徴候（発熱，体重減少，下血，血便，嘔気，嘔吐，急激な排便習慣の変化）を認めた場合は要精査
- 日本で処方可能な下剤には，明確なエビデンスがないのが現状であり，特に刺激性下剤については長期服用での害が指摘されており，処方の際には留意する

一般的に，便秘は排便期間，排便困難感，残便感などの情報をもとに診断される．2006年のRome IIIクライテリア[1]では機能性便秘を以下のように定義している．

> 半年前に発症し，最近3カ月症状が持続しており，
> - 以下のうち2つ以上を満たす
>   - 少なくとも4回に1回は排便の際に非常に努力を要する
>   - 少なくとも4回に1回は硬便あるいは小粒の便が出る
>   - 少なくとも4回に1回は残便感がある
>   - 少なくとも4回に1回は直腸肛門でつかえ感がある
>   - 少なくとも4回に1回は用手的に排便する（指による摘便，骨盤底の補助）
>   - 1週間に3回未満の排便
> - 下剤を用いても，用いなくても軟便がめったに出ない
> - 過敏性腸症候群の基準を満たさない

### 1. 便秘の原因

便秘の原因は，便の腸内停留時間延長が原因となる便秘と，骨盤底の機

能不全による便秘，これらの混合の3つに大別される[2]．便の腸内停留時間延長は，①大腸の活動性の低下，②遠位の大腸の異常な活動性の亢進，が原因とされている．骨盤底の機能不全は，直腸内での便の停留時間の延長や，排便後残便感の原因となる．

　上記以外にも**大腸疾患（狭窄，がん，痔瘻，直腸炎など），代謝性疾患（高Ca血症，甲状腺機能低下症，糖尿病など），神経疾患（パーキンソン症候群，脊髄疾患など），薬物（抗コリン作用，Caチャネル遮断薬，麻薬など）**の原因が存在する場合があり，特異的治療に反応することがあるので常に念頭においておきたい．また50歳以上の患者の場合，大腸がんの可能性も高くなるので，便潜血検査も検討に値する．危険な徴候（発熱，体重減少，下血，血便，嘔気，嘔吐，急激な排便習慣の変化）を認めた際は，精査が必要である．

## 2．下剤の種類

　American college of gastroenterology chronic constipation task force（以下ACGTF）によると[3]，①膨張性下剤，②軟便化剤，③浸透圧性下剤，④刺激性下剤，⑤5-HT$_4$刺激性下剤，⑥生薬，代替治療，に大別されている．わが国で処方可能な薬剤を表のように分類してみた．

## 3．便秘のタイプに応じた薬物治療

　American Gastroenterological Association（AGA）ガイドラインでは，便秘のタイプを診断し，治療に当たることが推奨されており，結腸通過検査や排便造影，バルーン排出試験などの実施が必要としている．各タイプごとの治療概要を以下に示す．

### ❶ 腸内停留時間が正常

　食物繊維，Milk of magnesia（MOM：水酸化マグネシウム）で治療を開始し，効果がなければ，Dulcolax（ビサコジル）を使用，改善がなければラクツロース，ポリエチレングリコール（PEG）の使用が推奨されている．

### ❷ 腸内停留時間延長

　腸内停留時間延長による便秘に対して，食物繊維，MOM，Dulcolaxで治療を開始し，効果が認められなければラクツロース，PEGの使用が推奨されている．

表 ● 下剤の分類

| | | 一般名 | 商品名 |
|---|---|---|---|
| 膨張性下剤（食物繊維） | | カルメロースナトリウム | バルコーゼ® |
| | | ポリカルボフィルカルシウム | コロネル® |
| | | メチルセルロース | |
| 便軟化剤 | | ジオクチルソジウムスルホサクシネート・カサンスラノール | ベンコール® |
| 浸透圧性下剤 | 塩類下剤 | 酸化マグネシウム | 酸化マグネシウム® |
| | | クエン酸マグネシウム | マグコロール®P |
| | 糖類下剤 | ラクツロース | ラクツロース® |
| | 電解質 | ポリエチレングリコール | ニフレック® |
| 刺激性下剤 | アントラキノン系誘導体 | センナ | アローゼン®，ヨーデル®など |
| | | センノシド | プルゼニド®，セノコット®など |
| | フェノールフタレイン系誘導体 | フェノバリン | ラキサトール® |
| | ジフェノール誘導体 | ピコスルファートナトリウム | ラキソベロン®，シンラック® |
| | その他 | ビサコジル | コーラック®，テレミンソフト® |
| 5-HT$_4$刺激性下剤 | | テガセロド | ゼルノーム®（ゼルマック®） |
| 腸管運動賦活性下剤 | | | 大建中湯 |

❸ 骨盤底機能障害

　食物繊維，坐薬，浣腸で治療を開始，バイオフィードバックを行いつつ経過を観察．効果がみられなければ，バルーン排出試験を行い，腸内滞留時間延長の可能性がないか再評価することをすすめている．

## 4．下剤の種類と効果

　くどいようだが，目の前の患者さんがどのタイプの便秘に該当するのか

を診断するためには特殊な検査が必要となる．治療開始後も特殊な検査を必要とすることがあり，わが国の状況を鑑みると現実的とはいえない．ACGTFは，便秘の原因について言及したうえで，これらのタイプ分類の必要性を強く推奨するエビデンスは今のところ存在しないとしている[3]．また，前述した，危険な徴候がない場合は，ルーチンでの検査（内視鏡，画像，血液など）の必要性も低いとし，何らかの薬物治療を行ってみてもよいとしている．以下にACGTFの見解をまとめてみる．

### ❶ 食物繊維

　　AGAガイドラインでは，慢性の便秘に対し，いずれの場合も食物繊維の使用を推奨している．ACGTFはpsyllium（オオバコの種子殻粉）が副作用も少ないが，効果は判然としないとしている（日本では発売されていない）．ポリカルボフィルカルシウム，メチルセルロースは小規模で短い観察期間の研究しかなく，慢性便秘に対する効果については判然としないとしている．

### ❷ 軟便化剤

　　界面活性剤であり，便軟化作用がある（日本ではジオクチルソジウムスルホサクシネートと刺激性下剤カサンスラノールとの合剤（ベンコール®）が処方可能である）．排便回数を増加させるとする研究がある一方で，便の硬さは変化しないとする研究もある．副作用はプラセボと大差ないが，米国のFDAは常用については否定的な見解を示している．

### ❸ 浸透圧性下剤

　　腸管から吸収されにくいイオンや分子によって得られる浸透圧格差を利用して，便の含有水分量を増やす働きがある．ラクツロースの有効性を示すランダム化比較試験があり，便の硬さ，排便回数ともに改善するとしているが，排便時の腹痛の頻度を指摘する研究もある．ポリエチレングリコールも便の硬さ，排便回数ともに改善するとしている．ラクツロースとポリエチレングリコールとの直接比較をした研究では，ポリエチレングリコールの方が総じて良好な結果であり，排便時の腹痛も少なかったとしている．電解質異常と脱水が起こる可能性があり，使用には注意が必要である．酸化マグネシウムについては，排便回数は増加するが，いまだ研究がきわめて少なく，推奨するには至らないとしている．

### ❹ 刺激性下剤

　　刺激性下剤は，大腸の神経終末に粘膜を介して刺激することにより，水

分吸収を阻害するとされている．刺激性下剤については，長期服用により大腸粘膜あるいは神経系に不可逆の障害を及ぼす可能性が指摘されており（弛緩性便秘），アレルギー反応，腹部不快感や電解質異常，肝機能障害などが報告されている．有効性を示す質の高い研究は未だ存在しないとしている．

### ❺ 5-HT$_4$ 刺激性下剤

セロトニン受容体の1つである5-HT$_4$に結合し，蠕動を亢進し，腸管分泌を促進する効果があるとされる．質の高いランダム化比較試験が2つあり，どちらの研究も5-HT$_4$刺激性下剤がプラセボと比較して，排便回数，便の形状，腹痛，残便感の改善，患者の満足度のすべてを改善したとしている．副作用としては下痢の頻度の増加が挙げられている（一時期，虚血性腸炎との関連を指摘されていたが，その後関連はないとされている）．処方可能な5-HT$_4$刺激性下剤としてモサプリド（ガスモチン®）があるが日本で便秘での保険適応はない．

### ❻ 生薬・代替治療

ランダム化比較試験が存在せず，良否は不明としている．

ACGTFによれば，質の高いエビデンスがあり，有効性が確認されている治療薬は5-HT$_4$刺激性下剤ということになる．これは臨床研究が行われた時代背景（比較的新しい薬）が大きく影響しているものと思われる．従来からある便秘薬については，質の高いエビデンスに乏しく，有効性も確認されていないのが現状である．刺激性下剤については長期服用をなるべく避ける（もしくは処方しない）のが賢明かもしれない．薬剤での治療を検討する前に，生活習慣を再度見直し，原因となる疾患の除外を再度試みることも重要かもしれない．重度の便秘については専門医療機関への紹介も，選択肢として考慮に値すると思われる．

### ● 漢方薬を処方する場合

わが国では漢方薬（大建中湯など）が便秘患者に処方されることがある．腸閉塞や術後の腸管麻痺に対して，短期間での効果を検討した研究は散見されるが，慢性便秘に対する漢方薬の効果を示すランダム化比較試験は見つけ出すことができなかった．現時点では効果については不明といわざるを得ない．

> **point**
> - 慢性の便秘に対して，従来使用されている薬剤の有効性を示す質の高い研究はいまのところ存在しない
> - わが国で処方可能な薬剤では，浸透圧性下剤，食物繊維が有効かもしれないが，治療効果は不明である（5-$HT_4$刺激性下剤は日本では便秘に保険適応がない）
> - 難治性の便秘で治療に反応が乏しい場合，生活習慣の見直し，原因となる疾患の除外を行う．それでも改善しない場合は専門医療機関への紹介も考慮に値すると思われる

## <文 献>

1) Longstreth, G. F. et al.：Functional bowel disorders. Gastroenterology, 130：1480-1491, 2006
2) American gastroenterological association. American gastroenterological association medical position statement：Guidelines on constipation. Gastroenterology, 119：1761-1778, 2000
3) American college of gastroenterology chronic constipation task force.：An evidence-based approach to the management of chronic constipation in North America. The Am. Journal of Gastroenterology, 100：S1-S22, 2005

<室林 治>

## 4. 疾患別薬の使い方 Q&A　　5. 消化器

## 64 慢性的な下痢に対して，どのように止痢薬を使い分ければよいでしょうか？

慢性的な下痢の治療で注意すべき点は何でしょうか？ どんなときに止痢薬を使うのでしょうか？ どんなときにどのような止痢薬を使えばよいのでしょうか？

> **A** 慢性下痢に対しては原因検索を行い，その上で止痢薬を用いる．感染性下痢の場合は止痢剤を使ってはいけない．

### 1. 下痢症の基礎知識

　　　持続時間が2週間以内であれば急性，2〜4週間では持続性，4週間を超す場合は慢性下痢症と定義する．急性，持続性のほとんどが感染性で自然治癒する一方，慢性下痢症のほとんどは非感染性であり，その原因は多岐にわたる．頻度の高いものは，**過敏性腸症候群，炎症性腸疾患，吸収不良症候群，免疫不全患者での感染性腸炎**である．原因検索およびそれぞれの原因に応じた治療が求められる．

　　　あらゆる下痢症で問題となるのは**脱水**と**電解質喪失**であり，適切な補液が管理上最も重要であり，長期化した下痢ではタンパク質，脂質，ビタミン類などの不足にも留意する．その上で対症療法として止痢薬が用いられるのは次の3つの場合である．

　　①診断をつけるための検査が行われている間
　　②特異的治療が症状の改善に結びつかない場合
　　③特別な原因が見当たらない場合

　　　注意すべきは，慢性下痢症といえども**感染が原因の可能性**があることである．血性下痢や腸管侵入性感染症の徴候（しぶり腹，便中の血液や粘液，高熱，強い腹痛）がある患者には用いてはならない．必要に応じて抗菌薬を用いる．

### 2. 多く用いられる止痢薬

　　　以下の薬剤が多く用いられる．適応について吟味し，漫然と連用しないこと．無効であれば中止する．

①タンニン酸アルブミン（タンナルビン®）

　小腸液により分解され，遊離したタンニン酸が腸粘膜をおおって，止瀉効果を示す．

　鉄剤との配合は吸収を阻害するため避ける．アルブミンを含有するためまれに過敏症を示す．他の薬剤が吸着されて効果が減弱するおそれがあるので，他の薬剤と2時間程度の間隔をあけてから内服するなどの工夫をする．

②天然ケイ酸アルミニウム（アドソルミン®）

　細菌，毒素，および液体の吸着剤であり便の流動性，回数を減らす．他の薬剤や，栄養素の吸収を阻害するおそれがある．食間投与にしたり，他の薬剤からずらして投与したりする．

　　例）タンナルビン®　1日2〜4g　分3〜4

　　例）アドソルビン®　1日3〜10g　分3〜4

③塩酸ロペラミド（ロペミン®）

　最も頻用される．上記2剤より強力である．オピオイド受容体に作用して腸管の蠕動運動を抑制し，水・電解質の分泌を抑制する．リン酸コデインなどに匹敵する効果をもつが，血液脳関門を通過しないので依存性を起こす可能性は低い．悪心，嘔吐，激しい腹痛を起こすことがある．

　　例）ロペミン®　1日1〜2 mg　分1〜2

④リン酸コデイン

　塩酸ロメラミドで効果がみられないときに有効なことがある．依存性をきたすことがあり，長期間の使用で耐性が生じることがある．

　眠気などの中枢神経系の副作用がみられることや，加量投与により呼吸抑制や意識障害などの副作用が生じることがある．塩酸ロペラミドとコデインはともに，抗菌薬に起因する偽膜性腸炎や細菌性下痢には用いない．中毒性巨大結腸症を起こしうるので炎症性腸疾患にも用いてはならない．

　　例）リン酸コデイン　1回20 mg　1日60 mgまで

　その他，以下の薬剤が用いられている

⑤コロイドビスマス製剤

　旅行者下痢症に対しては有効であるが，慢性下痢症に対しての有効性は証明されていない．

### ⑥オクドレオチド（サンドスタチン®）

カルチノイド腫瘍やダンピング症候群，化学療法が原因の下痢症に有効である．明らかな原因が不明な慢性下痢に対しては，注射薬であることと高価であることから第1選択にはなりえずオピオイドが優先される．

### ⑦過敏性腸症候群（IBS）治療薬

慢性下痢症の中で高頻度にみられる疾患の1つである．社会的・心理的ストレスに相関すると言われており，夜間の下痢や有意な体重減少を認めずストレスに関連して下痢・便秘をくり返していれば典型的である．治療上の基本は良好な医者-患者関係を築き，患者教育と食事生活指導を行うことである．薬物療法は症状緩和を目的とした，補助的な手段である．

下痢型に対して，タンニン酸アルブミン，ケイ酸アルミニウムが使用される．症状の強い場合には，塩酸ロペラミドが用いられる．食事摂取後に下痢をきたす患者には食前に内服してもらう．下痢を起こすことが分かっているストレスがあれば，その前に投与する．ポリカルボフィルカルシウム製剤（コロネル®）は，IBSすべての病型で有効とされているが，即効性がない．止痢薬や緩下剤に少量から併用開始し，増量とともに止痢薬や緩下剤を中止するなどの工夫をする．

> **point**
> ・ロペミン，コデインは偽膜性腸炎，細菌性下痢に用いない
> ・炎症性腸疾患にも注意

## ＜文　献＞

・Fine, K. D. et al.：AGA technical review on the evaluation and management of chronic diarrhea. Gastroenterology, Jun;116（6）：1464-1486, 1999
・Approach to the adult with chronic diarrhea in developed countries, UpToDate 18.2, 2010
・Treatment of irritable bowel syndrome, UpToDate 18.2, 2010

＜賀来佳男＞

4．疾患別薬の使い方 Q&A　　　　　　　　　　　　6．呼吸器

## 65 長時間作用型のβ刺激薬の長期投与は安全なのでしょうか？

先日，30歳の女性が喘息の治療で来院されました．ステロイド吸入薬とβ刺激薬の吸入が出ていて，いつもの薬が欲しいとの希望でした．症状も落ち着いていたので，今までの治療を続けて処方しましたが，β刺激薬吸入に関しては，危険な部分もあるという論文が出ているというのを聞いたことがある気がして，少し気になっています．長期投与として処方しても大丈夫でしょうか？

**A**
- 長時間作用型吸入β刺激薬の長期投与の安全性に関しては議論がある
- ステロイド吸入とともに使用することで，同等かそれ以上の有効性が期待できる

長時間作用型吸入β刺激薬の使用法としては，1日2回の吸入で，平滑筋を持続的にリラックスさせた状態にすることにより気管支拡張作用を示す．現在日本ではサルメテロール（セレベント®）が使用可能である．選択的$\beta_2$アドレナリン受容体アゴニストなので，推奨されている量の4～5倍の量使用しない限り，関連のある心血管作用（頻脈，QT延長，低K血症）などの副作用は出現しない．振戦や高血糖などの交感神経刺激作用は用量依存性に出現する．抗炎症作用は欠いているために，長期投与としての単独使用はすべきでないとされている．ではそれに関してのエビデンスはあるのだろうか？

長期投与の危険性に関しての論文は，1993年に発表されたのを皮切りに，その後引き続き危険性を検証する論文は発表されたが，症状増悪に有意差なしとする論文が相次いだ．その後大規模臨床試験としてイギリスで実施された研究が，**安全性に関して再度疑問符をうったSMART研究**（The Salmeterol Multicenter Asthma Research Trial）である[1]．通常の喘息治療に長時間作用型吸入β刺激薬を追加することで，喘息関連死のリスクを有意に増加させるとの結論だった〔相対危険度4.37（95％信頼区間1.25～15.34）〕．2003年にFDA（アメリカ食品医薬品局）に提出されたMannらの研究[2]でも，高用量のformoterolという日本にはない**長時間作用型吸入**

| 間欠型 | 持続的：日常の治療　Step4以上の治療が必要なら専門医紹介 |

**step1**
短時間作用型速効性吸入β刺激薬

**step2**
低用量吸入ステロイド薬（ロイコトリエン拮抗薬またはテオフィリン徐放製剤）

**step3**
〈第一選択薬〉
低用量吸入ステロイド薬＋長時間作用型吸入β刺激薬または中用量吸入ステロイド薬
〈代替薬〉
低用量吸入ステロイド薬＋ロイコトリエン拮抗薬またはテオフィリン徐放製剤

**step4**
〈第一選択薬〉
中用量吸入ステロイド薬＋長時間作用型吸入β刺激薬
〈代替薬〉
中用量吸入ステロイド薬＋ロイコトリエン拮抗薬またはテオフィリン徐放製剤

**step5**
高用量吸入ステロイド薬＋長時間作用型吸入β刺激薬

**step6**
高用量吸入ステロイド薬＋長時間作用型吸入β刺激薬＋経口ステロイド薬

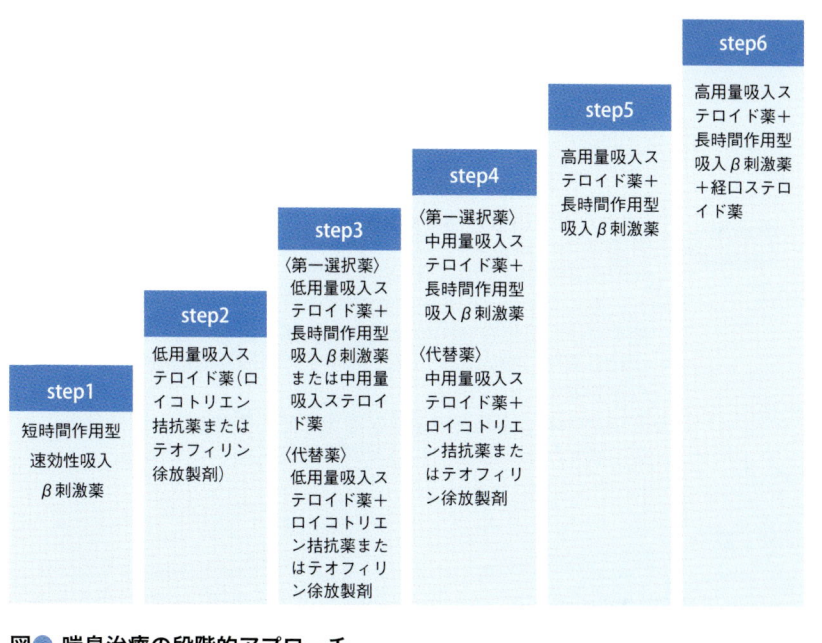

**図● 喘息治療の段階的アプローチ**
文献4より引用

β刺激薬により，重症喘息増悪を増やすという結果だった．それらの研究を受けて，FDAは110の論文60,954人（うちサルメテロールに関するものが43,824人と多くを占める）のデータを解析したメタアナリシス[3]を実施し，長時間作用型吸入β刺激薬の安全性に関する懸念事項を発表した．Summaryによれば，次のようなことが記載されている．

- リスクの増加はセレベント®で認められたものの，アドエア®では認められなかった
- 長時間作用型吸入β刺激薬とともに吸入ステロイド（ICS：inhaled corticosteroid）を併用しているグループでは，リスクの増加ははっきりとは認められなかった
- 4～11歳のグループで最も大きなリスクを示した

低用量や中等量のステロイド吸入薬で十分コントロールがついてない患者に対して，長時間作用型吸入β刺激薬を追加することは，肺機能改善や症状のない期間の延長やレスキューとしての短時間作用型吸入β刺激薬の必要性を減らすなど，有効性に関しては示されている．

　これらの結果を受けて以下にあるようなガイドライン[4]の段階的アプローチになるのである（図）．

> **point**
> ・中等症持続型の人は，症状を調整できるに十分な吸入ステロイドで慢性期の管理をすべきである
> ・もし吸入ステロイド単独治療で不十分な場合，ステロイド吸入量を増量するか，長時間作用型吸入β刺激薬を追加する．長時間作用型吸入β刺激薬は，吸入ステロイドをすでに使用している患者のみに加えるべきである
> ・長時間作用型吸入β刺激薬を使用している患者には，情報提供し，症状の悪化が起こらないか注意深く観察するべきである

＜文　献＞

1) Nelson, H. S. et al. : The Salmeterol Multicenter Asthma Research Trial : a comparison of usual pharmacotherapy for asthma or usual pharmacotherapy plus salmeterol. Chest, 129：15, 2006
2) Mann, M. et al. : Serious Asthma Exacerbations in Asthmatics treated with High-Dose Formoterol. Chest, 124：70-74, 2003
3) http://www.fda.gov/ohrms/dockets/ac/08/briefing/2008-4398b1-01-FDA.pdf
4) Guidelines for the Diagnosis and Management of Asthma（EPR-3）
http://www/nhlbi.nih.gov/guidelines/asthma/

＜高橋麻衣子＞

## 4. 疾患別薬の使い方 Q&A　6. 呼吸器

## 66 気管支喘息のコントロールに多剤併用している場合，症状が改善したらどのように減薬すればよいでしょうか？

喘息で定期通院中の18歳の女性．現在ステロイド吸入薬，β刺激薬の吸入，モンテルカスト内服で治療中．ここ1年くらい大きな発作もなく症状も落ち着いていたので，一緒に来院した母から「先生，最近娘の喘息の状態も落ち着いているので薬を減らすことはできないでしょうか？」との相談を受けた．2年前くらいに重症な喘息発作で入院歴もある．でも現在の治療で落ち着いてるし…．どうしたらいいのでしょうか？

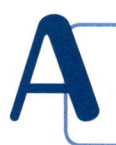

> **A** 減薬のタイミングなどに関してのデータはほとんどない．患者の状態，薬などにより異なるため，患者の同意のもと行うことが理想．

　ガイドラインをみてみると，いずれも段階的アプローチによるステップダウンを推奨しているが残念ながら十分なエビデンスがないのが実情である．

　喘息治療の減量の仕方に関しては，至適時期や薬の減量の順序や減量の程度に関してなど経験的データがほとんどない．そのためアプローチの仕方は患者によって異なり，薬剤の組合わせや投与量などによって違ってくる．これらの変更は理想的には患者と医師の合意のもとに行われ，**症状が再燃する可能性や喘息発作のリスクを増やすなどの潜在的因果関係を話しておく必要がある．**

　現状でもいくつかのエビデンスはまとまっているので，GINA（Global Instiative For Asthma）のガイドライン[1]の内容をエビデンスレベルとともに記載する．

### ❶ EvidenceA－大規模ランダム化比較試験

　吸入ステロイド単独で治療をしており，低用量の吸入量まで減量できているとき，大部分の患者で2回吸入から1回吸入に変更可能である．

### ❷ EvidenceB－小規模ランダム化比較試験

・吸入ステロイド単独で治療をしており，吸入量が中等量～高用量使用されているとき，直近2カ月の間に急性増悪のない患者では，50％減量を試みても喘息増悪率や診療所・病院受診回数や健康状態や内服ステロイド

量に有意差はない[2]．
- 吸入ステロイドと長時間作用型吸入β刺激薬でコントロールされていた場合，長時間作用型吸入β刺激薬を続けながらステロイド吸入薬の量をおおよそ50％に減量することからはじめる．
- 代替案としては長時間作用型吸入β刺激薬を早い段階で中止し，ステロイド吸入薬単独にする．しかしこれは，喘息の調整をしにくい．

### ❸ EvidenceD－専門委員会の意見
- もし調整がつけば，さらに吸入ステロイド量を低用量になるまで減量し，その後長時間作用型吸入β刺激薬をやめる．
- 吸入ステロイドと長時間作用型吸入β刺激薬以外でコントロールされていた場合，ステロイド吸入薬を低用量になるまで50％ずつ減量することからはじめる．低用量まで減量できたら，吸入ステロイド以外の治療を中断する．
- コントローラーの治療をやめるときは，患者の喘息治療が低用量のコントローラーで症状の再発が1年以上ない場合に中止できる．

### ❹ Evidence不明
代替案としては合剤を1日2回から1回にすることも可能．

それでは前述の患者の場合，どのようにアプローチしたらよいだろうか．エビデンスに基づいた厳密な答えはない．前述のガイドラインの内容や段階的薬物治療に基づいて治療をすると，いくつかの可能性が考えられる．

1）ステロイド吸入薬の減量＋β刺激薬の吸入＋モンテルカスト内服
2）ステロイド吸入薬＋モンテルカスト内服
3）ステロイド吸入薬の減量＋β刺激薬の吸入

このどれもが現段階では正しい治療となる．よってどの選択にするかは患者との相談により決定される．

> **point**
> - 減薬の仕方に関してのエビデンスはほとんどない
> - 患者との合意のもと，症状増悪時の対応も指導しながら注意深く減量を試みるべきである

### ＜文　献＞
1) the global initiative for asthma
   http://www.ginasthma.com/Guidelineitem.asp??l1=2&l2=1&intId=1561
2) Hawkins, G. et al.：Stepping down inhaled corticosteroids in asthma：randomized controlled trial. BMJ, 326：1115, 2003

＜高橋麻衣子＞

## 4. 疾患別薬の使い方 Q&A　　6. 呼吸器

## 67 脳梗塞後の誤嚥性肺炎を予防するためには，どのように対応したらよいでしょうか？

1カ月前に誤嚥性肺炎で入院治療したばかりの75歳男性が，また誤嚥性肺炎を起こして入院してきました．脳梗塞の既往があり，嚥下機能は落ちているのですが，食事はなんとか摂れています．科学的根拠のある予防方法はないのでしょうか？

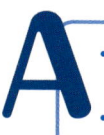

**A**
- 口腔衛生指導，ACE阻害薬が肺炎を減らすというエビデンスがある
- 胃ろう患者では，モサプリド（ガスモチン®）が肺炎・死亡を減らすというエビデンスがある

### 1．非薬物療法による予防効果

誤嚥性肺炎の予防については，いろいろな方法に関する報告があるが，ランダム化比較試験（randomized controlled trial：RCT）で効果が証明されているものは少ない．2003年のシステマティックレビュー[1]によると，体位，食事形態，経管栄養などの非薬物療法については質の高い研究はほとんどなく，未だ十分な科学的根拠が得られていない．今後の臨床研究が待たれるところである．

### 2．口腔衛生指導による予防効果

口腔衛生指導については，'08年にシステマティックレビュー[2]が発表されており，4つのRCTの統合結果が紹介されている．このうち，2年間での肺炎による死亡について検討した2つのRCT[3)4)]の結果を統合して概算すると，絶対危険減少 9.4％（95％信頼区間 3.5〜15.2），治療必要数11人（95％信頼区間 7〜28）となる．11人に対して口腔衛生指導を行うと1人肺炎による死亡を予防するという効果である．

### 3．薬物療法による予防効果

薬物療法による予防については，'07年に20の研究を統合したシステマティックレビュー[5]が発表されている．このうち肺炎の発症をアウトカム

にしたRCTについて紹介する．

アマンタジン（シンメトレル®）については，脳梗塞の既往がある人に対して肺炎を相対危険度20％減少するというRCTがあるが，消化器系や神経系の副作用も多く，予防的投与に関する検証は十分ではない．シロスタゾール（プレタール®）については，脳梗塞の既往がある人に対して肺炎を相対危険度40％減少するというRCTがあるが，出血の合併症が多い（4.4％）ため，予防的投与としては推奨できない．

ACE阻害薬については，脳梗塞の既往がある人に対してペリンドプリル（コバシル®）を使用したRCTがある．肺炎は相対危険度19％減少（95％信頼区間 –3～37）と有意差はみられなかったが，アジア人のみで検討したところ，肺炎は相対危険度47％減少（95％信頼区間 14～67）がみられ，日本人でも有効性が期待される．高血圧を合併する場合には，使用を考慮してもよいと思われる．

カプサイシン，葉酸，テオフィリンについてはまだRCTはなく，今後の検証が待たれる．

### 4．胃ろう患者の予防

脳梗塞の既往があり，胃ろうから経管栄養を行っている人に対してモサプリド（ガスモチン®）を投与すると，肺炎の発症が少なくなるという日本人の小規模RCT[6]がある．相対危険度42％減少（95％信頼区間 15～60），治療必要数3（95％信頼区間 2～7）ときわめて高い効果が認められている．死亡についても相対危険度62％減少（95％信頼区間 17～83）と有意差がみられており，慢性胃炎の症状がある場合には投与を検討してもよいと思われる．

> **point**
> ・口腔衛生指導は誤嚥性肺炎予防の第一歩
> ・高血圧を合併する場合には，ACE阻害薬を検討する
> ・胃ろう患者の場合，適応があればモサプリド（ガスモチン®）を考慮する

<文　献>
1) Loeb, M. B. et al. : Interventions to prevent aspiration pneumonia in older adults : a systematic review. J. Am. Geriatr. Soc., 51 : 1018-1022, 2003
2) Sjögren, P. et al. : A systematic review of the preventive effect of oral hygiene on pneumonia and respiratory tract infection in elderly people in hospitals and nursing homes : effect estimates and methodological quality of randomized controlled trials. J. Am. Geriatr. Soc., 56 : 2124-2130, 2008
3) Yoneyama, T. et al. : Oral care reduces pneumonia in older patients in nursing homes. J. Am. Geriatr. Soc., 50 : 430-433, 2002
4) Adachi, M. et al. : Effect of professional oral health care on the elderly living in nursing homes. Oral Surg. Oral Med. Oral Pathol. Oral Radiol. Endod., 94 : 191-195, 2002
5) El Solh, A. A. et al. : Pharmacologic prevention of aspiration pneumonia : a systematic review. Am. J. Geriatr. Pharmacother., 5 : 352-362, 2007
6) He, M. et al. : Mosapride citrate prolongs survival in stroke patients with gastrostomy. J. Am. Geriatr. Soc., 55 : 142-144, 2007

<福士元春>

## 4. 疾患別薬の使い方 Q&A　　6. 呼吸器

### Q68 禁煙を勧めるために，どのような場合に禁煙補助薬を使用したらよいでしょうか？

外来で禁煙に興味をもった感冒の患者さんがいますが，どのような情報提供を行うべきでしょうか．また，先日主治医になった肺炎の65歳男性が，当初は禁煙すると言っていたのに，入院3日目に病室を抜け出し喫煙所にいるのを目撃しました．勤務する施設は禁煙外来がありませんが，どうしたらよいでしょうか？

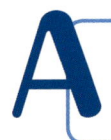

### A ニコチン依存症の症状が強くなる前に禁煙の必要性を説明し，禁煙補助薬を含む禁煙サポートを行える準備があることを説明する．

　禁煙に興味のある喫煙者には行動変容のステージ（無関心期/関心期/準備期/実行期）を考えた上でのアドバイスが有効で，**関心のない喫煙者に対しても短い情報提供することで効果がある**[1]．

　ニコチン依存症を疑う場合には**ニコチン依存症スクリーニングテスト**（TDS：Tabacco Dependence Screener）[2] を施行し，ニコチン依存症を診断する．ただし禁煙を試みたことのない喫煙者や，病識のない喫煙者は拾い上げられない特徴がある．**ニコチン依存症と判定された場合，禁煙補助薬を使うようすすめる**．ニコチン依存症に至っていない喫煙者に対し禁煙補助薬の効果は期待できない．外来での説明には医薬品メーカーが作成した小冊子が便利であり，薬局を通じてあらかじめ手に入れておく．

　ニコチン依存症管理の保険適応には以下の条件がある[2]．

> ①TDSを施行し，ニコチン依存症と診断された
> ②ブリンクマン指数200以上
> ③ただちに禁煙することに同意している
> ④禁煙治療のための「標準手順書」に則った禁煙治療プログラム（12週で計5回受診）の説明をうけ文書で同意している

表● 禁煙補助薬の分類と効果

| 分類 | 一般名（販売名） | 投与期間（量） | 禁煙達成率（6カ月後）オッズ比（95％信頼区間） | 禁煙割合%（6カ月後）（95％信頼区間） |
| --- | --- | --- | --- | --- |
| ニコチンガム | ニコレット®など | 6〜14週<br>14週以上 | 1.5（1.2〜1.7）<br>2.2（1.5〜3.2） | 19.0（16.5〜21.9）<br>26.1（19.7〜33.6） |
| ニコチンパッチ | ニコチネル®<br>シガノンCQ®など | 6〜14週<br>14週以上<br>25 mg/日以上 | 1.9（1.7〜2.2）<br>1.9（1.7〜2.3）<br>2.3（1.7〜3.0） | 23.4（21.3〜25.8）<br>23.7（21.0〜26.6）<br>26.5（21.3〜32.5） |
| バレニクリン | チャンピックス® | 1 mg/日<br>2 mg/日 | 2.1（1.5〜3.0）<br>3.1（2.5〜3.8） | 25.4（19.6〜32.2）<br>33.2（28.9〜37.8） |

## 1．禁煙補助薬の種類

　本邦で使用可能な禁煙補助薬は**表**の通り．メタ分析[3]による6カ月後時点での禁煙達成率を併記した．

❶ **ニコチンガム**：OTC医薬品（Over The Counter Drug）のみ．頬粘膜に貼り付けて使う．通常のガムのように唾液を嚥下すると嘔気が出る．メタ分析にてニコチンパッチに併用すると禁煙達成率が上昇すると報告された[3]．ただし本邦では原則ニコチンパッチとの併用はできない．

❷ **ニコチンパッチ**：開始時に完全禁煙が必要．フィルムをはがし体に掌で数十秒圧着する．

　3時間はニコチン濃度の立ち上がりが遅れるが，皮下にニコチンのプールができるため，はがしてもなお濃度の持続が期待できる．副作用：かぶれ，不眠・悪夢．不眠があれば夜間ははがす．

　妊婦・授乳婦，不安定狭心症，急性期の心筋梗塞や脳梗塞の患者にはニコチン依存症管理（保険診療）において禁忌であり処方できない．

　医療用（ニコチネルTTS® 30 cm²/20 cm²/10 cm²）は自費で処方可，OTC医薬品3種（ニコチネルパッチ®，シガノンCQ®，ニコレットパッチ®）のニコチン供給量は15 mg/16時間以下である．

❸ **バレニクリン（チャンピックス®）**：本邦初の吸いながら禁煙できる治療薬として2008年に登場した．大脳皮質の$\alpha_4\beta_2$ニコチン受容体部分作動薬であり，喫煙による満足感が抑制される．漸増し，内服8日目に禁煙するのが原則．ニコチン依存症管理（保険診療）においてのみ処方可能．

副作用：吐き気，悪夢，不眠，頭痛，精神症状の悪化（FDAによるPostmarket Drug Safety Information for Patients and Providersとして警告あり），まれにめまい・傾眠．

### 2. 禁煙補助薬の使い分け

　　ニコチンパッチとバレニクリンのいずれを使用するかはニコチン依存症管理施設で決定される．効果の比較はコクラン共同研究でも1件しか報告がないが，52週時点でバレニクリンがニコチン置換療法に比べオッズ比で1.31（1.01〜1.71）禁煙を達成しやすいとの報告[4]がある．

　　しかしそれよりも「**日々体内に取り込んでいるニコチンを補充する代わりに，使用当日から禁煙開始が必要な**」ニコチンパッチか，「**副作用は多いものの，吸いながら自然にタバコがいやになる**」バレニクリンか，特徴で分けられることも多いと思われる．喫煙者にとって後者のほうが"禁煙の敷居が低く"感じるようである．

　　ニコチン依存症管理は入院中の患者に適応できず，冒頭の質問にある入院患者さんの状況ではニコチンパッチを自費診療として処方する方法が考えられる．ニコチンからの離脱症状がピークに達する以前（禁煙1〜2日目）に今後起こる症状を伝え，自信がなさそうであればニコチンパッチの併用をお勧めする．

　　妊婦さん，脳梗塞急性期などの患者に禁煙補助薬を併用するかどうかはインフォームド・チョイスが重要．

　　ニコチン依存症管理が保険で算定できない若年者（ブリンクマン係数200以上の条件あり）に対してはニコチンパッチ等の自費処方もしくはOTC医薬品を利用してもらう．

　　ニコチン依存症管理施設を検索するには日本禁煙学会のHPが詳しい[5]．いずれにせよ，表にある6カ月後の禁煙割合は，最も良いバレニクリンであっても33％台と再喫煙率が高く，禁煙補助薬単独の限界が示されている．主治医として禁煙を勧めるならば，禁煙のための行動療法[6]を患者に助言し，可能な限り継続フォローすることが望ましい．

**point**
- すべての医療従事者は禁煙へのサポートを働きかけることが望ましい
- 本邦での禁煙補助薬はニコチンガム，ニコチンパッチ，バレニクリンがある
- バレニクリンは「内服しながらタバコが美味しくなくなる」特徴があり，より手前の行動変容のステージから適応できる可能性がある
- ニコチンガムはOTC医薬品だけ，バレニクリンはニコチン依存症管理施設での処方のみ

### <文　献>

1) 「禁煙医療のための基礎知識 改訂版」（神奈川県内科医学会/編）中和印刷，2006
2) 禁煙治療のための標準手順書
   http://www.j-circ.or.jp/kinen/anti_smoke_std/anti_smoke_std_rev4.pdf
3) Rennard, S. I. et al. : Management of smoking cessation in adults. UptoDate, ONLINE 18.2, 2010
4) Cahill, K., Stead, L. F., Lancaster, T. : Nicotine receptor partial agonists for smoking cessation. Cochrane Database Syst Rev., 16：CD006103, 2008
5) 「禁煙外来一覧」（日本禁煙学会HP）
   http://www.nosmoke55.jp/nicotine/clinic.html
6) 「禁煙支援マニュアル」（厚生労働省HP）
   http://www.mhlw.go.jp/topics/tobacco/kin-en-sien/manual/index.html

<北川貢嗣>

## 4. 疾患別薬の使い方 Q&A　　　7. 精神科

## 69 投与中の抗うつ薬はどのように減量，中止したらよいでしょうか？

うつ病でSSRIを投与していた34歳女性．症状も落ち着き，そろそろ減量を始めようと考えています．教科書には「ゆっくり」減量とありますが，実際どのような速度で減量していったらよいのでしょうか？教えてください．

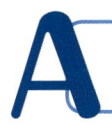

**A** 離脱症状が起こらないように注意．あとは，症状をみながら減量していくこと．

抗うつ薬の減量，中止にはベンゾジアゼピン系薬剤同様，離脱に注意しなければならない．抗うつ薬のなかでも，特にSSRIでは離脱症状の報告が多いようである．

症状は，めまい，頭痛，消化器症状，睡眠障害，神経過敏，気分症状（無力感，倦怠感），焦燥感，集中困難，緊張感，不安，錐体外路症状があり，SSRI特有の症状としては，ショック様感覚，視覚変容がある．これらの症状は**中止数日後（3日以内が多い）**に生じ，2週間以内には消失する．症状の多くは重症化しないが，可能であれば起こしたくない症状である．

病態としては，SSRI長期投与により，セロトニン受容体のダウンレギュレーションがかかっている状態で，急激なSSRI中断により一過性にセロトニン欠乏状態が生じることが考えられている．離脱を起こさないための方策としては，**表1**のような減量のしかたが提唱されている．

減量に難渋する症例では，半減期の長い薬剤への変更〔半減期の短いパロキセチンと半減期の長いフルオキセチン（日本未発売）の離脱に対する二重盲検試験でフルオキセチンの方が有意に離脱を起こさないことが示されている[1]〕と減量がすすめられる（**表2**）が，わが国では**パロキセチン**（パキシル®）（24時間），**セルトラリン**（ジェイゾロフト®）（26時間），**フルボキサミン**（ルボックス®）（16時間），と選択肢が少ないのが現状である．もちろん，減量に際してうつ症状の増悪が認められないかモニターしなければならないことは記しておく．

うつ症状が改善してくると，自己中断をしてしまう患者も見受けられる．

**表1 ● 抗うつ薬の漸減方法**

| 三環系抗うつ薬 | | 3カ月以上かけて徐々に |
|---|---|---|
| SSRI | パロキセチン | 5〜7日ごとに10 mgずつ減量，5〜10 mgとなるまでは中止しないこと |
| | セルトラリン | 5〜7日ごとに50 mgずつ減量，25〜50 mgとなるまでは中止しないこと |

文献2を参考にして作成

**表2 ● 薬剤ごとの等価な用量**

| フルオキセチン | 20 mg |
|---|---|
| パロキセチン | 20 mg |
| セルトラリン | 50〜75 mg |

文献3を参考にして作成

症状が増悪し結果的に抗うつ薬使用期間が延長したり，離脱症状が出現したりしてしまうため，自己中断をしないよう，患者指導していくことも重要である．

> **point**
> ・急激な中断は離脱を起こすので注意．再燃が起こらないように注意しながら漸減を行うこと
> ・状態が改善すると自己中断の危険性が高まる．自己中断は離脱を起こすだけでなく，結果的に抗うつ薬使用期間の延長をもたらす．自己中断させないように患者指導が重要

## <文　献>

1) Judge, R. et al.：Discontinuation symptoms：comparison of brief interruption in fluoxetine and paroxetine treatment. Int. Clin. Psychopharmacol., 17：217-225, 2002
2) Warner, C. H.：Antidepressant Discontinuation Syndrome. Am. Fam. Physician, 74：449-456, 2006
3) Hirsch, M. & Birnbaum, R. J.：Antidepressant medication in adults：Switching and discontinuing medication. Uptodate, ver 18.1, updated, 2008, 11. 17
・ Antidepressant discontinuation syndrome (withdrawal effects). Dynamed, updated 2010, Jun 01

<三浦太郎>

4．疾患別薬の使い方 Q&A　　　　　　　　　　　　　　　7．精神科

## 70 投与中のベンゾジアゼピン系抗不安薬はどのようにして減量，中止したらよいでしょうか？

ベンゾジアゼピン系（以下BZ系）の抗不安薬を定時内服している患者さん．背景にうつ病があることをつきとめ，抗うつ薬投与を開始し，定時の内服を減らしていこうと思いました．BZ系薬剤は，どのように減量していけばよいのでしょうか？

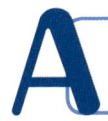

> **A** 一気にすべてをやめてはいけない．長時間型のものに置き換えた後，漸減／隔日法にて減量，中止する．

ベンゾジアゼピン系抗不安薬は，その即効性と使いやすさから，精神科疾患にとどまらず，いろいろな不安，焦燥，緊張に対して非常に幅広く用いられている．不安障害患者のプロスペクティブな自然史追跡研究（HARP）では，研究期間中に選択的セロトニン再取り込み阻害薬（以下SSRI）が使用可能であったにもかかわらず，BZ系内服が最もよく使われていたという．

### 1．BZ系薬剤の依存，離脱症状

BZ系薬剤の依存は，**わずか4週間の常用量の投与からでも形成されることがある**．BZ系薬剤の離脱症状としてはきわめて多彩な症状が出現する．不安，不眠，焦燥，動悸，知覚障害などが頻繁にみられ，この症状の激しさは個人差があるといわれている．ときに高用量を突然中止すると痙攣を引き起こすなどの重篤な症状を起こすことがあるので，中止は慎重に行わねばならない．

### 2．減量，中止の方法

実際にどのように減らしていったらよいのだろうか？ 一般に内服期間が半年〜1年を超えると，8割の症例に離脱症状が発現するといわれている．6カ月未満であれば，比較的短時間の漸減でよい．BZ系薬剤は，デパス®に代表される作用時間の短いものほど依存性が高く，離脱症状を起こしやすいことが知られている．したがって短時間作用型の薬剤を使用している

場合は，2〜4週間ごとに3/4，1/2，1/4というふうに患者さんの症状に合わせ，徐々に減量していく（漸減法）．**絶対に突然すべて中止してはいけない．徐々に減らしていくのが鉄則である！** 減量の途中で，離脱症状の徴候や，背景にある不安症状の再燃がみられたときは少量増量し，また徐々に減量を試みていく．難しいときは中時間作用型，長時間作用型のもの〔ジアゼパム（セルシン®），ロフラゼプ酸エチル（メイラックス®）など〕にまず置き換える．服用を中止しても，短時間作用型の薬剤のようにすぐに血中濃度が下がらず，離脱が起こりにくいといわれているためである．カルバマゼピン（テグレトール®）への置換も効果的といわれている．そのうえで漸減，もしくは内服しない日を1日，2日と設けてそれを徐々に増やしていく隔日法を用いて中止していく．

どうしても中止が困難な患者では，依存症や不安障害，うつなどの疾患が本当に隠れていないかを再度検討する必要がある．

## 3．そもそもの原則

と，今までBZ系薬剤の中止法に関して述べてきた．しかし本当に大切なのは，「**安易にBZ系の処方を長期継続しない**」こと，「**屯用を原則とする**」ことである．

抗不安薬が必要と判断するのはさまざまな状況がある．病棟での業務が多い研修医は，さまざまな場面で精神的なトラブルを抱えた患者さんに遭遇することだろう．慢性疾患を抱えた患者さんはうつの罹患率が有意に高いことが知られているし，急性心筋梗塞後の患者さんの33％にうつの徴候がみられるとの報告もある．

患者さんのベッドサイドに足を運ぶ機会の多い研修医は，不眠，不安などの訴えを直接聞くことも自然と多くなる．そのようなときに，単なる不眠，不安としてBZ系薬剤を処方して終わりなのではなく，背景にうつ病，不安障害などが隠されていないかを評価し，状況に応じてSSRI（パキシル®，ジェイゾロフト®など）などの投与も検討することが必要不可欠である．

また，外来では漫然と長期処方が行われているケースが多いが，長期にわたるBZ処方は基本的には推奨されない．長期処方にあたってはチェックリストがある．①**本当にこの患者さんの病態は長期にわたるBZ処方が必要か？** ②**薬剤，アルコールの乱用がないか？** ③**副作用は起こっていないか？**

④BZ内服中であること，およびアルコールや薬物乱用がないかを家族が把握できているか？の４つともYesであればひとまず継続しても大丈夫であるが，その必要性は頻繁に検討しなければならない．

　抗不安薬は即効性があり，効いた実感がある．また不安に対して処方されているため，患者さんもなくなって調子を崩すことが不安で，減薬をいやがることも多い．しかし，極端なことを言えば「不安をおさめる薬」はあくまで不安に対しての対症療法にすぎない．「不安自体をなくす薬」が必要な病態なのではないかを常に考えつつ処方していく必要がある．

> **point**
> - 離脱症状の危険があるので，一気にすべて中止しないこと
> - 長時間作用型のものに変更してから，漸減/中止すること
> - 安易に処方を開始したり漫然と処方を継続したりせず，背景にうつ病，不安障害などが隠れていないか検索すること

### ＜文　献＞

- Dupont, R. L.：Sedatives and hypnotics：Clinical use and abuse. UpToDate, version 18. 1., 2010
- Tofler, G. H.：Psychosocial and other social factors in acute myocardial infarction. UpToDate, version 18. 1., 2010
- Denis, C. et al.：Pharmacological interventions for benzodiazepine monodependence management in outpatient settings. Cochrane Library, 3：CD005194, 2006
- 「ACP　内科医のためのこころのみかた」(Robert, K. 他/著，井出広幸，他/監訳)，丸善，2009
- 「向精神薬治療ガイドライン」(オーストラリア治療ガイドライン委員会/著)，医薬ビジランスセンター，2004

＜三浦真紀子＞

## 4. 疾患別薬の使い方 Q&A　　7. 精神科

### 71 精神疾患で内服中の患者が身体疾患を発症して内服ができなくなった場合，どのようにして必要最低限の薬を選択すればよいでしょうか？

① 48歳，男性．統合失調症で抗精神病薬（セロクエル®）を内服していましたが，昨日肺炎で入院しました．現在抗菌薬治療をしていますが，まだ経口摂取ができない状態です．抗精神病薬はどのように調整すればよいでしょうか？

② 54歳，女性．うつ病でSSRI（パキシル®）を内服しています．先日胃カメラ検査で胃がんが見つかり，手術予定となりました．周術期の抗うつ薬の調整はどのように行えばよいでしょうか？

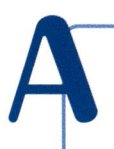

**A** 基本的に向精神薬の中止は，精神症状の再燃や離脱症状出現のリスクが高く，可能な限り継続が求められる．しかし経口自体ができない場合は，代替の注射剤への変更が必要となり，また薬剤によっては周術期・急性疾患時に合併症のリスクを高めてしまうものもあり，その際は減量，中止せざるを得ない．特にSSRI，抗精神病薬については精神科医の指示のもと，調整，変更するのが安全である．

日常的によく用いられる向精神薬は，

- 抗不安薬
- 抗うつ薬（SSRI，三環系など）
- 抗精神病薬（定型，非定型）

であるが，特に用量が安定している患者では，薬剤の量，種類の変更は，それ自体が症状や副作用の増悪につながることがある．しかし感染などの急性疾患や周術期などの場合，

- 短時間で全身状態が変化する
- 経口摂取が不可能となる
- ほかの薬剤の併用が必要となる

といった変化が患者に起こり，従来の内服が継続できなくなることが多い．その場合の服用の継続・中止・変更に関して，薬剤別に述べる．

### 1. 抗不安薬

　　抗不安薬を長期に内服している人が急に中断すると，興奮，幻覚などの発作が離脱症状として起こることがある[1]．**短時間型の抗不安薬であれば，周術期，急性疾患時でもおおむね安全に使用できる**ので，注意深い観察下で継続する．経口不能などで中止の際，上記の症状を認める場合，不安症状が強まる場合は，非経口剤である長時間型のジアゼパムの注射剤を少量使用する[2]．

### 2. 三環系抗うつ薬

　　中止，継続に関する原著はほとんどないが，教科書，総説では継続をすすめるものが多い．**特に高用量の場合は継続すべき**である．低用量，または不整脈のリスクが高い人は，手術の１週間前から中止する[2]．

### 3. SSRI

　　周術期においては，血小板凝集作用から出血傾向や輸血のリスクが高まる．特にNSAIDsを併用した場合，消化管出血のリスクが高まるという症例対照研究が２つ報告されている（オッズ比で1.6と3.0)[3][4]．

　　一方，中止した場合，気分障害などの悪化は多い．そのため**出血リスクが高い手術や，急性疾患で出血傾向が出やすい状態の場合は中止**し（ただし中止後も薬理効果は２週間ほど持続する），**出血リスクが少ない手術，または気分障害が強い場合は継続する**．出血リスクが高く，かつ気分障害が強い患者の場合は精神科医にコンサルトし代替療法を考慮する[2]．

### 4. 抗精神病薬

　　クロルプロマジン投与で安定していた統合失調症患者において，内服の０～８週の中止によって精神症状が再発するリスクは，相対危険度6.76〔95％信頼区間 3.37～13.54，有害必要数（NNH）4（95％信頼区間 2～8）と非常に高率である[5]．一方で，抗精神病薬の内服で，QT延長症候群などによって有意に心臓死が増加する〔定型抗精神病薬で相対危険度1.99（95％信頼区間 1.68～2.34），非定型抗精神病薬で相対危険度2.26（95％信頼区間 1.88～2.72）〕[6]．しかも種々の薬剤と相互作用があり〔揮発性麻酔薬，一部の抗菌薬（エリスロマイシン，キノロン)，抗不整脈薬

（アミオダロン，ソタロール）など〕，急性疾患や周術期でほかの薬剤が併用されるときはさらに危険性が増す．

　基本的に精神症状が強い患者ほど継続を要するが，スクリーニング時，あるいは経過中にQT延長を認めたときは減量，中止が必要になる．経口不能の状態で継続を要するときはハロペリドールなどの注射剤を用いることがあるが，いずれの場合も精神科医へのコンサルテーション下で行うことが重要である[1]．

> **point**
> - 基本的に向精神薬は中止による症状の増悪リスクが高く，可能な限り継続が求められる
> - 一方，SSRIの出血傾向や，抗精神病薬のQT延長など，急性疾患や周術期で重篤になり得る副作用，相互作用をもつ薬剤もある
> - 経口自体が不可能な場合は，注射剤に変更する必要も出てくる
> - 特にSSRI，抗精神病薬については，精神科医の指示のもとで調整することが重要である

## ＜文　献＞

1 ）Marriott, S. & Tyrer, P. : Benzodiazepine dependence. Avoidance and withdrawal : Drug Saf., 9 : 93-103, 1993
2 ）Muluk, V. & Macpherson, D. S. : Up to Date : Perioperative medication management : http://www.uptodate.com/home/index.html
3 ）de Abajo, F. J. et al. : Association between selective serotonin reuptake inhibitors and upper gastrointestinal bleeding : population based case-control study : BMJ, 319 : 1106-1109, 1999
4 ）de Abajo, F. J. & Garcia-Rodriguez, L. A. : Risk of upper gastrointestinal tract bleeding associated with selective serotonin reuptake inhibitors and venlafaxine therapy : interaction with nonsteroidal anti-inflammatory drugs and effect of acid-suppressing agents. Arch. Gen. Psychiatry, 65 : 795-780, 2008
5 ）Almerie, M. Q. et al. : Cessation of medication for people with schizophrenia already stable on chlorpromazine. Cochrane Database Syst. Rev., 24 : CD006329, 2007
6 ）Ray, W. A. et al. : Atypical antipsychotic drugs and the risk of sudden cardiac death. N. Engl. J. Med., 360 : 225-235, 2009

＜船越　樹，名郷直樹＞

## 4. 疾患別薬の使い方 Q&A　　　　　7. 精神科

### Q72 入院をきっかけに発症した夜間せん妄に対しては，どのように対処すればよいでしょうか？

84歳男性が肺炎で入院しました．入院時，38.1℃の発熱がありましたが，ほかのバイタルサインに異常はなく，身体所見に特記事項はありませんでした．同居の妻に聞いても既往歴に特記事項はなく，ADLは自立しているとのことでした．夜勤帯で突然「船が出る．はやく行かないと．」などと怒鳴り，看護師への暴力行為もあったためコールされました．とにかく眠ってもらおうと思い，ブロチゾラム（レンドルミン®）を無理矢理内服してもらいましたが，眠るどころか逆に暴れてしまいました．

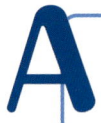

### A
高齢者の入院では夜間せん妄が高率に起こることを認識し，原因を考えよう．薬物で対処する場合は，ベンゾジアゼピン系ではなく抗精神病薬が第1選択となる．

　高齢者の入院において，突然の意識状態の変化はきわめてよくみられる．ある程度病棟業務に慣れてくると「この患者は夜間せん妄を起こしそうだな」と予想がつくようになるが，それまではなかなか難しい．患者が暴れることで怪我をしたり，病棟看護師からは「先生何とかしてください！」と怒られたりと散々な目に合う可能性もある．

　夜間せん妄と思われる患者を診た場合，①**夜間せん妄であるかどうか**，②**原因は何か**，③**治療**，を同時に考える必要がある．深夜は医師側の意識レベルも低下しそう（？）だが，クールに考えよう．

### 1．夜間せん妄であるかどうか

　せん妄とは，認知力低下と意識状態の変容を特徴とする病態である．認知症と異なり，症状は急激で可逆性であることが多い．ただし，せん妄の基礎疾患として認知症はよくみられる．具体的な症状として，早期からの失見当識，言語混濁，興奮，錯乱，点滴ラインの自己抜去などがある．

### 2．夜間せん妄の原因は何か

　夜間せん妄の原因は多岐にわたる．種々の暗記法があるが"I WATCH

### 表 ● 夜間せん妄の原因 "I WATCH DEATH"

| I | Infection | 呼吸器・尿路・胆道系や敗血症に注意する |
|---|---|---|
| W | Withdrawal | 内服薬（特に鎮静薬）の中断はないか |
| A | Acute metabolic | 電解質異常（特に Na, Ca）と酸塩基平衡障害はないか |
| T | Trauma | 外傷はないか |
| C | CNS | 脳梗塞，脳卒中，脳腫瘍と髄膜炎に注意する |
| H | Hypoxia | 低酸素，高 $CO_2$ 血症に注意する |
| D | Deficiencies | ビタミン $B_1$, $B_{12}$, 葉酸，ナイアシン欠乏に注意 |
| E | Endocrine, Environment | 甲状腺疾患，副腎不全と高体温，低体温に注意する |
| A | Acute vascular | 急性心筋梗塞，大動脈解離，肺塞栓，脳卒中など |
| T | Toxin and drug | ジギタリス製剤や抗コリン薬が多い |
| H | Heavy metal | 鉛，水銀など |

文献1より引用

DEATH"[1] が有名である（**表**）．

高齢者が入院した場合，常にせん妄の可能性があると認識するべきである．特に状態の悪い患者やICUに入室した患者，術後や担がん患者ではその頻度が高くなる．

### 3．治療

まず原因に応じて，原疾患の治療や原因と思われる薬物の中止が第一であるが，せん妄のため自傷他害の恐れがある場合は早急な対応が必要となる．**第1選択は抗精神病薬**で，ハロペリドール（セレネース®）などの伝統的な薬物以外に，リスペリドン（リスパダール®），クエチアピン（セロクエル®）などの非定型抗精神病薬が用いられる．非定型抗精神病薬と定型抗精神病薬の比較では効果は同程度で，副作用は非定型抗精神病薬の方が少ないとされている[2]．しかしながら，錐体外路症状，高プロラクチン血症，悪性症候群は注意すべき副作用であることにかわりはない．2010年には非定型抗精神病薬が定型抗精神病薬より有意に致死的肺炎を増やすとの報告もあった．「暴れさせないで欲しい」という病棟からのプレッシャーで退院まで投与されていたり，さらには退院後も継続投与されている例も

散見される．入院をきっかけとしたせん妄は入院後数日〜1週間でその原因が改善されることが多く，本来ならば漫然と投与される薬物ではない．興奮状態の改善と原因の除去が達成できればすみやかに中止すべきである．リスペリドンは液体の剤型もあり，暴れる患者にも使いやすい．クエチアピンは耐糖能異常のある患者では禁忌となるので注意が必要である．

　抗精神病薬で効果がない場合は，ミダゾラム（ドルミカム®）などの鎮静作用が強力なベンゾジアゼピン系を用いることがある．効果発現は抗精神病薬より早いが，中途半端な使用量ではこの症例のように逆に興奮することがある．多量に使うと呼吸抑制の危険があるため，救急カートを用意したうえで様子をみながら使用する．

　夜間せん妄によって死亡率が上昇[3]し，在院日数も長くなる．また，退院先が施設になる傾向[4]があり，医療経済にもかかわる．夜間せん妄のマネジメントは第一線で患者に接する研修医の腕の見せ所だ．

**point**
- 高齢者の入院では夜間せん妄が高率に起こる．せん妄という病態を認識しよう
- 夜間せん妄の治療はまず原因を取り除くこと．薬物使用歴や感染症にフォーカスをしぼって，病歴聴取，身体所見と検査を行う
- 投薬の第1選択は非定型抗精神病薬である．ベンゾジアゼピン系は興奮がひどくなる場合がある

＜文　献＞
1) Gleason, O. C. : Delirium. Am. Fam. Physician, 67 : 1027-1034, 2003
2) Parellada, E. : Risperidone in the treatment of patients with delirium. J. Clin. Psychiatry, 65 : 348-353, 2004
3) Cole, M. G. : Prognosis of delirium in elderly hospital patients. CMAJ, 41 : 41-46, 1993
4) McAvay, G. J. : Older adults discharged from the hospital with delirium : 1-year outcomes. J. Am. Geriatr. Soc., 54 : 1245-1250, 2006

＜山本　健＞

## 4. 疾患別薬の使い方 Q&A　　7. 精神科

## 73 高齢者に超短時間作用型の睡眠薬を使用しても朝残ってしまいますが、どのようにしたらよいでしょうか？

79歳の男性．5日前に不眠を訴えて外来受診した．寝付きが悪く，いつまでたっても眠れないとの訴えがあり，入眠障害と診断し，超短時間作用型の睡眠薬を処方した．本日，同居中の家族が受診．
「3日前から，おじいちゃんがいつまでたっても起きてこないんです．この間も起きてきたと思ったら，夕方過ぎまでボーッとしていました．大丈夫なんでしょうか？」

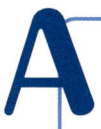

**A**
- 本当に睡眠薬が必要な不眠なのかを把握する
- 睡眠薬を処方するのであれば，非ベンゾジアゼピン系が比較的よいかもしれない

睡眠薬は，ベンゾジアゼピンと非ベンゾジアゼピン，メラトニン受容体アゴニストに大別される（表）．

### 1. ベンゾジアゼピンと非ベンゾジアゼピン

ベンゾジアゼピンは1960年代ごろから使用されるようになり，今日でも広く使用されている．ベンゾジアゼピンは，大脳の拡大腹外側視索前野に存在するGABA-A受容体BZDサブタイプと結合することによりその効果を発揮する．ベンゾジアゼピンには睡眠（鎮静）以外に，抗不安，抗けいれん，鎮静，健忘，運動失調，筋弛緩などの作用がある．非ベンゾジアゼピンは，BZD以外のサブタイプに選択的に作用するといわれており，ベンゾジアゼピンに比べて認知機能，筋弛緩などの鎮静作用以外に及ぼす影響が少ないとされる．

今回の症例のような「持ち越し効果（residual effect）」は，ベンゾジアゼピン系の薬剤を使用した際にみられる副作用の1つである．用量を多く服用したり，半減期が長い薬剤を服用した場合に出現しやすい（超短時間型の薬剤であっても持ち越し効果が発現する）[1), 2)]．特に高齢者では，日中の眠気に加えて，記憶障害，せん妄，筋弛緩などが顕著に出現することがあり，転倒，事故の原因となりうるので処方の際には注意が必要である．

**表● 睡眠薬の分類**

| 分類 | 一般名 | 商品名 | 半減期（時間） | 用量（mg） |
|---|---|---|---|---|
| 超短時間作用型 | トリアゾラム | ハルシオン® | 2〜4 | 0.125〜0.5 |
| | *ゾピクロン | アモバン® | 4 | 7.5〜10 |
| | *ゾルピデム | マイスリー® | 2 | 5〜10 |
| | ザレプロン | **ソナタ® | 1 | 5〜10 |
| 短時間作用型 | エチゾラム | デパス® | 6 | 1〜3 |
| | ブロチゾラム | レンドルミン® | 7 | 0.25〜0.5 |
| | リルマザホン | リスミー® | 10 | 1〜2 |
| | ロルメタゼパム | エバミール®，ロラメット® | 10 | 1〜2 |
| 中間作用型 | ニメタゼパム | エミリン® | 21 | 3〜5 |
| | フルニトラゼパム | ロヒプノール®　サイレース® | 24 | 0.5〜2 |
| | エスタゾラム | ユーロジン® | 24 | 1〜4 |
| | ニトラゼパム | ベンザリン®，ネルボン® | 28 | 5〜10 |
| 長時間作用型 | フルラゼパム | ダルメート® | 65 | 10〜30 |
| | ハロキサゾラム | ソメリン® | 85 | 5〜10 |
| | クアゼパム | ドラール® | 36 | 15〜30 |
| メラトニン受容体アゴニスト | ラメルテオン | ロゼレム® | 1 | 8 |

＊非ベンゾジアゼピン，＊＊国内未承認

　ベンゾジアゼピンと比較すると非ベンゾジアゼピンの方が持ち越し効果の出現は少ない（全くないわけではないので注意）とされており，睡眠薬の変更を考慮してみてもよいのかもしれない．

　近年，わが国でも処方可能となったメラトニン受容体アゴニストは，持ち越し効果，筋弛緩作用，認知機能に与える影響がきわめて少ないとされている．今後，処方される機会が増えていくかもしれない．

　また，薬物が適切に服用されているのかを聴取することも重要で，過量服用されていないか，家族がいれば家族に，独居であれば残薬を持参してもらったり，往診に出かけるなどして確認をしておきたい．

## 2．不眠の原因

さらに今一度，不眠の原因についての検討を行う必要がある．不眠の原因については一般的に5Pとして知られている．

| | |
|---|---|
| Physical | ：痛み，かゆみ，心不全，喘息，睡眠時無呼吸，むずむず脚症候群などの身体的要因 |
| Physiological | ：時差ぼけ，勤務変更，入院，不適切な睡眠環境（騒音など）など |
| Psychological | ：試験，結婚式，近親者の病気，死去などの精神的ストレスや不安 |
| Psychiatric | ：単極性障害（躁病，うつ病），双極性障害，統合失調症などの精神疾患 |
| Pharmacological | ：カフェイン，アルコール，向精神薬，利尿薬，ニコチン，β遮断薬，シメチジンなど |

これらに加えて，特に原因のない不眠（Primary）を加えて6Pとしておくと鑑別の際に役立つ．

上記の鑑別を念頭に入れつつ，問診，診察を行っていくのだが，とりわけ睡眠習慣の聴取は入念に行いたい．就寝時間，入眠時間，覚醒時間，離床時間，日中の睡眠の有無，日中の活動状況などは必ず確認するとともに，患者さんにお願いして睡眠日記（図）をつけてもらう（約2週間）のが望ましい．

睡眠習慣を記録することで，治療に役立つばかりでなく，生活習慣の見直しにつながり，睡眠に対する理解を深めてもらうことができるかもしれない．stimulus control（読書やテレビ視聴は寝室ではしない，寝るとき以外に寝室を利用しない，寝る時間の15〜20分前には寝室に入る）や睡眠習慣の改善（午後からはカフェインやニコチンを摂取しない，就寝時間の4時間前には運動をしない，夕食はたくさん食べない，昼寝をしない，同じ時間に入眠・起床する，寝室の温度は快適に保つ，寝室の照明はできるだけ暗くする，寝る前にはリラックスするよう心がける）[3]が薬物療法よりも効果的であるとする研究[4]もあり，睡眠薬を処方する前に試してみてほしい．そのうえで，睡眠薬を必要とする不眠なのかどうかを慎重に見極めたい．

## 図● 睡眠日記の例[3]

| | 1日目 | 2日目 | 3日目 | 4日目 |
|---|---|---|---|---|
| 朝に記入 | | | | |
| 就寝時間（日） | 午後10:45(4月10日) | | | |
| 起床時間（日） | 午前 7:00(4月11日) | | | |
| 就寝後，寝付くまでの時間 | 30分 | | | |
| 入眠後，目が覚めた回数<br>起きていた時間 | 5回<br>2時間 | | | |
| 睡眠時間合計 | 4時間 | | | |
| 夜に記入 | | | | |
| 昼寝の回数<br>昼寝の時間<br>昼寝での入眠時間 | 1回<br>午後 3:30<br>45分 | | | |
| アルコール摂取回数<br>アルコール摂取時間 | 1回目(午後8時)<br>2回目(午後9時) | | | |
| 今日ストレスに感じたこと | タイヤがパンクした<br>息子とケンカした | | | |
| 今日1日はどうでしたか<br>1＝とても疲れた/眠い<br>2＝いくらか疲れた/眠い<br>3＝まあまあ元気<br>4＝目がさえている | 2 | | | |
| イライラ度はどうでしたか<br>1＝全くなし<br>2＝少し<br>3＝いくらか<br>4＝かなり<br>5＝非常に | 5 | | | |
| 薬剤 | | | | |

文献3より引用

蛇足になるが，不眠治療のガイド[5]を掲載しておくので参照していただきたい．

> ① 不眠が患者あるいは介護者の日中の問題により発生していないかを確認する
> ② もし問題点があれば問題を同定し，解決を試みる
> ③ 不眠が持続しているようならば，行動科学的治療を最初に試みる（どのように話を聞き，どこへ紹介するのかを把握しておく）
> ④ 薬物治療を下記の場合に限り行う

- 行動科学的治療が効果なし，あるいは患者の気がすすまない，実施不可能な場合
- 患者が不眠に関連した症状に苦しんでいて，すでに行動科学的治療を開始している
- 不眠が一時的あるいは短期間で改善の見込みがある，あるいはある特定の状況（ステロイドの使用）やイベント（時差ボケ）の際に発生している

⑤ 睡眠薬を処方するのであれば
- 短期間のみ（数日あるいは間欠的服用で3回/週の服用）
- 最低効果量（過量投薬しない）
- 安価なもの
- 副作用の場合を除いて，最初に処方した薬の効果がないからといって，安易に変薬しない

⑥ 行動科学的治療，薬物治療のいずれの場合もきちんとフォローアップする

⑦ 不眠が持続している場合は適切な医療機関に紹介する

**point**
- 不眠の原因が何かを把握する
- 安易に睡眠薬を処方せず，睡眠習慣の改善をはかる
- 睡眠薬を処方するのであれば，非ベンゾジアゼピン系のものが望ましいかもしれない

### <文　献>

1) Carskadon, M. A. et al.：Daytime carryover of triazolam and flurazepam in elderly insomniacs. Sleep, 5：361-371, 1982
2) Holbrook, A. M. et al.：Meta-analysis of benzodiazepine use in the treatment of insomnia. CMAJ, 162：225-232, 2000
3) Harsora, P. et al.：Nonpharmacologic management of chronic insomnia. Am. Fam. Physician., 79：125-130, 2009
4) Sivertsen, B. et al.：Cognitive behavioral therapy vs zopiclone for treatment of chronic primary insomnia in older adults：a randomized controlled trial. JAMA, 295：2851-2858, 2006
5) Hamblin, J. E.：Insomnia：An ignored health problem. Prim. Care Clin. Office Pract., 34：659-674, 2007

<室林　治>

## 4. 疾患別薬の使い方 Q&A　　　　7. 精神科

### 74　不眠を訴える患者には，どのように対応したらよいでしょうか？

40歳女性が不眠で来院しました．初めての経験でどうアプローチしてよいかわかりません．不眠に対する一般的なアプローチを教えてください．

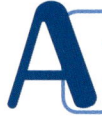

**A**
- 詳しい病歴聴取で原因を追及する
- 行動療法を併用し薬物療法はできるだけ最小限にする

　不眠症は以下のような症状が週2回以上みられ，少なくとも1カ月は持続すること，また社会生活，職業的機能が妨げられることのすべてを満たす場合と定義される（日本睡眠学会）．よって高齢者では60％以上が不眠を訴えるという論文[1]があるほど，不眠は日常診療でよくみられる訴えであるが，その中で眠れないが日常生活に支障はきたしていないという患者も多く，そういった場合には必ずしも介入を要さない．

1. 入眠障害（2時間以上入眠できない）
2. 中途覚醒（いったん寝ついても夜中に目が覚めやすく，2回以上目が覚める）
3. 早朝覚醒（朝普段よりも2時間以上早く目が覚めてしまう）

### 1．不眠症の原因

　不眠症の原因は急性（3カ月以内）と慢性に分かれる．
　急性の場合の原因は**環境の変化**，**慨日リズム睡眠障害**（時差ボケや勤務態勢の変化など），**不適切な環境**（騒音，不快な室内温度など），**生活上のストレス**（離婚，失業，周囲の要求など），**急な身体疾患の罹患**，**刺激性の薬剤**（カフェイン，ニコチン，アルコールなども含める）などが考えられる．
　慢性の不眠症は**表1**のようにⅠからⅥのように分類され数多く存在するが，おおむね何かに付随した不眠症と独立した不眠症とに大別され，なぜ眠れなくなったかを注意深く**病歴聴取**することで多くは鑑別が可能である．

表1 ● 不眠症の鑑別

| Ⅰ.精神科的状況 | Ⅱ.医学的状況 | Ⅲ.神経学的状況 |
| --- | --- | --- |
| ・うつ病<br>・不安<br>・薬物乱用<br>・心的外傷後ストレス障害 | ・肺<br>・COPD：気管支喘息<br>・膠原病：関節炎，繊維筋痛症<br>・筋骨格：慢性疼痛<br>・心血管：うっ血性心不全，虚血性心疾患，異型狭心症<br>・内分泌：閉経，甲状腺機能亢進症，糖尿病<br>・泌尿器：夜間尿<br>・消化器：逆流性食道炎<br>・ライム病<br>・AIDS<br>・慢性疲労症候群 | ・神経変性疾患<br>・アルツハイマー病<br>・パーキンソン病<br>・末梢神経炎などによる疼痛<br>・脳卒中<br>・脳腫瘍<br>・頭部外傷<br>・頭痛<br>・致死性家族性不眠症 |
| Ⅳ.薬剤 | Ⅴ.その他の睡眠障害 | Ⅵ.独立した睡眠障害 |
| ・中枢神経刺激薬<br>・中枢神経抑制薬<br>・気管支拡張薬<br>・抗うつ薬<br>・β刺激薬<br>・ステロイド | ・むずむず脚症候群<br>・周期性四肢運動障害<br>・呼吸性睡眠障害<br>・慨日リズム障害：遅延睡眠期症候群，睡眠相前進症候群 | ・精神生理性不眠症<br>・逆説性不眠症<br>・特発性不眠症<br>・不適切な睡眠環境 |

また，日常診療で不眠を訴える多くの患者はそれぞれの眠れない生活事情を抱えており，詳しく病歴聴取をする行為そのものが治療となる．

## 2．診断

不眠症の原因は主に病歴から診断される．また睡眠日記を参考にするとよいかもしれない．その際「憂うつですか」と「物事に対して興味がわきませんか？」の2質問法でうつ病を見逃さないようにする．睡眠時無呼吸症候群に関してはポリソムノグラフィーが有用だが，診断が不確実なときや治療困難例，呼吸による睡眠障害，周期性四肢運動障害などがある場合に適応となる[4]．

## 3．治療

原因となる疾患の治療に加え，一般的な行動療法，薬物療法も行うとよい．行動療法には**睡眠衛生，刺激コントロール，リラクゼーション，刺激**

制御療法，睡眠制限法などがある．その中で睡眠衛生は単独では十分な効果が証明されていないが，外来で簡単に指導ができるため薬物療法などと併用して行う[5]．

薬物療法は一般的にベンゾジアゼピン系睡眠薬を使用する（**表2**）．入眠障害の場合は超短時間作用型，短時間作用型，中途覚醒なら中間作用型，早朝覚醒には長時間作用型を使用するが，作用時間が長くなるほど日中の鎮静，眠気，ふらつき，立ちくらみ，認知障害，運動協調障害などの副作用が出現する．高齢者では特に転倒による大腿骨頸部骨折が増加する[6]ため，睡眠薬の導入は最小限にしたい．また睡眠薬を長期内服することで，依存や中止時のリバウンドが問題になることがあり[7]，患者の問題が解決すれば約8週間を目安に徐々に減量する．

[睡眠衛生：良眠が得られるための10のルール]
1. 休めたと思うまで眠る
2. 規則正しい生活を行う
3. 眠たくなければ寝ない
4. 寝る前4，5時間前に最低20分程度の運動を行う
5. 昼食後はカフェイン飲料を控える
6. 就寝近くのアルコール飲酒は控える
7. 夕方の喫煙は避ける
8. 空腹の状態で寝ない
9. 寝室の環境を整える
10. 寝る前に心配事に片を付ける

**point**
- 不眠の定義を理解する
- 不眠を訴える患者には詳しい病歴聴取をして，その原因を明らかにする
- 薬物療法は行動療法と併用してできるだけ最小限にとどめる

表2 ● よく用いられる睡眠薬

| 作用時間 | 商品名 | 一般名 | 消失半減期<br>(時間) | 臨床用量<br>(mg) |
|---|---|---|---|---|
| 超短時間作用型 | ハルシオン※ | トリアゾラム | 2〜4 | 0.125〜0.5 |
| | アモバン※ | ゾピクロン | 4 | 7.5〜10 |
| | マイスリー※※ | ゾルピデム | 2 | 5〜10 |
| 短時間作用型 | デパス※ | エチゾラム | 6 | 1〜3 |
| | レンドルミン※ | ブロチゾラム | 7 | 0.25〜0.5 |
| | リスミー※ | リルマザホン | 10 | 1〜2 |
| | エバミール・ロラメット※ | ロルメタゼパム | 10 | 1〜2 |
| 中間作用型 | エミリン※ | ニメタゼパム | 21 | 3〜5 |
| | ロヒプノール・サイレース※ | フルニトラゼパム | 24 | 0.5〜2 |
| | ユーロジン※ | エスタゾラム | 24 | 1〜4 |
| | ベンザリン・ネルボン※ | ニトラゼパム | 28 | 5〜10 |
| 長時間作用型 | ダルメート※ | フルラゼパム | 65 | 10〜30 |
| | ソメリン※ | ハロキサゾラム | 85 | 5〜10 |
| | ドラール※ | クアゼパム | 36 | 15〜30 |

※ベンゾジアゼピン系，※※非ベンゾジアゼピン系

## <文　献>

1) Almeida, O. P. & Pfaff, J. J. : Sleep complaints among older general practice patients: association with depression. Br. J. Gen. Pract., 55 : 864-866, 2005
2) Johns, M. W. : A new method for measuring daytime sleepiness: the Epworth sleepiness scale. Sleep, 14 : 540-545, 1991
3) Buysse, D. J. et al. : The Pittsburgh Sleep Quality Index: a new instrument for psychiatric practice and research. Psychiatry Res., 28 : 193-213, 1989
4) Littner, M., et al. : American Academy of Sleep Medicine; Standards of Practice Committe. Practice parameters for using polysomnography to evaluate insomnia: an update. Sleep, 26 : 754-760, 2003
5) Schutte-Rodin, S. et al. : Clinical guideline for the evaluation and management of chronic insomnia in adults. J. Clin. Sleep Med., 4 : 487-504, 2008
・Cumming, R. G. & Le Couteur, D. G. : Benzodiazepines and risk of hip fractures in older people: a review of the evidence. CNS Drugs, 17 : 825-837, 2003
・Bloom, H. G. : Drugs for insomnia. Treat. Guidel. Med. Lett., 7 : 23, 2009

<福井　謙>

## 4. 疾患別薬の使い方 Q&A　　　7. 精神科

### 75 すでに睡眠薬を使用しているにもかかわらず，なお不眠を訴える患者には，どのように対応したらよいでしょうか？

48歳，女性．不眠症にて加療中でしたが，引越しをきっかけに不眠が増悪しています．すでにマイナートランキライザーを十分量用いているのですが，不眠が続いて生活の基本的なリズムが障害されているようです．このような場合，どのように対応したらよいでしょうか？

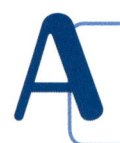

> **A** まず睡眠障害のタイプ，原因を評価することが大切．また，睡眠薬だけでなく病態に合わせた投薬や生活指導などの多角的対応が必要．

不眠を評価するうえで非常に重要なポイントは，睡眠障害のタイプ，つまり，**入眠困難，中途覚醒，早朝覚醒，熟眠障害**の情報の把握である．最高血中濃度の到達時間や半減期，筋弛緩/抗不安作用などの強弱から使用薬の選択を行う（**表1**）．まずは，投与している睡眠薬と患者の睡眠障害のタイプを照らし合わせて，不適切な場合には薬剤の変更を考慮する必要がある．ただし，高齢者の場合，ベンゾジアゼピン系睡眠薬を投与することで転倒や大腿骨頸部骨折が増えるという研究もあるため注意が必要である．

また，不眠の原因は何なのか，もう一度評価してみることが必要である．不眠の原因は多岐にわたり，5つのPで要約できる（**表2**）[1]．特に，身体的不眠や薬理学的不眠の場合には，原疾患の治療や薬剤の調整と並行して睡眠薬による治療を行うことで治療が奏功する場合が多い．

精神疾患のなかでも，特にうつ病による不眠が多いとされる．この場合抗うつ薬での治療が第1選択であるが，不安を有する場合も多く，抗不安薬を併用することもある[2]．うつ病で希死念慮がないならばSSRI（selective serotonin reuptake inhibitor，選択的セロトニン再取り込み阻害薬）やSNRI（serotonin-norepinephrine reuptake inhibitor，セロトニン・ノルアドレナリン再取り込み阻害薬）を投与する．三環系抗うつ薬は副作用が多く，自殺目的で大量服用すると生命への危険があるので，専門医以外は用いない方が安全といわれている[3]．複素環式抗うつ薬（トラゾドン：デ

表1 ● 睡眠薬一覧

| | 薬物名<br>(商品名) | 効果発現<br>(分) | 最高血中濃度<br>到達時間(時間) | 半減期<br>(時間) | 活性代謝産物<br>(半減時間) | 筋弛緩<br>作用 |
|---|---|---|---|---|---|---|
| 超短時間型 | triazolam<br>(ハルシオン®) | 10〜15 | 1.2 | 2〜4 | ○<br>(4) | 2+ |
| | zopiclone<br>(アモバン®) | 15〜30 | 1 | 4 | | ± |
| | zolpidem<br>(マイスリー®) | 15〜60 | 0.7〜0.9 | 2 | | ± |
| 短時間型 | etizolam<br>(デパス®) | | 3 | 6 | ○<br>(8〜16) | 2+ |
| | brotizolam<br>(レンドルミン®) | 15〜30 | 1.5 | 3〜7 | | + |
| | rilmazafone<br>(リスミー®) | 15〜30 | 3 | 10 | ○<br>(〜10.5) | ± |
| | lormetazepam<br>(エバミール®,<br>ロラメット®) | 15〜30 | 1〜2 | 10 | | ± |
| 中時間型 | flunitrazepam<br>(ロヒプノール®,<br>サイレース®) | 30 | 0.5〜1 | 9〜25 | ○<br>(23〜31) | 2+ |
| | estazolam<br>(ユーロジン®) | 15〜30 | 5 | 24 | ○ | + |
| | nitrazepam<br>(ベンザリン®) | 15〜45 | 2 | 27 | | + |
| 長時間型 | quazepam<br>(ドラール®) | 15〜30 | 3.4 | 36 | ○<br>(40〜114) | ± |
| | flurazepam<br>(ダルメート®) | 10〜30 | 1 | 65 | ○<br>(47〜100) | 2+ |
| | haloxazolam<br>(ソメリン®) | 5〜10 | 2〜4 | 42〜123 | ○ | 2+ |

文献1より引用

ジレル®,レスリン®など)は乱用の可能性がなく,安価であり,ベンゾジアゼピンにとって代わり,最もよく処方されている薬の1つである.2007年に発表されたメタアナリシス[4]によると,抗うつ薬は,ベンゾジアゼピ

表2 ● 5つのP

| ① 生理学的不眠<br>（Physiological） | 転居，旅行，時差症候群（時差ボケ），入院，交代勤務，不適切な睡眠環境 |
|---|---|
| ② 身体的不眠<br>（Physical） | 呼吸器疾患（慢性閉塞性肺疾患，気管支喘息など），循環器疾患（高血圧，心不全，不整脈など），内分泌疾患（糖尿病，甲状腺機能低下症），中枢神経系疾患（Parkinson病など），泌尿器科疾患（前立腺肥大症など），脳器質性疾患（脳梗塞など），消化器疾患（逆流性食道炎など），皮膚疾患（アトピー性皮膚炎など） |
| ③ 薬理学的不眠<br>（Pharmacologic） | 降圧薬（βブロッカー，CCB），レセルピン，キサンチン製剤，ステロイド製剤，抗パーキンソン病薬（L-Dopa，トリヘキシフェニジル），抗ヒスタミン薬，ビペリデン，アルコール，喫煙によるニコチン，カフェイン，向精神薬，インターフェロン |
| ④ 心理学的不眠<br>（Psychological） | 精神的ストレス（事件，事故，他者とのトラブル，失恋，落第，失職など），恐怖体験，死別などの喪失体験 |
| ⑤ 精神疾患に伴う不眠<br>（Psychiatric） | ほとんどの精神障害，うつ病，統合失調症，アルコール依存症など（文献5には精神疾患患者の約80％に睡眠に関する訴えがみられるとしている） |

文献1を参考にして作成

表3 ● 睡眠障害対処12の指針

① 睡眠時間は人それぞれ，日中の眠気で困らなければ十分
② 刺激物を避け，眠る前には自分なりのリラックス法
③ 眠たくなってから床に就く，就床時刻にこだわりすぎない
④ 同じ時刻に毎日起床
⑤ 光の利用でよい睡眠
⑥ 規則正しい3度の食事，規則的な運動習慣
⑦ 昼寝をするなら，15時前の20〜30分
⑧ 眠りが浅いときは，むしろ積極的に遅寝・早起きに
⑨ 睡眠中の激しいイビキ・呼吸停止や足のぴくつき・むずむず感は要注意
⑩ 十分眠っても日中の眠気が強いときは専門医に
⑪ 睡眠薬代わりの寝酒は不眠のもと
⑫ 睡眠薬は医師の指示で正しく使えば安全

厚生労働省精神・神経疾患研究委託費「睡眠障害の診断・治療ガイドライン作成とその実証的研究班」平成13年度研究報告書より引用

ンや非ベンゾジアゼピン系睡眠薬にやや効果は劣るが，入眠潜時や睡眠時間の改善に対して効果があることを示している．抗ヒスタミン薬は，間欠的に使用すれば有益だが，急激に耐性を生じることがあり，漫然とした投与には注意が必要である[5]．

薬剤による対応のみならず，生活指導も大切である．厚生労働省の「睡眠障害対処12の指針」も参考にして患者指導を行う（**表3**）．

> **point**
> - 睡眠障害のタイプ（入眠困難，中途覚醒，早朝覚醒，熟眠障害），原因を考慮した投薬が必要
> - 精神障害のなかでは，うつ病の頻度が多いため，抗うつ薬の処方が奏功する場合がある
> - そのほか，不必要な処方の中止，生活指導など多角的な対応を行う

＜文　献＞

1）入谷修司，尾崎紀夫：睡眠薬．臨床研修プラクティス，3（6）：53-61，2006
2）山本光利：不眠を訴える患者の対応．治療，88（8）：2087-2093，2006
3）清水徹男：睡眠障害 診断と治療．日医雑誌，130（7）：p. SC-25，2003
4）Buscemi, N. et al.：The efficacy and safety of drug treatments for chronic insomnia in adults：a meta-analysis of RCTs. J. Gen. Intern. Med., 22：1335-1350, 2007
5）「ハリソン内科学 第2版」（福井次矢，他/監訳），MEDSI，2006

＜米田博輝＞

## 4．疾患別薬の使い方 Q&A　　8．皮膚科

### 76 蕁麻疹の患者に抗ヒスタミン薬を投与する際に，内服薬に加えて静注薬も使用した方がよいでしょうか？

先日急性蕁麻疹の患者さんが救急外来を受診しました．抗ヒスタミン薬の内服を処方しましたが，注射してもらえないと不満を漏らしていました．静注薬も使用した方がよかったでしょうか？

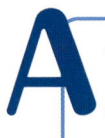

**A**
- 急性蕁麻疹に対する抗ヒスタミン薬の投与方法で，内服薬単独と内服薬・静注薬併用での効果を比較した研究はない
- 経験的には内服薬と静注薬を併用した方が，効果の出現が早く，抗ヒスタミン薬の投与総量が増えることで効果が増す印象はある

急性蕁麻疹に対する主な治療は，抗ヒスタミン薬であるH1受容体拮抗薬の投与で，皮疹とかゆみの改善を目標とする．

H1受容体拮抗薬には，**鎮静作用が強く抗コリン作用をもつ第1世代抗ヒスタミン薬**と，**鎮静作用が弱く抗コリン作用をもたない第2世代以降の抗アレルギー薬**がある．これまでに急性蕁麻疹患者で抗ヒスタミン薬とプラセボとの効果を比較した研究はなく[1]，抗ヒスタミン薬がどの程度効果をもつのかは，いまだに証明されていない．人工的に誘発した膨疹に対する第1世代抗ヒスタミン薬と抗アレルギー薬の効果を比較した研究では，ほとんどの研究で両群に有意差はなかった[2]．また，第1世代抗ヒスタミン薬の鎮静作用は12時間以上持続する[3]ことも考慮すると，**急性蕁麻疹への第1選択薬は抗アレルギー薬が勧められる**．抗アレルギー薬の中ではセチリジン（ジルテック®）が最高血中濃度に達するまでが最も早い[4]ため，これが勧められるが，他剤と比較してやや眠気の発症頻度が多いのが難点である．

これまでに急性蕁麻疹に対する抗ヒスタミン薬の投与方法で，内服薬単独と内服薬・静注薬併用での効果を比較した研究はないため，急性蕁麻疹患者にどちらの投与方法がより皮疹の消退やかゆみの消失が速いかは不明である．経験的には静注薬を併用した方が，効果の出現が早く，さらに抗ヒスタミン薬の総投与量が増えることで効果が増す印象がある．しかし，抗アレルギー薬に注射薬はなく，**静注薬には第1世代抗ヒスタミン薬を使用**

するため，鎮静作用には十分な注意が必要である．

なお近年，H1受容体拮抗薬に加え，胃潰瘍などに処方されるH2受容体拮抗薬を併用することが，H1受容体拮抗薬を単独で投与するよりも効果があるという報告[3]が出ている．しかし，これらの研究の質はどれも低く，またこれらの研究の多くは慢性蕁麻疹患者を対象としているため，急性蕁麻疹に対する効果ははっきりしない．また，H2受容体拮抗薬には急性蕁麻疹の保険適応がないため，ルーチンでの投与は勧められない．

なお，本邦で急性蕁麻疹患者にしばしば投与されるグリチルリチン製剤（強力ネオミノファーゲンシー®）については，効果を検討した研究はなく，効果については証明されていない．

> **妊婦への投与**
> 原則として抗ヒスタミン薬の投与は避ける．なかでも妊娠初期はヒドロキシジン（アタラックス®），オキサトミド（セルテクト®）は禁忌である．どうしても投与が必要な場合は，長い使用経験からクロルフェナミン（ポララミン®）が勧められている[4]．抗アレルギー薬は使用経験がまだ十分でなく，安全性は確立されていない．

**point**
- 内服の第1選択薬は，鎮静作用の少なく，抗コリン作用のない抗アレルギー薬を選ぶ
- 明確なエビデンスはないものの，第1世代抗ヒスタミン薬の静注を併用することで効果が早く出現する可能性はある．その場合には副作用である鎮静作用に十分な注意が必要である

## <文　献>

1) Sheikh, A. & ten Broek, V. : H1-antihistamines for the treatment of anaphylaxis with and without shock. Cochrane Database Syst. Rev., 1 : CD006160, 2007
2) Brian, S. A. : Choice of Antihistamines for Urticaria. Arch. Fam. Med., 9 : 748-751, 2000
3) Zuberbier, T. et al. : Dermatology Section of the European Academy of Allergology and Clinical Immunology; Global Allergy and Asthma European Network; European Dermatology Forum; World Allergy Organization. EAACI/GA (2) LEN/EDF/WAO guideline: management of urticaria. Allergy, 64 : 1427-1443, 2009
4) Grattan, C. E. & Humphreys, F. : British Association of Dermatologists Therapy Guidelines and Audit Subcommittee. Guidelines for evaluation and management of urticaria in adults and children. Br. J. Dermatol., 157 : 1116-1123, 2007

<岡田　悟>

## 4．疾患別薬の使い方 Q&A　　　　8．皮膚科

## 77　主婦湿疹にはどのような対応をしたらよいでしょうか？

外来で手にひび割れや湿疹が起きている患者さんが多いです．その都度皮膚科を受診してもらうのも大変です．一般医としてどのように対応すればよいでしょうか？

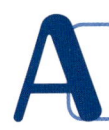

> **A** ワセリンによる手の保湿を基本として，湿疹が起こっていればステロイドを塗布する．

主婦湿疹の多くは，**刺激物による接触性皮膚炎**，または**抗原物質によるアレルギー性の接触皮膚炎**である．ほとんどの主婦湿疹では，ベースに皮脂の欠乏と乾燥，それによる角質バリア障害がある．角質バリア障害の存在下では，刺激物や抗原が皮膚に吸収されやすくなっている．そのため「主婦湿疹」のリスクファクターは，主婦であること以外にもラテックスの手袋，化学刺激物の曝露，頻回の手洗いがあり，特に医療従事者や機械工，家政婦，美容師などに多い[1]．

**治療は手の保湿・保護を基本として，湿疹になっているものではステロイドの外用を併用する．**

手の保湿・保護は，刺激物の曝露や頻回の手洗い，水仕事を避け，保湿剤を外用することで行う．生活する上でそれらが避けられない場合にはプラスチック手袋などを使用してもらうとよい．保湿剤は刺激が少なく安価である**ワセリン**を用い，皮膚の瘙痒部位に合わせて，1日数回念入りに塗布することを勧める．ワセリンは，塗布した後のベタつき感が問題になるが，乾いたペーパータオルなどでベタつき感が気にならなくなるまで拭きとることで，保湿効果は維持されつつも不快感はかなり緩和される．就寝前に上記を行った上にプラスチック手袋をはめて寝ると，さらに効果的である[2]．ただし，プラスチック手袋により接触性皮膚炎になる場合があるので，その場合は手袋の種類を変える．

近年，セラミドなどの皮膚関連脂質を含む保湿剤の外用が，皮膚バリア障害を修復するということが報告されているが，これとワセリン外用による主婦湿疹への効果を比較した研究では，効果に有意差はなかった[3]．

また他の保湿剤としてハンドクリームや尿素クリームなどがあるが，主

婦湿疹のように角質層が正常ではない皮膚に塗布すると，クリーム基剤そのものや尿素自体が皮膚にとって刺激になったり，皮膚の乾燥につながったりする可能性があるため，逆に湿疹が増悪する場合がある[2]．

過度に乾燥して起こるひび割れに対しては，デュオアクティブ®などの**創傷被覆材**を貼付するとよい．

皮膚の乾燥だけでなく，湿疹を起こしている場合は**ステロイド軟膏**を塗布する．クリーム基剤は前述の理由から避ける．仕事で軟膏が使用できないときは，就寝中に使用するとよい[4]．使用するステロイドのランクは主婦湿疹の程度にもよるが，strongからvery strongレベルを処方する．湿疹が改善したら速やかにステロイド塗布は中止する．予防目的のステロイド塗布は，副作用を考えると行うべきではない．**治療開始から約2週間が経過しても改善しない場合は，感染症の合併や外用剤による接触皮膚炎も考えなければならない**．

手の保護とステロイド塗布に治療抵抗性の場合は，ステロイド内服や光線療法などの専門的治療の適応も含めて皮膚科に紹介をする．

### point

- 刺激物の曝露や頻回の手洗い，水仕事を避け，保湿剤を外用する
- 保湿剤はワセリンを使用する
- 手のひび割れに対してはデュオアクティブ®などの創傷被覆材を貼付する
- 皮膚が乾燥しているだけでなく，湿疹になっていればstrongからvery strongレベルのステロイド外用剤を使用する
- 上記方法で2週間以内に改善傾向がなければ，皮膚科にコンサルトをする

### <文 献>

1) Perry, A. D. & Trafeli, J. P.：Hand dermatitis: review of etiology, diagnosis, and treatment. J. Am. Board Fam. Med., 22：325-330, 2009
2) 新しい創傷治療「消毒とガーゼ」の撲滅を目指して
http://www.wound-treatment.jp/next/wound351.htm
3) Kucharekova, M. et al.：A randomized comparison of an emollient containing skin-related lipids with a petrolatum-based emollient as adjunct in the treatment of chronic hand dermatitis. Contact Dermatitis, 48：293-299, 2003
4) Veien, N. K. & Menne, T.：Treatment of hand eczema. Skin Therapy Lett., 8：4-7, 2003

<岡田　悟>

## 4. 疾患別薬の使い方 Q&A　　8. 皮膚科

### 78 皮膚瘙痒感に対して，どのように対処したらよいでしょうか？

外来に通院中の76歳男性が，毎年冬になると全身が痒くなるので困っているそうです．何とかしてあげたいのですが，何か良い方法はないでしょうか？

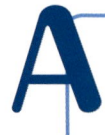

**A**
- 皮膚瘙痒感の原因を検討
- 最も頻度の高い乾皮症による全身性の瘙痒感には，保湿と生活環境調整，必要があれば抗ヒスタミン薬や抗アレルギー薬を内服する

### 1．皮膚瘙痒感の原因の検討

　まず，皮膚瘙痒感がある患者では，皮膚疾患を含めた基礎疾患がないかを検討することが必要である．

　皮膚所見がある場合は，アトピー性皮膚炎を含む湿疹群，蕁麻疹，乾癬，真菌・細菌・ウイルス感染症，疥癬などの可能性を考える．

　皮膚所見がない場合，皮膚瘙痒症と診断できる．皮膚瘙痒症の原因となりうる代表的な基礎疾患を表にあげた．

　Zirwasらの研究[1]では，全身性の皮膚瘙痒感があった50人の患者のうち，11人に原因となりうる基礎疾患があった．基礎疾患があった群となかった群の間で年齢，性別，瘙痒感のある期間などには差はなかった．

　病歴・身体所見で皮膚所見がないことと，上記の基礎疾患がある可能性が低いと判断できた場合，最も頻度の高い**乾燥肌（乾皮症）**と考えられる．

### 2．乾皮症の対応

　乾皮症の誘因は冬季の乾燥に加え，暖房による室内湿度の低下や皮膚の乾燥を助長するボディソープや入浴剤，ナイロンタオル使用による皮膚バリア障害があげられる[2]．そのため，対応としては**保湿と生活環境調整**がメインになる．

　保湿はワセリンを皮膚の瘙痒部位に合わせて，1日数回念入りに塗布するよう指示する．ワセリンは塗布した後のベタつき感が問題になるが，母指頭大に取って塗布した後に乾いたペーパータオルなどで拭きとることで，

表 ● 皮膚瘙痒症の原因となりうる基礎疾患

| 腎疾患 | 尿毒症，腎臓病 |
|---|---|
| 肝胆道系疾患 | 肝炎などの肝疾患<br>原発性胆汁性肝硬変<br>閉塞性黄疸 |
| 内分泌疾患 | 甲状腺機能亢進症<br>甲状腺機能低下症<br>糖尿病<br>カルチノイド症候群 |
| アレルギー性疾患 | アトピー性皮膚炎，気管支喘息，花粉症 |
| 中枢神経疾患 | 多発性硬化症<br>脳膿瘍<br>脳梗塞 |
| 感染症 | 慢性感染症（細菌，真菌，寄生虫）<br>HIV感染症 |
| 血液疾患 | 真性多血症<br>ホジキン病<br>菌状息肉腫<br>リンパ腫<br>白血病<br>多発性骨髄腫<br>鉄欠乏性貧血 |
| その他 | 固形癌（乳，胃，肺など）<br>精神疾患 |

文献1より作成

保湿効果は維持されつつもベタつき感はかなり緩和される．なおハンドクリームや尿素クリームなどは，乾皮症のように角化層が正常ではない皮膚に塗布すると，クリーム基剤そのものや尿素自体が表皮内の水分を吸着してしまい，その結果逆に皮膚を乾燥させてしまうことがある[3]．

生活環境調整は，**部屋の湿度を上げる**，ボディソープではなく**固形石鹸**を使用する，**入浴剤を使用しない**，ナイロンタオルではなく**綿のタオル**を使用する，**熱い湯による入浴を避ける**，などを行う．

上記の対応でも症状が緩和されない場合は，内服による治療を検討する．これまでに乾皮症に対しての内服薬の効果を検討した研究はないが，臨床的には抗ヒスタミン薬がよく用いられる．抗ヒスタミン薬のうち，第1世

代抗ヒスタミン薬は副作用として鎮静作用や抗コリン作用が問題になるため，第1選択薬としては**抗アレルギー薬**（例えば，ジルテック® 10 mg 1×就寝前，アレグラ® 120 mg 2×朝食後，就寝前など）を勧める．

　これらの対応を開始してから2〜4週後に効果判定を行って，効果がないと判断した場合は，前述の基礎疾患の再評価のために採血（血算，トランスアミナーゼ，ビリルビン，尿素窒素，クレアチニン，血糖，TSHなど）を含めた精査を行う．なお，皮膚瘙痒感の初期評価や治療経過中の再評価で湿疹様の病変があれば，湿疹と他の疾患，特に頻度の高い白癬との鑑別のために，原則としてKOH直接鏡検法で真菌がいないことを確認する．しかし，診療する環境によってはKOH直接鏡検法が施行できない場合もあり，発疹の外見で判断せざるを得ないこともある．白癬では一般的に，足趾間ではびらん型，体部では遠心性のリング状の外見を呈すと言われているが，例外も多いため注意が必要である．**湿疹と考えられる場合は同部に対して適宜ステロイドを塗布する．これで2週間以内に改善傾向が認められない場合は真菌，細菌，ウイルス感染症，疥癬などが疑われるため，皮膚科にコンサルトをする．**

> **point**
> ・皮膚瘙痒感の原因疾患がないか評価する
> ・皮膚の保湿はワセリンを塗布する
> ・部屋の湿度を上げる，固形石鹸を使用する，入浴剤を使用しない，綿のタオルを使用する，熱い湯による入浴を避ける，などといった生活環境の調整を行う
> ・湿疹があれば，ステロイドを塗布する．これで2週間以内に改善しなければ皮膚科にコンサルトをする

### <文　献>

1) Zirwas, M. J. & Seraly, M. P. : Pruritus of unknown origin: a retrospective study. J. Am. Acad. Dermatol., 45 : 892-896, 2001
2) 「最新皮膚科学大系　第3巻」（玉置邦彦/編），中山書店，2002
3) 新しい創傷治療「消毒とガーゼ」の撲滅を目指して
http://www.wound-treatment.jp/next/wound351.htm

<岡田　悟>

## 4．疾患別薬の使い方 Q&A

### 8．皮膚科

## 79 日常的にみる皮疹に対して，ステロイド外用薬，抗菌薬，抗真菌薬のどれをどのように選択したらよいのでしょうか？

先日，体に湿疹ができた，という患者さんが来ました．視診上は環状の湿疹で，以前見た体部白癬ととても似ていたので，抗真菌薬を処方しました．しかしなかなかよくなりません．診断がまちがっているのでしょうか？

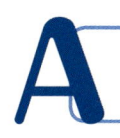

**A** まずは，敵（病因）は何か，を見極めること！ 盲目的に治療を開始してはいけません．

あなたが顕微鏡の目をお持ちでない限り，視診のみで真菌の有無は判断できない．環状の皮疹は確かに体部白癬の患者さんにもみられることがあるが，環状だからといって，真菌感染症とは限らない．もちろん，環状でないから真菌ではないともいえない．**全例，皮膚真菌検査（以下 KOH 検査）を行おう**．

皮疹に対して，ステロイド外用薬，抗菌薬，抗真菌薬のどれをどのように選択したらよいかについては，気をつけなければならないポイントがある．まずは，**ステロイド軟膏を使用してはいけない皮疹を見極める**ことである．4つの「か」にはステロイド禁止である．4つの「か」とは**感染，カポジ水痘様発疹症（ウイルス），カビ，疥癬**のことである．

しかし，皮疹を見極めることが難しく，どうしても診断がつかない場合が多くあると思う．細菌感染やウイルス感染は急速に病状が悪化するため，診断に迷ったときには，細菌感染治療，ウイルス感染治療，ステロイド治療，真菌感染治療，疥癬治療の順に行う方がよい．

細菌感染のなかでも伝染性膿痂疹の診断が重要である．伝染性膿痂疹（いわゆるとびひ，水疱性膿痂疹）は，表皮に感染した黄色ブドウ球菌により，黄ブ菌の外毒素（exfoliative toxin，以下 ET）が表皮細胞相互の結合を離断し，破れやすい表皮水疱を生じる疾患である．受診時には通常びらんで，その辺縁が ET の広がりを示すように**緩やかな曲線**となる（図）．皮疹の辺縁は溶けて浮き，ピンセットで簡単に剥離，**拡大する**というのが特徴である．（⇔掻破された湿疹の場合は辺縁がキザキザで拡大傾向がない）．

とびひ　　　　　　掻破された湿疹

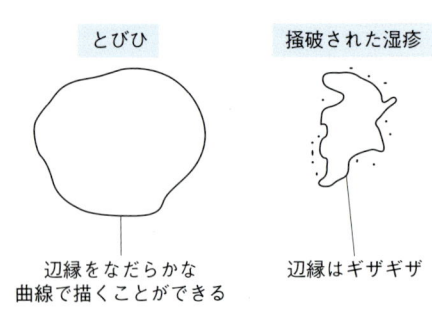

辺縁をなだらかな　　辺縁はギザギザ
曲線で描くことができる

**図● 伝染性膿痂疹の特徴**

以下に外用薬処方のポイントを示す．

- 塗布回数や強さは，部位，皮疹の状態，皮疹の暴れ具合に合わせて決める．

　ステロイドを処方する場合（例）
　　顔（2回/日）：mild以下のキンダベート®，ロコイド®など
　　身体（3回/日），手足：（4回/日）：very strongのネリゾナ®などを基本に使用
　　　　　　　　　　　　　　　　　　最強でもマイザー®など

- 製剤選びは皮膚状態に合わせて行うが，基本は軟膏を処方する．

　軟膏（不適応はない）
　クリーム：炎症時には刺激となるため避ける．浸透がよいので角層が厚い手足裏で乾燥している場合のみ．
　液剤：被髪頭部など

では最後に，治療例を紹介する（表）．

**表● 疾患別治療例**

| 膿痂疹 | 局所抗菌薬塗布7日間<br>ムピロキシン2％（バクトロバン®），フシジン酸<br>範囲が広い場合には経口抗菌薬（ペニシリン系合剤，ジクロキサシリン，オーグメンチン®など，セフェム系：ケフレックス®など）7〜10日間[1] | 診断が重要 | DynaMed[1]にはこのように書いてあるが，現実的にはアクアチム®軟膏 |

次ページに続く

前ページより続き

| | | | |
|---|---|---|---|
| 足白癬 | 局所療法<br>・テルビナフィン（ラミシール®）2回/日，1〜2週間<br>・ブテナフィン（メンタックス®）1回/日，2〜4週<br>・アゾール系1〜2回/日，4週間で70〜80％は治癒を見込めると記載．しかし，再発時には4週以上の治療が必要と書かれている[2]． | 基本は軟膏を処方．じくじく水虫にクリームを使用すると刺激性皮膚炎になり，皮膚が荒れてわけがわからなくなる | 菌糸は薬が効くが，胞子は感受性がないため，角層の脱落を待つ必要あり．角層の脱落期間の差により，治療期間が足白癬は3カ月，体部白癬は4〜6週間と違いがある |
| カンジダ皮膚炎 | ポリエン系やアゾール系を2回/日，症状が治まるまで[3]． | | |

> **point**
> ① 敵を見極める
>     →ここで診断がつけば，その治療を行う．明らかに紹介した方がよいものは紹介．
>     皮膚科を専門にしていない私たちが扱えるのは表皮の炎症
> ② ステロイド軟膏を使用してはいけない皮疹を見極める
>     〔★4つの「か」にはステロイド禁：感染，カポジ水痘様発疹症（ウイルス），カビ，疥癬〕
> ③ 診断に迷ったら治療の優先順位を考える
>     細菌＞ウイルス＞ステロイド＞真菌＞疥癬
> ④ ステロイド外用薬はルールに従って使用する
> ⑤ 必ず1週間前後でフォローアップをする
> ⑥ 2週間で納得のいく結果が得られなければ専門家へ紹介する

### <文　献>

1) Cole, C. & Gazewood, J.：Diagnosis and treatment of impetigo. Am. Fam. Physician., 75：859-864, 2007
2) Treat Guidel. Med. Lett., 6 (65)：1, 2008
3) Phillips, R. M. & Rosen, T.：Topical antifungal agents. In：Comprehensive Dermatologic Drug Therapy（Wolverton, S. E./Ed），p497, W.B Saunders, 2001
・「一次診療の皮膚科」（平本力/著），医療法人社団・石岡・平本皮膚科医院，2007
・「平本式皮膚科虎の巻（上・下巻）」（平本力/著），ケアネットDVD，2004

<野澤広子>

## 4. 疾患別薬の使い方 Q&A　　9．片頭痛

### 80 片頭痛患者では，トリプタンとエルゴタミンのどちらを使えばよいでしょうか？

片頭痛のある60歳女性が6時間前からの激しい頭痛で来院しました．検査所見も含めて片頭痛を強く疑いました．急性期の治療としてエルゴタミン製剤とトリプタン製剤が効くと聞きましたが，どちらを使用するべきでしょうか？

**A**
- トリプタン製剤の方がエルゴタミン製剤よりも急性期の鎮痛効果があり，副作用も少ない
- しかしトリプタン製剤の方が薬価は高いため，まずはNSAIDsを試したり，普段からカルシウム拮抗薬で予防をするなど，他の選択も考えてみる

　片頭痛の治療薬として1926年エルゴタミンが登場した．作用機序としては血管のアドレナリンおよびセロトニン（5-HT2）受容体に作用し，全身の血管と冠動脈を収縮させることで頭痛が軽減するとされていた[1]．その後，脳血管に親和性があり副作用が少ないとされるジヒドロエルゴタミンやまたカフェインや鎮痛剤との合剤が市販されるようになった．トリプタン製剤は1991年から市販されるようになり，5-HT2に作用する点ではエルゴタミン製剤と同じだが，より親和性が高く副作用も少ないと言われている．また**エルゴタミン製剤は頭痛初期に使用しないと効果があまりない**ことに対して，**トリプタン製剤は頭痛発作いずれの時期にも効果がある**とされている．

### 1．効果

　スマトリプタン（イミグラン®）とジヒドロエルゴタミン（ジヒデルゴット®）の皮下注射を比較したランダム化比較試験があり，注射2時間の時点の頭痛消失に関してスマトリプタンは有意に15％ほど減少させるが，3時間後では有意差がない．また24時間後の再発率はスマトリプタン群で60％ほど増加した[2]．また点鼻薬も同じような結果が得られている[3]．

　リザトリプタン（マクサルト®）内服とエルゴタミン/カフェインの合剤（カフェルゴット®，現在販売中止）の内服を比較したランダム化比較試験

表 ● 市販されているエルゴタミン製剤とトリプタン製剤の薬価

|  | 商品名 | 価格（円） |
|---|---|---|
| エルゴタミン製剤 | ジヒデルゴット錠1 mg | 17.8 |
|  | クリアミンA錠 | 13.4 |
|  | クリアミン配合錠A1.0錠 | 13.4 |
|  | クリアミンS錠 | 8.2 |
|  | クリアミン配合錠S0.5錠 | 8.2 |
| トリプタン製剤 | イミグラン錠50錠 | 933.4– |
|  | イミグラン注3 3 mg 1 mL管 | 3293 |
|  | イミグランキット皮下注3 mg 0.5 mL筒 | 3427 |
|  | イミグラン点鼻液20 20 mg 0.1 mL個 | 1055.4 |
|  | マクサルト錠10 mg錠 | 934.7 |
|  | マクサルトRPD錠10 mg錠 | 934.7 |

では，リザトリプタンの方が有意差をもって38％痛みを軽減し，追加の鎮痛薬の使用率も低い結果だった[4]．

## 2．持続時間

　一般的にトリプタン製剤はエルゴタミン製剤と比較して効果発現時間が短いとされ，スマトリプタンとジヒドロエルゴタミンを比較したランダム化比較試験では点鼻，皮下注射ともに頭痛発症から24時間の時点での頭痛再発率はスマトリプタン群で有意に高くなっていた[2, 3]．

## 3．副作用

　エルゴタミン製剤，トリプタン製剤の副作用は内服，点鼻，皮下注射によりそれぞれ違うが，よくみかける副作用は**悪心・嘔吐，味覚異常，異常感覚**で，特にエルゴタミン製剤は片頭痛による嘔吐自体を増悪させる恐れがある．リザトリプタンとエルゴタミン/カフェインの合剤を比較してラインダム化比較試験ではリザトリプタンは悪心・嘔吐の副作用が有意に少なかった[4]．

　またエルゴタミン製剤，トリプタン製剤ともに重大な副作用として**冠動**

脈攣縮による急性心筋梗塞，心停止などがある．トリプタンとエルゴタミンの過剰摂取と虚血性疾患との関連を調べた症例対照研究ではもともと循環器系の薬を内服している患者が年間90回以上片頭痛薬を服用した場合有意に虚血性イベントを発生し，入院していた[5]．そのため**虚血性心疾患，脳血管障害，末梢血管障害には禁忌**と考えて良いだろう．また**妊婦に関してエルゴタミン製剤は禁忌**となっているが，トリプタン製剤は動物実験では催奇形性がないとされている．

### 4．薬価

薬価を比較すると表のように**トリプタン製剤の方がエルゴタミン製剤より明らかに薬価が高い**．

> **point**
> ・急性期の片頭痛に対する効果は副作用も含めてトリプタン製剤の方が優れている．しかし24時間の時点で再発率はトリプタン製剤の方が多い
> ・エルゴタミン製剤，トリプタン製剤ともに虚血性心疾患，脳血管障害，末梢血管障害のある患者への投与は控える
> ・薬価はトリプタン製剤の方が圧倒的に高い

### ＜文　献＞

1）Bigal, M. E. & Tepper, S. J.：Ergotamine and dihydroergotamine: a review. Curr. Pain Headache Rep., 7：55-62, 2003
2）Winner, P. et al.：A double-blind study of subcutaneous dihydroergotamine vs subcutaneous sumatriptan in the treatment of acute migraine. Arch. Neurol., 53：180-184, 1996
↑スマトリプタンとジヒドロエルゴタミンの皮下注を比較した論文
3）Boureau, F. et al.：A clinical comparison of sumatriptan nasal spray and dihydroergotamine nasal spray in the acute treatment of migraine. Int. J. Clin. Pract., 54：281-286, 2000
↑スマトリプタンとジヒドロエルゴタミンの点鼻を比較した論文
4）Christie, S. et al.：Rizatriptan-Ergotamine/Caffeine Preference Study Group. Crossover comparison of efficacy and preference for rizatriptan 10 mg versus ergotamine/caffeine in migraine. Eur. Neurol., 49：20-29, 2003
↑リザトリプタン（マクサルト®）とエルゴタミン/カフェインの合剤の内服を比較した論文
5）Wammes-Van der Heijen, E. A. et al.：Risk of ischemic camplications related to the intensity of triptan and ergotamine use. Neurology, 67：1128-1134, 2006
↑トリプタンの心血管との関連をみた前向きコホート研究

＜福井　謙＞

## 4. 疾患別薬の使い方 Q&A　　10. 骨粗鬆症

### 81 骨粗鬆症患者はビス剤の服用が難しくても，投与を継続した方がよいでしょうか？

骨粗鬆症で通院中の患者が，5年間ビス剤を飲んでいましたが，今回脳梗塞を発症し嚥下障害が起こってしまったため，ビス剤を服用するのが難しくなりました．片麻痺で転倒のリスクが高く，骨折したら困るので，何とか投与を継続した方がいいでしょうか？

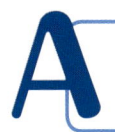

> **A** ビス剤を3年以上継続投与すると逆に骨折の危険性が高まるので，服用が難しい場合はもちろんのこと，服用可能の場合でも中止すべきである．

わが国の骨粗鬆症ガイドライン[1]では，アレンドロネート（ボナロン®，フォサマック®），リセドロネート（アクトネル®，ベネット®），ラロキシフェン（エビスタ®）がレベルⅠ，グレードAで推奨されている．実際に，ビスホスホネート製剤（以下，ビス剤）は，国内で最も多く使用されている骨粗鬆症治療薬だろう．

ビス剤の臨床効果を最初に検討した臨床試験はFITであり，1つ以上の脊椎骨折の既往のある患者を対象としたFIT1[2]と，脊椎骨折の既往のない患者を対象としたFIT2[3]がある．FIT1では，アレンドロネート投与で脊椎骨折は相対危険度0.45（95％信頼区間0.27〜0.72）で有意に減った．非脊椎骨折では有意差はなかったが，大腿骨頸部骨折でも相対危険度0.49（95％信頼区間0.23〜0.99）と有意に減った．一方FIT2では，非脊椎骨折，大腿骨頸部骨折とも有意差がなかった．脊椎骨折全体では相対ハザード0.56（95％信頼区間0.39〜0.80）と有意に減ったが，2箇所以上の脊椎骨折では有意差がなかった．FIT1での骨折予防効果の生存曲線（図1）をみると，最初の6〜12カ月は両群で大きな違いはなく，1年を過ぎたあたりから効果が出はじめる．これは他のビス剤の骨折予防研究でも同様の傾向がみられる．

多くのビス剤の骨折予防研究は追跡期間が1〜3年だが，3年以上継続した場合の効果をみたのが，FLEX研究[4]である．これは，FIT1のアレンドロネート投与群に割り付けられた患者を対象として，アレンドロネートを継続するのと中止するのを比べたランダム化"治療中止"試験である．結

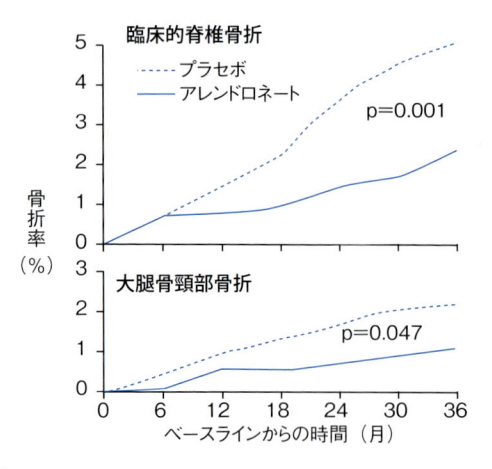

[グラフ：臨床的脊椎骨折および大腿骨頸部骨折の骨折率（%）をベースラインからの時間（月）で示す。プラセボ群とアレンドロネート群の比較。p=0.001（臨床的脊椎骨折）、p=0.047（大腿骨頸部骨折）]

症例数

| | | | | | | | |
|---|---|---|---|---|---|---|---|
| プラセボ | 1,005 | 1,004 | 1,000 | 999 | 998 | 993 | 742 |
| アレンドロネート | 1,022 | 1,022 | 1,021 | 1,020 | 1,015 | 1,010 | 753 |

**図1 ● 脊椎骨折の既往のある患者における，アレンドロネートの骨折予防効果（FIT1）**

文献2より引用

　果は，投与を継続した群では椎体骨折が相対危険度0.45（95％信頼区間0.24〜0.86）で有意に減ったが，非椎体骨折では有意差がなかった．骨密度は，アレンドロネートを中止した群では次第に低下し5年で元のレベルに戻ったが，アレンドロネートを継続した群でも研究開始時より上がることがなく頭打ちした．また，ベースラインの状態では，アレンドロネートを中止した群の方が健康状態が悪く，運動のための歩行をしている患者が少なく，転倒回数が多くなっており，同群に不利な研究といえた．したがって非椎体骨折に関しては，アレンドロネートを継続することで逆に骨折が増える可能性がある．

　ビス剤長期投与で骨折が増える機序としては，骨質の変化が考えられる．酸化ストレスや糖化反応の亢進で形成されるadvanced glycation end products（AGEs）はビス剤投与で増えるとされており，その結果，硬いにもかかわらずしなやかさを失って脆くなった，いわゆる"チョーク化した骨"となる．

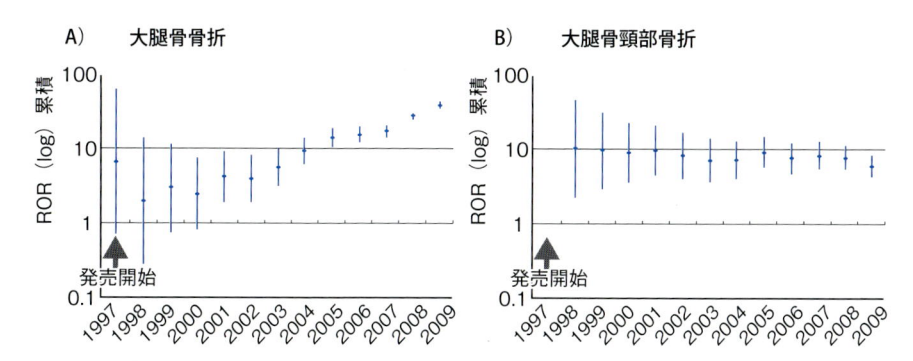

**図2●アレンドロネートによる骨折リスクの経年変化**
FDA Adverse Event Reporting System (AERS) のデータより作成

　FDAの有害事象自発報告システムであるAdverse Event Reporting System (AERS) のデータから作図してアレンドロネートによる骨折リスクの経年変化をみると，大腿骨骨折は，発売開始から5年くらい経過したところからリスクが上がっていく（**図2 A**）のに対し，大腿骨頸部骨折では，リスクが変化せず一定だった（**図2 B**）[5]．これは，ビス剤投与によりAGEs架橋が増えて骨のしなやかさが失われた結果で起こる，長管骨の骨折が増えたためと考えられる．長管骨の骨折でも寝たきりになってしまうことを考えると，ビス剤を投与した結果として寝たきりが増えてしまうという皮肉な事態を招く可能性が高い．

　寝たきりを予防するためには，骨を強くすることより，転倒予防に力を注ぐべきである．

> **point**
> ・骨折の既往のない骨粗鬆症患者では，ビス剤の大腿骨頸部骨折予防効果はない
> ・骨折の既往のある骨粗鬆症患者でも，ビス剤の効果があるのは，治療開始2年～3年までのごく限られた期間である
> ・3年以上のビス剤長期投与では骨折のリスクは逆に上がる

＜文　献＞
1) 「骨粗鬆症の予防と治療ガイドライン2006年版」（骨粗鬆症の予防と治療ガイドライン作成委員会），ライフサイエンス出版，2006
2) Black, D. M. et al.：Randomised trial of effect of alendronate on risk of fracture in women with existing vertebral fractures. Fracture Intervention Trial Research Group. Lancet, 348：1535-1541, 1996

3) Cummings, S. R. et al. : Effect of alendronate on risk of fracture in women with low bone density but without vertebral fractures : results from the Fracture Intervention Trial. JAMA, 280 : 2077-2082, 1998
4) Black, D. M. et al. : FLEX Research Group. Effects of continuing or stopping alendronate after 5 years of treatment : the Fracture Intervention Trial Long-term Extension (FLEX) : a randomized trial. JAMA, 296 : 2927-2938, 2006
5) 南郷栄秀, なんごろく-骨粗鬆症
http://spell.umin.jp/nangoroku/nangoroku_osteoporosis.html （2010.3.15アクセス）

<南郷栄秀>

# 5. その他

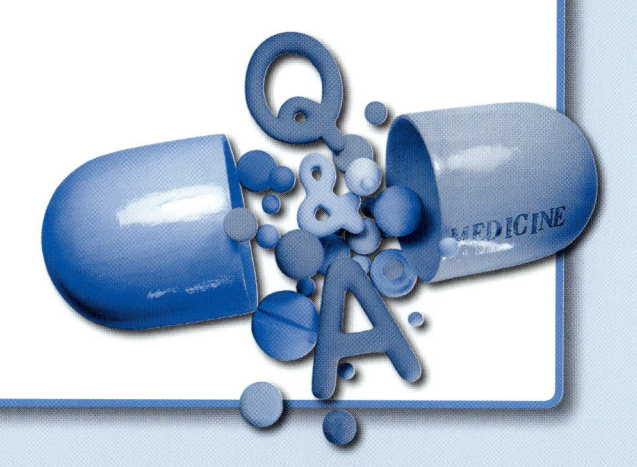

## 5. その他

**1. 副作用**

### Q82 薬の副作用の頻度はどれくらいでしょうか？

肺炎で入院治療中の70歳男性患者の発熱だけが改善しません．明らかな感染源・熱源が見つからず，結局は肺炎に対する抗菌薬による薬剤熱でした．薬の副作用は最後まで鑑別診断に挙がります．しかし，実際にどのようなときに，薬の副作用を疑い・判断すればよいのでしょうか？そもそも副作用の頻度（事前確率）はどれくらいでしょうか？

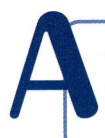

**A**
- まず疑うこと，Naranjo有害事象因果関係判定スケールも有用
- 入院患者の副作用（ADR）は全体0.5％，また副作用全体のうちで重症副作用6.7％，致死的副作用0.32％

#### 1．薬の副作用情報の検索

- 医薬品医療機器総合機構（PMDA）http://www.info.pmda.go.jp/：国内で最も信用できる医薬品情報源．添付文書情報，医薬品等安全性情報，副作用が疑われる症例報告に関する情報が掲載．
- 医薬品情報の探し方：http://www.ne.jp/asahi/get/di/index.html：おすすめの総合サイト．

#### 2．副作用の定義[1]

WHOの副作用（adverse reaction）定義は，「疾病の予防，診断，治療または身体的機能の修正のために人に通常用いられる量で発現する作用で発現する有害反応」である．したがって，添付文書に記載された以外の用量や用法で使用された場合に現れる有害作用は，「事故」ということになる．以下の類義語は明確に区別される必要がある．

① （広義の）副作用（side effect）：主たる作用（薬効）ではない作用全般．有益な副作用もある．
   例）高齢者の咽頭喉頭反射を強め，誤嚥防止のためのACE阻害薬による咳嗽
② （狭義の）副作用（ADR：adverse drug reaction）：通常用いられる量で発現する有害反応（＝WHOの定義）．薬物有害反応と呼んで区別することもある．

③ **有害事象**（AE：adverse event）：薬の使用者に発生した医学的に好ましくない事象．因果関係の有無は問わない．
④ **薬害**：不適切な医薬品行政の結果，有害事象が広く社会的に発生する現象．

なお，これらの用語のうち，**「副作用」は医薬品そのものに着目した用語**であるのに対し，**「有害事象」は医薬品を投与された人間に着目した用語**である．すなわち，医薬品との関連性が考えにくい事象であっても，『医薬品を服用中の人物に発生した好ましくない事象』である限り「有害事象」とされる．これは，一見偶発的と思われるような未知の副作用をもれなく拾い上げるために重要な考え方であり，症例数が蓄積されることにより，偶発的と思われた事象のなかから未知の副作用を発見することが可能となる．

そのため，臨床医学では③を「有害事象」と明確に呼び分けて「副作用」の語を避ける傾向にあるが，医療行政では薬事法などの条文に副作用の語が用いられているため，医薬品承認申請など両者の接点では用語の混乱がみられる現状がある．

## 3．副作用情報の解釈方法

副作用統計に至るまでには次の段階を経る必要がある．①**薬によりある現象が起こる**，②**患者がその現象を有害事象と認識する**，③**その有害事象を医師に伝える**，④**医師が「その」薬の有害事象と認識する**，⑤**医師が有害事象として報告**，⑥**報告された有害事象の統計処理**

このような過程を経て，薬物全体の（狭義）の副作用（ADR）に関して報告された希少な論文を2つ紹介する．

A. 入院患者のADR発症率を調べた4つの前向き研究のメタ分析[3]
：重症ADR 6.7％（95％信頼区間 5.2〜8.2），致死的ADR 0.32％（95％信頼区間 0.23〜0.41）
B. イギリスで入院患者のADR発症率を調べた6カ月間の前向き研究[4]
：すべてのADR 0.50〜0.56％（内訳は抗がん剤15.7％，鎮痛薬11.7％，循環器薬10.1％．副作用の59％は60歳以上）

つまり，B文献によれば，200人に1人には，何らかの副作用（ADR）が出ていることになる．

また，個別薬剤の情報源の解釈方法だが，一般に添付文書に記載されている副作用の割合は，「まれ」は0.1％未満，「ときに」は0.1～5％未満，「○○が起こることがあります」は5％以上または割合が不明，の3段階で示されている．

しかし，治験や臨床試験に基づく添付文書の副作用統計数字は，製薬会社の利害相反使用者すべてを対象にして計算された割合ではない．また，前述の6つの段階のふるい分けがあるため，実際に起こっている有害事象は報告されている（添付文書で示されている）よりも多い．

⑥の有害事象の統計数値に関して，利益相反（資金提供元に都合のよい結果が出る可能性）のある研究は，副作用報告について有意に擁護的という報告もあり[2]，現在の主要雑誌では利益相反（conflict of interest）の記載が義務付けられている．

さらに，新薬は1年間の2週間処方の制限と市販後副作用調査が義務付けられているが，このときにようやく判明する有害事象も少なくなく，販売中止となる薬剤もある．長期服薬の副作用は市販後調査後に判明することもある．新薬の副作用は特に要注意である．また，代替の治療がある，自然軽快する，致死的でない場合は，治療効果より副作用を重視する方が望ましいと考えられる．そのため，**添付文書に記載されている副作用頻度は，残念ながらあまり副作用予測の参考にならないかもしれない．**

## 4．副作用とどのように判断するか（因果関係）

副作用と判断する決め手としては，経験・直感，病態生理，臨床研究のエビデンス，製薬会社の判断，厚生労働省の判断，世の中の流れなどがあり，一般的に重要とされる「病態生理，エビデンス」より大きな決め手がたくさんある．しかし，どれで判断しても間違える危険性はある．**絶対的な指標はない**．そのなかで客観的な指標として，因果関係に基づく副作用の分類（FDA，Karch，Lasagnaの分類，W. Modellの分類[3]）や，客観的な副作用の因果関係の判断方法として，**Naranjo有害事象因果関係判定スケール**（**表**）[4]が有用とされている．

最後に，実際に医療現場で遭遇する副作用頻度は，薬剤の使用頻度と副

**表 ● Naranjo有害事象因果関係判定スケール**

|  | 点数 | | |
| --- | --- | --- | --- |
|  | はい | いいえ | 不明 |
| ① この有害事象は副作用として報告されているか | ＋1 | 0 | 0 |
| ② 有害事象は被疑薬の服用後に発現しているか | ＋2 | －1 | 0 |
| ③ 有害事象は被疑薬の中断後に軽快あるいは拮抗薬によって改善しているか | ＋1 | 0 | 0 |
| ④ 有害事象は再投与によって再現されるか | ＋2 | －1 | 0 |
| ⑤ 有害事象を引き起こす可能性のある（薬剤以外）のほかの原因があるか | －1 | ＋1 | 0 |
| ⑥ 有害事象がプラセボによって引き起こされるか | －1 | ＋1 | 0 |
| ⑦ 血液（体液）中に中毒域濃度で薬剤が検出されるか | ＋1 | 0 | 0 |
| ⑧ 薬剤の用量が増えたときに有害反応が増悪あるいは減量時に軽減したか | ＋1 | 0 | 0 |
| ⑨ 当該患者は，以前に同じあるいは同種の薬剤で同様の反応を示したか | ＋1 | 0 | 0 |
| ⑩ 有害反応は客観的根拠によって確認されているか | ＋1 | 0 | 0 |

合計点　因果関係の判定基準（合計点）
9以上：可能性高い　5〜8：可能性あり　1〜4：可能性小　0：疑わしい

文献4より引用

作用の起こりやすさの積と考えられる．日常診療のなかで目の当たりにしている目の前の現象を**「副作用/有害事象によるものだろうか」**と疑うことからはじまることを胆に命じておきたい．

> **point**
> ・検索には，「PMDA」と「医薬品情報の探し方」のHPが有用
> ・（広義の）副作用（side effect）と（狭義の）副作用（ADR：adverse drug reaction）と有害事象（AE：adverse event）を区別
> ・入院患者全体の副作用（ADR）は全体0.5％，副作用全体のうち重症副作用6.7％，致死的副作用0.32％
> ・副作用の発見は，まず疑い，客観的にNaranjo有害事象因果関係判定スケールを使用
> ・副作用の統計値は，将来の副作用頻度を反映するとは限らない

**<文　献>**

1) Nebeker, J. R. et al.：Clarifying adverse drug events：a clinician's guide to terminology, documentation, and reporting. Ann. Intern. Med., 140：795-801, 2004
2) Justin, E. et al.：Scope and Impact of Financial Conflicts of Interest in Biomedical Research. A Systematic Review. JAMA, 289：454-465, 2003
3) Lazarou, J. et al：Incidence of adverse drug reactions in hospitalized patients：a meta-analysis of prospective studies. JAMA, 279：1200-1205, 1998
4) Patel, H. et al.：Trends in hospital admissions for adverse drug reactions in England：analysis of national hospital episode statistics 1998-2005. BMC Clinical Pharmacology, 7：9, 2007
・因果関係に基づく副作用の分類　http://www.sam.hi-ho.ne.jp/tootake/198941.html

<小林　只，名郷直樹>

## 5. その他

### 1. 副作用

## 83 複数の薬剤を服用している患者に薬剤による副作用が考えられる場合，どの薬剤から中止，変更したらよいでしょうか？

79歳，女性．2週間前から浮腫が悪化したため受診．かかりつけ医からは糖尿病，高血圧，心不全の診断で，フロセミド（ラシックス®），スピロノラクトン（アルダクトン®A），グリメピリド（アマリール®），ピオグリタゾン（アクトス®），オロパタジン（アレロック®），レバミピド（ムコスタ®）を処方されていました．ピオグリタゾンの副作用だと思うのですが，中止してよいでしょうか？

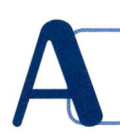

> **A** まず，副作用以外の鑑別疾患を吟味すること．1つの薬剤の副作用にとらわれず視野を広げて検討すること．

薬剤による副作用が考えられる場合，まずは**本当に副作用なのかについてよく吟味する**必要がある．副作用として頻度の高い健康問題が出現した場合，例えば発疹，下痢，消化性潰瘍などでは思わず副作用を疑ってしまいがちである．このような思考の習性や癖を**ヒューリスティックス（思考の近道）**と呼ぶ．一度副作用を疑うと，副作用以外の鑑別診断を思い浮かべにくくなる（**アンカリングヒューリスティクス**）ため，注意が必要である．

また，過去に重篤な副作用を経験したことがある，製薬会社から説明を受けたばかりだった，論文を読んだばかりだったなど，思い出しやすいために副作用と結びつけて考えがちになることもある（**利用可能性ヒューリスティクス**）．臨床医の思考プロセスは，自身の経験と密接にかかわっていることを常に意識すべきである．

この事例では，心不全増悪による浮腫がピオグリタゾンの副作用として代表的なもの（有害必要数=31 [1]，175 [2]）であったこと，精査にてほかに明らかな原因を認めなかったことから，副作用を疑いピオグリタゾンを中止することにした．しかし，ほかの薬剤が原因となっている可能性もあり，これもヒューリスティクスかもしれない．幸い，1週間後には浮腫は軽減していたが，1：1対応でこの薬が悪いに違いない！と特定することは慎

重に行いたいものである．

## 1．放置すると重大な害が生じる場合

　　**可能性のある薬剤はすべて中止することをまず検討**すべきである．中止により症状改善がみられたかどうか，必ず短期間でモニタリングする．

## 2．害が許容できる程度の場合

　　それぞれの薬剤について，**害と期待される治療効果のバランスを比較して継続するか中止するかを検討**する．害と治療効果が同等程度の薬剤であれば中止を検討し，害より治療効果が大きく上回る薬剤のみ継続を検討する．

　　この場合には，医師の臨床判断だけではなく，患者の希望や中止による影響，その後の予後の見積りなどを十分考慮すべきである（図）．期待される治療効果が小さい薬を患者が継続希望した場合や治療効果が大きい薬を患者が中止希望した場合には，よく医師患者間で相談のうえ，方針を決定する．

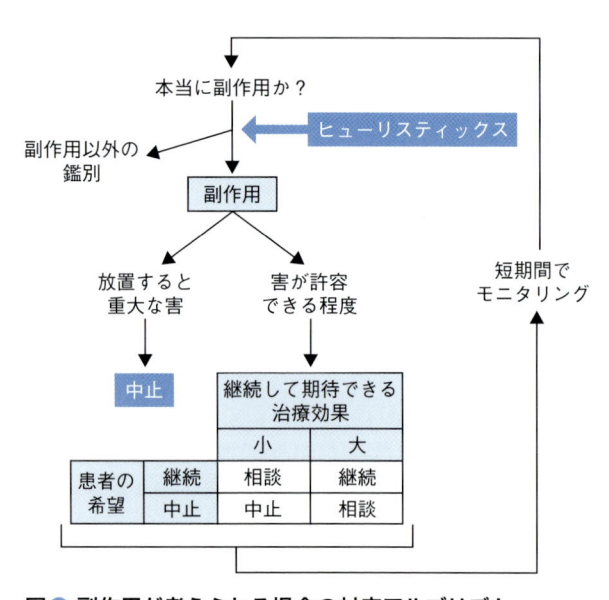

**図● 副作用が考えられる場合の対応アルゴリズム**

いずれの判断についても，その後の経過は短期間でモニタリングし，改善がみられない場合には治療方針を見直したい．

> **point**
> ・副作用を疑った場合，副作用以外の鑑別診断を見落とさないように注意する
> ・重大な害が生じる場合には，可能性のある薬剤はすべて中止する
> ・害より治療効果が大きく上回る薬剤のみ継続する

## <文　献>

1) Dormandy, J. A. et al.：PROactive investigators. Secondary prevention of macrovascular events in patients with type 2 diabetes in the PROactive Study（PROspective pioglitAzone Clinical Trial In macroVascular Events）：a randomised controlled trial. Lancet, 366：1279-1289, 2005
2) Lincoff, A. M. et al.：Pioglitazone and risk of cardiovascular events in patients with type 2 diabetes mellitus：a meta-analysis of randomized trials. JAMA, 298：1180-1188, 2007

<福士元春>

5. その他　　2. 患者対応

## 84 当直中に主治医でない患者の対応を求められたときに，電話連絡のみで内服や点滴の指示を行うことは法的に問題ないでしょうか？

先日当直中深夜に，「A先生の患者さんが熱を出しているので，何か薬を出してほしい」と看護師から電話をもらいました．よく聞くと，日中に食事中むせて，その後38度の熱，咳・痰をしている，呼吸数も速いようで，話の内容からは誤嚥性肺炎と考えました．痰培養を提出して抗菌薬（SBT/ABPC）を指定しました．翌日には解熱したみたいで，よかったです．

けっこういい指示出したと思うんですけど，電話での指示はだめなのですか？

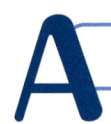

### A 患者さんを診ずに治療を行ってはいけない，という法律がある．

日本においては「医師法第4章 第20条」に，無診察治療をしてはならないことが記載されている．そして「保険医療機関及び保健医療養担当規則（療担規則）第2章 第12条」には，保険医の診療は的確な診断をもととし，妥当適切に行わなければならない，と記載されており，的確な診断を下すためには，おのずと診察が必要となってくると思われる．たとえ自分の担当患者で普段の様子を知っているとしても，全身状態の変化時には，診てみないことには状況がわからない．

上記の場合，看護師からの情報収集内容としては合格点だとは思うが，会ったこともない患者の対応時には事前情報がないため，なおさら慎重にならざるをえない（内服できるのか？ ADLは？ 薬アレルギーなどの情報収集）．電話だけの内容で診断し，投薬する勇気は，みなさんもそうだと思うが私にもない．危険な橋は渡らないようにしよう．

ちなみに保険診療の面から追加すると，以下の場合も無診察治療とみなされる．

・定期処方薬を，診察を行わずに処方せんのみ交付する

- 通院リハビリテーションを行っている患者が，理学療法士によるリハビリテーションのみ行い，医師の診察なしで再診扱いにすること
- 診察録に診察記載がない
- 「薬のみ」と診療録に記載

> **point**
> - 患者を診ずして，治療を行うことは違法である
> - 現代は医療訴訟戦国時代．患者さんのためにも，自分のリスク管理のためにも，患者さんを診察して対応しよう

### <文　献>
・医師法
・保険医療機関及び保険医療養担当規則（療担規則）

<野澤広子>

5．その他　　2．患者対応

## 85 クセになるからと必要な薬の服用を渋る患者には，どのように対応すればよいでしょうか？

高血圧症にて通院中の58歳男性．定期受診日に，夜よく寝付けないと相談を受けました．以前，入眠障害がみられたため，ベンゾジアゼピン系薬を処方されていました．再度処方をすすめたところ，「眠れなくて困っていますが，睡眠薬はクセになるからいいです．」と言われました．こんなときはどう対応したらよいのでしょうか？

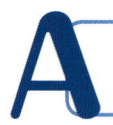

> **A** 対応はいろいろ．状況や医師患者関係を踏まえて適切と思われる方法を選ぶとよい．

忙しい外来診療場面においては，対応が難しい要望にも迅速に応えていく必要がある．もちろんエビデンスに基づく診療も重要だが，エビデンスがすぐに得られない，またはエビデンスとは別の視点からのアプローチが必要となる場面も多い．

今回のような場面には多くの対処方法が考えられるが，そのうちいくつかを分類して紹介する．

### 1．患者主導のアプローチ

「薬，いらないのね．じゃあ困ったらまた処方してあげるから．」

判断を患者本人の主体性に委ねて解決する方法．**行動科学的なアプローチ**ともいえる．現在の病状，治療の意義や中止した場合のリスクなどを本人が十分理解していないうえでの判断の場合には，主体的な判断であっても注意が必要である．このアプローチの極端にあるのが「虚無主義」（どんな医療もたいした効果はない）という姿勢である．

リスクが許容できる範囲であれば，あえて患者本人の主体的判断に振り回されてみるという方法は選択肢の1つであろう．リスクがどの程度かという見積りにエビデンスが利用できれば，医師と患者両者にとって有益である．

## 2．医師主導のアプローチ

「大丈夫，クセになんかならないですよ．」

医師主導で治療を誘導する方法，いわゆる**パターナリズム**．この方法は非常に有効な場合とそうでない場合があるため，よく医師患者関係を見極めて使用すべきである．この極端にあるのが「医療行使主義」（どんな医療も施すべきだ）という姿勢である．

実はこれは比較的エビデンスに基づいた説明でもある．長期間ベンゾジアゼピン系薬を内服しても，効果が減弱することはなく，重篤な副作用や依存も起きないとする観察研究[1]や，注意力や記憶には影響がないとするランダム化比較試験[2]がある．

もちろん，エビデンスがあるからといって必ずしもその行使に出る必要はない．エビデンスをどう使うかは臨床医に委ねられているのだ．

## 3．患者中心の医療のアプローチ

「クセになるとどんなことが心配なのですか．」「眠れないとつらいですよね．」

患者中心の医療の方法（patient-centered clinical method）では，病気（disease）に関する情報だけではなく，病い（illness）に関する情報を探り，うまく聞き出すことからはじめる[3]．Illnessとは患者本人の病い体験のことであるが，病いの解釈，感情，治療の希望，生活機能に与える影響，などの要素に分けられる．これらを人となり（person）や家族・周囲の状況（context）などから全体を捉えて共通基盤に到達しようという方法である．

事例ではこのアプローチを用いた．

「そうなんだよ．こんなこと先生だから言うけど，せっかく引越してきたのに，下の部屋で深夜までカラオケしてバカ騒ぎしてて，眠れないだけなんだ．これまでは眠れないなんてことはなかったんだ．本当は薬なんかに頼りたくないよ．」

Illnessを探ろうとした質問で出てきた患者のこの一言から，患者本人の置かれた状況や考えが立ちどころに把握することができたのである．将来的には引越しなどの解決策があることを伺い，短期的な問題解決のために本人と相談のうえで薬を続けることとなった．

診療計画がスムーズに立てられたばかりではなく，医師患者関係もより強化された事例であった．うまく使えれば非常に威力を発揮するアプローチである．

## 4．現象学的還元アプローチ

「クセになると思うようになったのはどうしてですか．」

患者中心の医療のアプローチは，患者本人の体験（現象）に対する解釈（コトバ）はどんなものかを探っていこうとする方法である．これに対して，**現象学的還元アプローチ**では，このような解釈（コトバ）はどんな体験（現象）から生まれたものかを探っていこうという逆向き（還元）の方法である（図）[4]．患者の解釈（コトバ）ではなく，患者にとって疑いようのない体験（現象）に遡ることで，新たな視点が得られることがある．

一例を挙げると，このような展開である．

「クセになると思ったのは，薬を飲みたくないからかもしれないです．」

このようなアプローチから，薬を飲みたくない患者には，「クセになるから」「一生飲まなければならないから」などという断り方があることがわかる．

このアプローチを日常診療に適用するのはなかなか難しいが，うまく噛み合えば得られるものは大きいだろう．

いくつかの方法を紹介したが，みなさんはどのアプローチをとる傾向にあるのだろうか．アプローチは使い分けが重要である．1つの方法にこだ

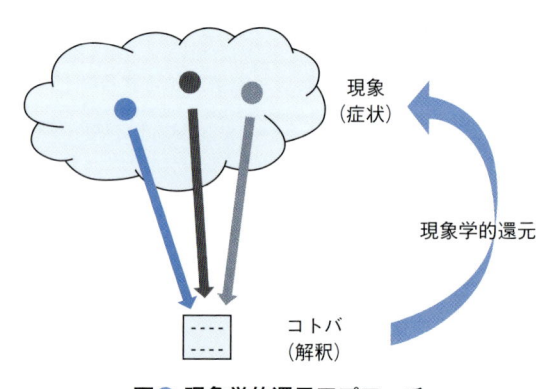

**図● 現象学的還元アプローチ**

わることはなく，場面に応じて適切なものを繰り出していけるようになるとよいだろう．そのためにも多くのアプローチ方法を知っておきたいものだ．さらに，どんな場面でどのアプローチが有効かを経験的に修得していきたいものである．

> **point**
> ・エビデンスがあるからといって，必ずしもその行使に出る必要はない
> ・対応に正解はない．場面に応じて適切と思われるアプローチを使い分けることが重要

### <文　献>

1) Schenck, C. H. & Mahowald, M. W.：Long-term, nightly benzodiazepine treatment of injurious parasomnias and other disorders of disrupted nocturnal sleep in 170 adults. Am. J. Med., 100：333-337, 1996
2) Gladsjo, J. A. et al.：Absence of neuropsychologic deficits in patients receiving long-term treatment with alprazolam-XR for panic disorder. J. Clin. Psychopharmacol., 21：131-138, 2001
3) Stewart, M. et al.：Patient-centered medicine：Transforming the clinical method. Radcliffe Medical Press, 2003
4) 「現象学入門」（竹田青嗣/著），日本放送出版協会, 1989

<福士元春>

5. その他　　　　　　　　　　　　　　　　　　　　3. エビデンス

## 86 エビデンスのない薬は処方すべきではないでしょうか？

先日，めまいの患者さんにベタヒスチン（メリスロン®）を処方しようとしたら，指導医に「エビデンスはあるの？」と聞かれました．経験的に処方していただけでしたので，あまり裏付けとなるエビデンスを調べていたわけではありません．でも，そうやってすべての治療行為のエビデンスを調べていたらキリがありませんし，正直なところ，「エビデンスがないと処方してはいけないの？」と言いたかったです（ある研修医）．

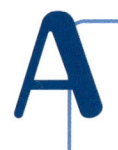

> **A** 「エビデンスがない」ということはどういうことなのか，まず明らかにした方がよい．エビデンスが示すことはむしろ曖昧なこと．多様な視点で個別の状況判断をしていくことこそがEBMの実践である．

エビデンスとは「臨床研究などの学術論文に基づいた科学的根拠」のことである．ここでの臨床研究とは，「医療の現場で，医療上の問題を解決するために行う，人や地域を対象とした研究」のことを指す[1]．質の高いエビデンスとは，臨床研究が**妥当**で**臨床に即したもの**であることが条件である[2]．

質の高いエビデンスを利用すれば，良質の医療を提供できるわけではない．著名なEBM研究者らはこのように述べている．

- エビデンスに基づく実践のツールを知ることは医療にとって必要ではあるが，患者への最良のケアを提供するためにはそれだけでは十分ではない（Guyatt, G. H., 2000 [3]）
- EBM実践の結果，唯一明らかになったのは，「預言者でもない限り，目の前の患者にどうすればよいのかはっきりわからないことだけがはっきりわかる」ということであった（名郷，2002 [4]）
- EBMにおいては，われわれの臨床での専門的技量（our clinical expertise）と患者個人の価値観・境遇（our patient's unique values and circumstances）を最良のエビデンス（best research evidence）と統合することが求められている（Straus, S. E. ら，2005 [2]）

彼らは，EBMは単に最良のエビデンスをただ適用することであるという誤解に警鐘を鳴らしている．EBMとは，**目の前のひとりの患者に対してどのような医療を行うのかを考えるための方法論**なのである．それには，医師自身の技量も，患者の価値観や境遇も当然含めなくてはならない．**限られた条件下で個別の患者にエビデンスをどう適用するか，ということがEBMには包含されている**のである．

さて，「エビデンスがない」とはどのような状況だろうか．いくつかの場面に分けて考えてみたい．

## 1. 臨床研究があるが知らない場合

実は論文が発表されているのに，医師が調べていない，知らないということは意外と多い．指導医がその臨床研究を知っていて，研修医の学習を促す目的で指摘した可能性はないだろうか．

ベタヒスチンについては，回転性めまいに投与した7つのランダム化比較試験を統合したメタ分析が2006年に発表されている[5]．この結果では，相対危険度1.78（95％信頼区間 1.48〜2.13）とプラセボに比べてベタヒスチンの方が改善がみられている．

無知を自覚することは学びの第一歩である．「エビデンスがない」と言う前に，まずは網羅的な情報検索を．専門分野の治療やよく処方する薬については，ときどき臨床研究まで調べておくことをおすすめする．

## 2. 効果がない・害があるという臨床研究がある場合

「エビデンスがない」という表現を「有効であるという臨床研究がない」という意味で用いられることがある．このうち，有効であるという臨床研究がなく，効果がないまたは害があるという臨床研究がある，という場合には，一般的に薬の処方はおすすめしない．もし，これまで経験的に処方してきたものであれば，処方行動の見直しが必要であろう．

## 3. 臨床研究自体が存在しない場合

臨床研究自体が存在しない場合には，臨床研究を行って効果があるかどうかを立証するという手順が本来必要である．実験的な処方は倫理的にも問題があるため，慎むべきである．

しかし，これまで一般的に広く行われている経験的治療の場合には，ただちに処方を見直す必要はないだろう．今後の臨床研究に期待することになろう．

### 4．臨床研究がある場合

最も問題になるのは，臨床研究があっても妥当なものではない，臨床に即していないなど，エビデンスの質が高くないという場面であろう．このような場面にはよく遭遇する．

そもそも，質が高いという判断，すなわち臨床研究が妥当か，臨床に即しているかという判断はどのようになされるであろうか．例えば，40人を対象とした小規模研究，追跡率70％のランダム化比較試験，外国人を対象とした臨床研究はどうだろうか．研究目的によっても判断が分かれるだろうが，エビデンスの質が高いかどうかについて，どこかで一線を画すことは難しい．きわめて主観的かつ相対的に判断せざるを得ないのが現実だ．

よく計画された質の高いランダム化比較試験でさえも，95％信頼区間に代表されるように，結果自体に一定の幅が存在している．また，情報の示し方によって受ける印象や結果の解釈に大きな隔たりが生じることもある（フレーミング効果）[6)7)]．また，時代によってエビデンスが変化していくこともある[8)]．

このように，**エビデンスが示すことはむしろいつも曖昧なこと**なのである．質の高いエビデンスがあればそれに頼ればいい，という安易な姿勢（evidence-biased medicine，根拠に歪められた医療）[9)]に流されることなく，限られた条件下で個別の患者に向き合いながら，最善の判断を下していく姿勢が求められている[10)]．

現時点で得られるエビデンスを踏まえながら，医師の技量と患者個人の価値観・境遇を統合してより広い視点で判断する，その采配こそ臨床医の裁量でもあり，まさしくEBMの実践と呼ぶにふさわしいものではないだろうか．

> **point**
> ・エビデンスが示すことは，むしろいつも曖昧なことであり，解決策を示しているわけではない
> ・現時点で得られるエビデンスを踏まえながら，医師の技量と患者個人の価値観・境遇を統合して，より広い視点で判断することが重要である

### <文　献>

1) 「臨床研究ABC」（名郷直樹/著），メディカルサイエンス，2009
2) Straus, S. E. et al.：Evidence-based medicine. How to practice and teach EBM. Elsevier, 2005
3) Guyatt, G. H. et al.：Users' Guides to the Medical Literature：XXV. Evidence-based medicine：principles for applying the Users' Guides to patient care. Evidence-Based Medicine Working Group. JAMA, 284：1290-1296, 2000
4) 「続EBM実践ワークブック」（名郷直樹/著），南江堂，2002
5) Pepa, C. D. et al.：Betahistine in the treatment of vertiginous syndromes：a meta-analysis. Acta. Otorhinolaryngol. Ital., 26：208-215, 2006
6) 福士元春，名郷直樹：EBMの限界とその克服—EBMと社会構成主義—．診断と治療，94：227-231，2006
7) 名郷直樹，八森淳，福士元春，他：治療効果についての情報提供方法と服薬希望度：EBMについての講義による変化．医学教育，37, suppl：62，2007（第38回日本医学教育学会大会予稿集）
8) Lau, J. et al.：Cumulative meta-analysis of therapeutic trials for myocardial infarction. N. Engl. J. Med., 327：248-254, 1992
9) Boswell, M. V. & Giordano, J.：Evidence-based or evidence-biased：the need to re-appraise and re-align levels of information with stakeholder values. Pain Physician, 12：283-286, 2009
10) 「ステップアップEBM実践ワークブック」（名郷直樹/著），南江堂，2009

<福士元春>

# 索引

## 数字・欧文

2型糖尿病患者 ……… 163
5-HT₄刺激性下剤 … 210, 213
5つのP ……………… 252
7価肺炎球菌ワクチン …… 148

## A

ACCORD ……………… 160
ACCP ………………… 70
ACE-i ………………… 141
ACE阻害薬 136, 184, 196, 197
ACGTF ……………… 210
ADVANCE …………… 160
advanced glycation end products
 …………………… 268
adverse drug reaction …… 272
AE：adverse event …… 273
AGAガイドライン …… 210
AGEs ………………… 268
AHA心肺蘇生と救急心血管治療のための国際ガイドライン2000 …………… 122
American College of Chest Physiciansのガイドライン
 …………………… 70
American college of gastroenterology chronic constipation task force… 210
ARB …… 136, 141, 184, 198
ARDS ………………… 51
ATP依存性Kチャネル … 163

## B・C

BLNAR ……………… 149
BPLTTC ……………… 200
β刺激薬 ……………… 218
β遮断薬 ……… 191, 196, 197
βラクタム系 ………… 106
CHADS₂スコア …… 74, 188
chronic kidney disease
 ……………… 136, 181
Chronic Kidney Disease Epidemiology Collaboration（CKD-EPI）の式 …… 35
CKD …………… 136, 181
CKDガイドライン …… 141
CKDのステージ分類 … 137
Cockcroft-Gaultの式 … 33
conflict of interest ……… 274
Cox2 ………………… 62
Cox2選択的阻害薬 …… 62
CRP ……………… 46, 47

## E〜G

ENHANCE試験 ……… 176
evidence-biased medicine
 …………………… 288
fever without source …… 147
FIT …………………… 267
FLEX ………………… 267
FWS ………………… 147
GFR ……………… 33, 130
GINA ………………… 221

## H〜K

H₂ブロッカー ………… 204
H₂RA ………………… 206
Hibワクチン ………… 148
H.pylori …………… 204, 206
JAST研究 …………… 76
J-CHF ………………… 191
JNC7 ………………… 201
JSH2009 ……………… 201
KDOQI ……………… 33
Kidney Disease Outcome Quality Initiative ……… 33
KOH検査 …………… 261

## M〜O

MDRD study ………… 34
MDRD studyの式 …… 34
MOH ………………… 55
MUCHA試験 ………… 191
Naranjo有害事象因果関係判定スケール ……………… 274
NSAIDs ……… 55, 57, 62, 150
NSAIDs潰瘍 ………… 207
OB …………………… 147
occult bacteremia ……… 147

## P

PCV7 …………… 106, 148
PK/PD理論 …………… 21
PMDA ……………… 272
PPI ……………… 204, 207
ProHOSP試験 ………… 45
PRSP ………………… 149

## R〜T

Rome IIIクライテリア …… 209
SEAS試験 …………… 177
side effect …………… 272
SMART研究 ………… 218
SSRI …………… 230, 236
stimulus control ……… 243
SU剤（sulfonylurea）… 163
Swan-Ganzカテーテル … 111
TPB …………………… 83
transient ischemic attack：TIA
 …………………… 68
trigger point block …… 83

## U〜W

UGDP ……………… 164
UKPDS ……………… 164
UKPDS33 …………… 160
UKPDS34 …………… 160

# INDEX

United Kingdom Prospective Diabetes Study ............ 164
University Group Diabetes Program ................ 164
VADT ........................ 160
Vioxx ........................ 63
WBC ......................... 46
WHO方式がん性疼痛治療法 ........................ 59

## 和文

### あ

亜鉛 ............................ 78
アクトヒブ® ............... 148
アスピリン ............ 65, 68
アセトアミノフェン ..... 57
アトロピン ................ 121
アミドグリコシド ..... 131
アメリカ心臓協会（AHA）心肺蘇生と救急心血管治療のための国際ガイドライン ... 122
アルコール性肝炎 ..... 133
アレンドロネート ..... 267
アロプリノール ........ 138
アンジオテンシン受容体拮抗薬 ........................ 141
アンジオテンシン変換酵素阻害薬 ........................ 141
安全域 ................ 115, 116
医師法 ....................... 280
依存 ........................... 232
一過性脳虚血発作 ....... 68
医薬品医療機器総合機構 ... 272
胃ろう ...................... 224
インスリン ................ 156
インフルエンザ .......... 96
エゼチミブ ................ 176
エビデンス ................ 286
エピネフリン ............ 121
エリスロポエチン ..... 137

エルゴタミン製剤 ..... 264
塩酸ロペラミン ........ 216
横紋筋融解症 ............ 167
オクドレオチド ........ 217
オレンジブック ........ 102

### か

解釈モデル ................ 128
ガイドライン2005 ... 122
外用抗菌薬 ................. 20
喀痰検査 ..................... 29
かぜ ............................ 12
かぜの病型 ................. 12
葛根湯 ....................... 98
過敏性腸症候群 ........ 217
カルベジロール ........ 191
簡易懸濁法 ................ 125
肝硬変 ....................... 133
肝細胞障害 ................ 133
間質性肺炎 ................ 100
患者中心の医療の方法 ... 283
患者の背景 ................ 127
肝障害 ....................... 133
がん性疼痛 ............ 60, 90
感染症 ....................... 143
甘草 .................... 99, 100
カンデサルタン ........ 198
冠動脈疾患 ................ 182
冠動脈ステント .......... 70
乾皮症 ....................... 258
漢方薬 ........................ 98
緩和ケア ..................... 60
偽アルドステロン症 ... 99, 100
気管内投与 ................ 121
急性肝炎 ................... 133
急性呼吸促迫症候群 .... 51
急性蕁麻疹 ............... 254
急性中耳炎 ............... 117
急性虫垂炎 ............... 119
急性痛 ........................ 84
急性腹症 ..................... 59

吸入ステロイド ........ 219
局所麻酔中毒 ............. 87
虚血性心疾患 ............ 182
禁煙補助薬 ................ 226
筋・筋膜性疼痛症候群 ... 83
クロピドグレル .... 65, 68
経管投与 ................... 125
劇症肝炎 ................... 133
下剤 ........................... 209
血糖コントロール ..... 160
解熱鎮痛薬 ................ 150
下痢 ........................... 215
現象学的還元アプローチ ... 284
検体採取 ..................... 29
減量，中止 ................ 232
降圧薬 ................ 194, 200
抗アレルギー薬 ........ 254
抗うつ薬 ............ 230, 235
交感神経刺激症状 ..... 100
抗菌スペクトラム ....... 25
抗菌薬 ... 12, 15, 19, 21, 25, 29, 33, 39, 44, 46, 119, 143, 261
抗菌薬投与中の血液培養 ... 30
抗菌薬の効果判断 ...... 44
口腔衛生指導 ............ 223
口腔内の創傷 .............. 20
高血圧 ....................... 200
高血圧症 ................... 184
抗血小板薬 .......... 65, 68
高コレステロール血症 ... 172
抗真菌薬 ................... 261
抗精神病薬 ......... 236, 239
行動科学 ................... 282
行動科学的アプローチ ... 128
高尿酸血症 ........ 178, 180
後発医薬品 ................ 101
抗ヒスタミン薬 ........ 254
抗不安薬 ............ 232, 236
（硬膜外）ブロック ... 87
硬膜外麻酔 ................. 87
誤嚥性肺炎 ................ 223

| | | |
|---|---|---|
| 呼吸困難 93 | 小児 143 | 中耳炎 117 |
| 呼吸抑制 93 | 食事療法 169 | 中途覚醒 246 |
| 骨粗鬆症 267 | 食物繊維 212 | 長時間作用型吸入β刺激薬 218 |
| 骨盤底の機能不全 209 | ショック 109 | 腸内停留時間延長 209 |
| 五苓散 98 | 徐放製剤 126 | 腸溶錠 126 |
| コレステロール値 172 | シロスタゾール 65, 68 | 鎮痛 64 |
| コロイドビスマス製剤 216 | 心筋梗塞 68 | 鎮痛補助薬 60 |
| 混合性ショック 110 | 心血管系疾患 181 | 鎮痛薬 59, 119 |
| **さ** | 心原性ショック 110 | 痛風 178, 180 |
| サイアザイド 137 | 腎性貧血 137 | 定型抗精神病薬 239 |
| 催奇形性 150 | 浸透圧性下剤 210, 212 | 低血圧 196 |
| 細菌培養 29 | 心不全 191 | 低血糖 194 |
| 三環系抗うつ剤 236 | 心不全患者 196 | 低用量 53 |
| 三段階除痛ラダー 60 | 心房細動 73, 76, 187 | 点耳薬 117 |
| サンフォード感染症治療ガイド 21 | 睡眠障害対処12の指針 252 | 天然ケイ酸アルミニウム 216 |
| ジアゼパム 121 | 睡眠日記 243 | 添付文書 21 |
| ジェネリック医薬品 101 | 睡眠薬 241, 250 | 電話での指示 280 |
| シクロオキシゲナーゼ（COX） 62 | スタチン 138, 167, 176 | 糖尿病 53, 163 |
| 刺激性下剤 210, 212 | ステロイド 51, 261, 262 | 糖尿病性腎症 140 |
| 止血薬 208 | ステロイド外用剤 49 | 動物咬傷 19 |
| 脂質異常症 167, 169, 176 | ステロイドの全身投与 53 | 投与量 143 |
| しびれ 81 | ステロイドの投与量 53 | トリガーポイント 83 |
| 芍薬甘草湯 100 | 生活環境調整 258 | トリガーポイントブロック 83 |
| 修正されたMDRD study式 36 | 生物学的同等性試験 102 | トリプタン製剤 264 |
| 手術部位感染症 39 | 接触性皮膚炎 256 | **な** |
| 出血性胃潰瘍 206 | セルトラリン 230 | ナロキソン 121 |
| 術後の発熱 39 | セレコキシブ 63, 64 | 軟便化剤 210, 212 |
| 主婦湿疹 256 | 仙骨裂孔ブロック 87, 88 | ニコチン依存症 226 |
| 循環器疾患における抗凝固・抗血小板療法に関するガイドライン（2009年改訂版） 69 | 喘息 53 | ニコチンガム 227 |
| | せん妄 238 | ニコチンパッチ 227 |
| | 臓器に特異的な症状や兆候 16 | 日本腎臓学会 36 |
| | 早朝覚醒 246 | 入眠障害 246 |
| 循環血漿量減少性ショック 110 | **た** | 尿酸降下薬 178 |
| 消化不良症 204 | ダビガトラン 77 | 尿タンパク 141 |
| 小柴胡湯 100 | タミフル 96 | 尿中抗原 30 |
| 静注から内服への切り替え 17 | 段階的アプローチ 219 | 尿路結石 181 |
| 静注薬から内服薬への変更 15 | 短時間作用型吸入β刺激薬 220 | 妊娠 150 |
| | タンニン酸アルブミン 216 | ネフローゼ症候群 141 |
| | チクロピジン 65, 68 | ノイロトロピン® 57 |

# INDEX

脳梗塞················ 65, 68, 73
脳梗塞予防··············· 187
脳卒中治療ガイドライン 2009
·························· 68
ノモグラム················ 37

## は

パターナリズム··········· 283
発熱······················· 39
パラメーター·············· 46
バレニクリン·············· 227
パロキセチン·············· 230
バンコマイシン············ 131
ヒアルロン酸ナトリウム··· 58
ピオグリタゾン············ 277
皮疹······················ 261
ビス剤···················· 267
ビスホスホネート製剤····· 267
ビタミンB················· 81
非定型抗精神病薬········· 239
皮膚真菌検査············· 261
皮膚瘙痒症··············· 258
非ベンゾジアゼピン······· 241
ヒューリスティックス····· 277
標準的な抗菌薬の投与期間
·························· 17
フィブラート系薬········· 167
副作用···················· 272
副腎不全·················· 49
複数回投与··············· 127
浮腫····················· 140
不眠················ 246, 250
不眠治療のガイド········· 244
フルボキサミン··········· 230
プレベナー®··············· 148
フレーミング効果········· 288
プロカルシトニン·········· 45
分配性ショック··········· 110
ペリンドプリル··········· 224
片頭痛··················· 264
ベンゾジアゼピン········· 241
ベンゾジアゼピン系··· 240, 283

ベンゾジアゼピン系抗不安薬
························· 232
ベンゾジアゼピン系睡眠薬
························· 248
便秘····················· 209
防御因子増強薬··········· 208
膨張性下剤··············· 210
保険医··················· 280
保湿····················· 258
ポリエチレングリコール··· 212

## ま

マイナートランキライザー 250
麻黄····················· 100
麻黄湯··················· 100
麻黄附子辛細湯··········· 100
麻薬性鎮痛薬·············· 59
慢性化膿性中耳炎········· 117
慢性肝炎················· 133
慢性下痢症··············· 215
慢性心不全··············· 196
慢性頭痛·················· 55
慢性痛···················· 84
味覚障害·················· 78
無診察治療··············· 280
モサプリド··············· 224
持ち越し効果············· 241
モルヒネ············ 60, 90, 93
モンテルカスト··········· 222

## や

夜間せん妄··············· 238
薬害····················· 273
薬剤非溶出性ステント······ 70
薬剤溶出性ステント········ 71
薬物乱用頭痛·············· 55
薬物療法················· 169
有害事象················· 273

## ら・わ

ラクツロース············· 212
利益相反················· 274

離脱····················· 232
リドカイン··············· 121
利尿薬··················· 140
量反応関係··············· 113
リン酸コデイン··········· 216
臨床研究················· 286
ループ利尿薬············· 137
ロフェコキシブ············ 63
ワセリン············ 256, 258
ワルファリン·········· 73, 76

**名郷直樹**：東京北社会保険病院 臨床研修センター

　1986年自治医科大学卒．名古屋第二赤十字病院で初期研修のあと，自治医科大学地域医療学での3年間の後期研修をはさんで12年間のへき地診療所勤務．その間EBMの実践と教育について取り組む．2003年よりへき地医療専門医育成を目標に医学教育の専任医師として臨床研修病院に勤務．2011年春，東京西国分寺で開業予定．所属学会は，プライマリ・ケア連合学会，医学教育学会，日本疫学会．

　ずいぶん前に買って放置してあった深沢七郎全集を最近読んでいるのですが，面白すぎる．面白すぎてめまいがする．庶民列伝という小説が最高です．そういう私は，庶民ではないような気がして，開業を機に庶民になれれば，そんな気分のこの頃です．

**南郷栄秀**：東京北社会保険病院 総合診療科

　1998年東京医科歯科大学卒．虎の門病院内科で3年間初期研修を受け，その後1年間大学に所属した後，2002年より虎の門病院分院内科総合診療科に勤務．'07年より東京北社会保険病院総合診療科で研修医教育を行い，'10年より東京医科歯科大学医学部臨床講師を拝命（兼任）．

　物事のあるべき姿を言い切るのは大変難しいと思います．質問に答えるのも容易なことではありません．どんなに臨床経験を積んでも，分からないことだらけです．研修医や学生への教育で知っていることを得意げに話しているとき，講演で自分が専門だと思っていることを自信満々に語っているとき，ハッと我に返って恥ずかしくなり，背筋が伸びる思いをすることが多くなりました．教える相手と共に謙虚に学ぶ，そんな日々があることに感謝しています．

---

# よく出合う「困った」を解決！薬の疑問Q&A
## エビデンスと経験に基づいた薬の使い方のコツとポイント

| | |
|---|---|
| 2011年1月1日　第1刷発行 | 編　集　名郷直樹，南郷栄秀 |
| | 発行人　一戸裕子 |
| | 発行所　株式会社 羊土社 |
| | 〒101-0052 |
| | 東京都千代田区神田小川町2-5-1 |
| | TEL 03（5282）1211 |
| | FAX 03（5282）1212 |
| | E-mail eigyo@yodosha.co.jp |
| | URL http://www.yodosha.co.jp/ |
| | 装　幀　野崎一人 |
| ISBN978-4-7581-0695-5 | 印刷所　日経印刷株式会社 |

本書の複写にかかる複製，上映，譲渡，公衆送信（送信可能化を含む）の各権利は（株）羊土社が管理の委託をうけています．

JCOPY ＜（社）出版者著作権管理機構 委託出版物＞
本書の無断複写は著作権法上での例外を除き禁じられています．複写される場合は，そのつど事前に，（社）出版者著作権管理機構（TEL 03-3513-6969，FAX 03-3513-6979，e-mail : info@jcopy.or.jp）の許諾を得てください．

## 羊土社の薬の本

### 抗菌薬について内心疑問に思っていることQ&A

編集／大曲貴夫

臨床の現場で日々湧き起こってくる抗菌薬治療にまつわる素朴な疑問に，先輩医師がやさしく答えます．「レジデントノート」での好評特集&大人気連載を単行本化！

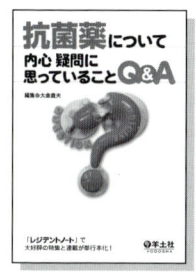

- 定価（本体 3,600円＋税） ■ A5判
- 222頁 ■ ISBN 978-4-7581-0680-1

### 絶対わかる 抗菌薬はじめの一歩
一目でわかる重要ポイントと演習問題で使い方の基本をマスター

著／矢野晴美

初学者が最初に読みたい，大好評の入門書！必須知識を超厳選，ポイントが一目でわかり，演習問題で応用力も鍛えられる！妊婦への投与など，臨床で役立つ付録表付き！

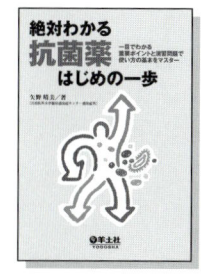

- 定価（本体 3,300円＋税） ■ A5判
- 207頁 ■ ISBN 978-4-7581-0686-3

### NSAIDsの選び方・使い方ハンドブック

編集／佐野 統

どの薬を1日何錠？何日間？効果がなかったときの代替薬は？副作用が出たときの対応は？NSAIDsの処方のポイントがわかる一冊．症例つきで「経験」も積めます！

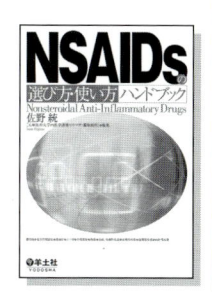

- 定価（本体 4,300円＋税） ■ B6判
- 319頁 ■ ISBN 978-4-7581-0687-0

### 薬剤ごとの違いがわかる ステロイドの使い分け
豊富な薬剤情報と症例

編集／山本一彦，鈴木洋史

薬剤編では，各薬剤の特徴と違いを徹底解説．疾患編では，豊富な症例で使い分けを具体的に解説．症状に応じた適切なステロイドの使い分けが根拠からよくわかる！

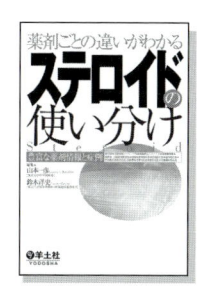

- 定価（本体 4,200円＋税） ■ B6判
- 365頁 ■ ISBN 978-4-7581-0683-2

---

発行　羊土社 YODOSHA
〒101-0052 東京都千代田区神田小川町2-5-1　TEL 03(5282)1211　FAX 03(5282)1212
E-mail：eigyo@yodosha.co.jp
URL：http://www.yodosha.co.jp/
ご注文は最寄りの書店，または小社営業部まで

**臨床現場ですぐに役立つ！　羊土社おすすめ書籍**

## ステップ ビヨンド レジデント 6
### 救急で必ず出合う疾患編 Part 3

著／林　寛之

来るもの拒まず，誰でも診るのだ！大人気連載，研修医指導虎の巻の単行本化第6弾！めまいや気胸など救急で絶対に見逃せない疾患へのアプローチをハヤシ節で鋭く解説！

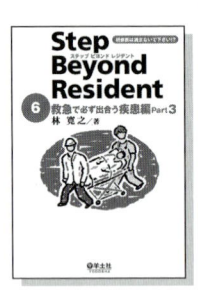

- 定価（本体 4,300円＋税）　B5判
- 222頁　ISBN 978-4-7581-0698-6

## レジデントノート増刊 Vol.12 No.10
### 救急初期診療パーフェクト
### 必須症候・手技をきわめる

編集／今　明秀

救急で必ず出合う症候と必須手技を完全網羅！現場で役立つ初期対応のポイントと手技上達のコツを豊富に掲載し，実践力アップにつながります！救急初学者にオススメの1冊！

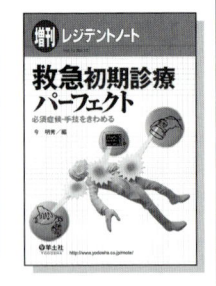

- 定価（本体 3,900円＋税）　B5判
- 243頁　ISBN 978-4-7581-0505-7

## 困りがちな あんな場面こんな場面での 身体診察のコツ

企画／ジェネラリストのこれからを考える会
編集／大西弘高

普段，見よう見まねで行っている身体診察．でも実は困ってしまうことがある…そんな事例が満載！上級医ならではのコツを学んで，一歩先を目指したい若手医師にオススメ！

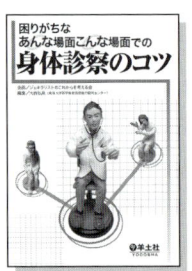

- 定価（本体 3,400円＋税）　A5判
- 173頁　ISBN 978-4-7581-0690-0

## 全ての診療科で役立つ 皮膚診療のコツ
### これだけは知っておきたい症例60

監修／山崎雄一郎
編集／木村琢磨，松村真司，出来尾 格，佐藤友隆

日常診療で出合う皮膚疾患の診かたを皮膚科医が伝授！一般臨床医のアプローチに対して，治療やコンサルテーションのタイミングなどを解説．日頃の疑問に答える1冊！

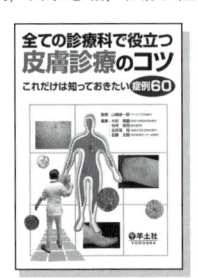

- 定価（本体 3,800円＋税）　A5判
- 151頁　ISBN 978-4-7581-0689-4

発行　羊土社 YODOSHA
〒101-0052 東京都千代田区神田小川町2-5-1　TEL 03(5282)1211　FAX 03(5282)1212
E-mail : eigyo@yodosha.co.jp
URL : http://www.yodosha.co.jp/
ご注文は最寄りの書店，または小社営業部まで